CB071323

Cirurgia Genital

Reconstrutora e Estética

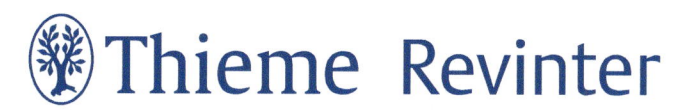

Thieme Revinter

Cirurgia Genital

Reconstrutora e Estética

Philip H. Zeplin, MD
Medical Director
Plastic and Reconstructive Surgeon, Hand Surgeon
Schlosspark Klinik Ludwigsburg
Ludwigsburg Institute of Plastic Surgery LIPS
Ludwigsburg, Germany

382 Ilustrações

Thieme
Rio de Janeiro • Stuttgart • New York • Delhi

Dados Internacionais de Catalogação na Publicação (CIP)

Z57c

Zeplin, Philip H.
Cirurgia Genital Reconstrutora e Estética/Philip H. Zeplin; tradução de Edianez Chimello & Angela Nishikaku. – 1. Ed. – Rio de Janeiro – RJ: Thieme Revinter Publicações, 2021.

184 p.: il; 18,5 x 27 cm.
Título Original: *Reconstructive and Aesthetic Genital Surgery*
Inclui Índice Remissivo e Bibliografia.
ISBN 978-65-5572-054-9
eISBN 978-65-5572-055-6

1. Cirurgia Reconstrutora. 2. Cirurgia Genital. 3. Cirurgia Funcional. 3. Estética. 4. Transexualismo. I. Título.

CDD: 617.9
CDU: 616-089:611.6

Tradução:
EDIANEZ CHIMELLO (CAPS. 1 A 3)
Tradutora Especializada na Área da Saúde, SP
ANGELA NISHIKAKU (CAPS. 4 A 6)
Tradutora Especializada na Área da Saúde, SP

Revisão Técnica:
ANTONIO JULIANO TRUFINO
Membro da American Society of Plastic Surgeons (ASPS)
Mestre em Medicina pela Universidade do Porto – Portugal
Membro da Ordem dos Médicos de Portugal
Cirurgião Plástico do Serviço de Residência Médica do Prof. Ronaldo Pontes – Rio de Janeiro, RJ
Diretor Médico da Clínica Trufino

Título original:
Reconstructive and Aesthetic Genital Surgery
Copyright © 2020. Thieme.
ISBN 978-3-13-241289-7

© 2021 Thieme. All rights reserved.

Thieme Revinter Publicações Ltda.
Rua do Matoso, 170
Rio de Janeiro, RJ
CEP 20270-135, Brasil
http://www.ThiemeRevinter.com.br

Thieme USA
http://www.thieme.com

Design de Capa: © Thieme
Créditos Imagem da Capa: capa feita usando a imagem a seguir:
naked female body © photoagents/stock.adobe.com

Impresso no Brasil por Forma Certa Gráfica Digital Ltda.
5 4 3 2 1
ISBN 978-65-5572-054-9

Também disponível como eBook:
eISBN 978-65-5572-055-6

Nota: O conhecimento médico está em constante evolução. À medida que a pesquisa e a experiência clínica ampliam o nosso saber, pode ser necessário alterar os métodos de tratamento e medicação. Os autores e editores deste material consultaram fontes tidas como confiáveis, a fim de fornecer informações completas e de acordo com os padrões aceitos no momento da publicação. No entanto, em vista da possibilidade de erro humano por parte dos autores, dos editores ou da casa editorial que traz à luz este trabalho, ou ainda de alterações no conhecimento médico, nem os autores, nem os editores, nem a casa editorial, nem qualquer outra parte que se tenha envolvido na elaboração deste material garantem que as informações aqui contidas sejam totalmente precisas ou completas; tampouco se responsabilizam por quaisquer erros ou omissões ou pelos resultados obtidos em consequência do uso de tais informações. É aconselhável que os leitores confirmem em outras fontes as informações aqui contidas. Sugere-se, por exemplo, que verifiquem a bula de cada medicamento que pretendam administrar, a fim de certificar-se de que as informações contidas nesta publicação são precisas e de que não houve mudanças na dose recomendada ou nas contraindicações. Esta recomendação é especialmente importante no caso de medicamentos novos ou pouco utilizados. Alguns dos nomes de produtos, patentes e design a que nos referimos neste livro são, na verdade, marcas registradas ou nomes protegidos pela legislação referente à propriedade intelectual, ainda que nem sempre o texto faça menção específica a esse fato. Portanto, a ocorrência de um nome sem a designação de sua propriedade não deve ser interpretada como uma indicação, por parte da editora, de que ele se encontra em domínio público.

Todos os direitos reservados. Nenhuma parte desta publicação poderá ser reproduzida ou transmitida por nenhum meio, impresso, eletrônico ou mecânico, incluindo fotocópia, gravação ou qualquer outro tipo de sistema de armazenamento e transmissão de informação, sem prévia autorização por escrito.

Sumário

Introdução ix
Prefácio x
Colaboradores xi

Parte 1 Cirurgia Plástica Reconstrutora

1 Fundamentos e Princípios 2

1.1 Etiologia de Defeitos Vulvovaginais 2
D. Ulrich

1.2 Princípios de Reconstrução Vulvar 4
D. Ulrich

1.3 Etiologia de Defeitos Penoescrotais 5
G. Djedovic, U. M. Rieger

1.4 Princípios de Reconstrução de Pênis e Escroto 5
G. Djedovic, U. M. Rieger

2 Técnicas 7

2.1 Fundamentos 7
P. H. Zeplin

2.1.1 Enxertia de Pele 7
P. H. Zeplin

2.1.2 Retalhos: Fundamentos 7
P. H. Zeplin

2.1.3 Preenchimentos e *Lipofilling* em Cirurgia Genital 10
R. Ferrara, S. Schill

2.1.4 Terapia a *Laser* 13
R. W. Gansel

2.2 Retalhos da Região Abdominal e Inguinal Inferior 16

2.2.1 Retalhos Miocutâneos do Músculo Reto do Abdome (VRAM, TRAM) 16
P. H. Zeplin, D. Ulrich

2.2.2 Retalho de Perfurante de Artéria Epigástrica Inferior Profunda 19
D. Ulrich

2.2.3 *Mons Pubis* e o Retalho Suprapúbico 21
P. H. Zeplin

2.2.4 Retalhos de Virilha 23
I. Kuhfuss, S. Hoormann, P. H. Zeplin

2.3 Retalhos da Região Vulvoperineal 25

2.3.1 Retalhos da Artéria Pudenda Interna 25
D. Ulrich, P. H. Zeplin

2.3.2 Retalho de Artéria Pudenda Externa Profunda 29
P. H. Zeplin

2.3.3 Retalho do Ramo Anterior da Artéria Obturatória 30
P. H. Zeplin

2.4 Retalhos da Região Glútea 32

2.4.1 Retalho Perfurante de Artéria Glútea Inferior ... 32
P. H. Zeplin, D. Ulrich

2.4.2 Retalho em Hélice de Perfurante para Reconstrução de Partes Moles na Região Genital 35
R. G. Jakubietz

2.5 Retalhos Da Coxa 36

2.5.1 Retalhos da Coxa Medial, Anterior, Anteromedial e Posterior 36
P. H. Zeplin, D. Ulrich

2.5.2 Retalhos do Grácil 39
P. H. Zeplin, D. Ulrich

2.5.3 Retalho do Músculo Reto Femoral 41
P. H. Zeplin

2.5.4 Retalho Perfurante de Coxa Anterolateral .. 43
P. H. Zeplin, D. Ulrich

2.5.5 Retalho do Músculo Tensor da Fáscia Lata .. 45
P. H. Zeplin

2.6	**Combinação de Retalhos**................ 47		2.9.2	Reconstrução do Escroto................ 55
	D. Ulrich		**2.10**	**Tratamento de Quadros Clínicos Específicos**................ 58
2.7	**Tratamento de Complicações**................ 49			
	D. Ulrich		2.10.1	Cirurgia Reconstrutora após Mutilação Genital Feminina................ 58
2.8	**Reconstrução de Pequenos Lábios**........ 53			*R. B. Karim, J. J. Dekker*
	P. H. Zeplin, M. Nuwayhid		2.10.2	Doença de Peyronie................ 62
2.8.1	Etiologia de Defeitos dos Pequenos Lábios.. 53			*A. El-Seweifi*
2.8.2	Princípio de Retalho Y-V de Pequenos Lábios Anterior e Posterior................ 53		2.10.3	Fasciíte Necrosante................ 65
				G. Djedovic, U. M. Rieger
2.8.3	Princípio de Retalho Labial Cruzado Anterior e Posterior................ 53		2.10.4	Líquen Escleroso................ 68
				P. Stosius
2.9	**Reconstrução de Pênis e de Escroto**...... 55		2.10.5	Cicatrizes e Neuromas................ 71
	G. Djedovic, U. M. Rieger			*D. Ulrich*
2.9.1	Reconstrução de Pênis................ 55			

3 Cirurgia Genital em Crianças 73

3.1	**Correção de Malformações Congênitas Urogenitais ou Anorretais em Crianças** .. 73		3.1.3	Malformações Urogenitais Congênitas em Meninas................ 85
	Th. Meyer		**3.2**	**Lesões Urogenitais ou Anorretais em Crianças**................ 85
3.1.1	Malformações Anorretais 73			
3.1.2	Malformações Urogenitais Congênitas em Meninos................ 80		**3.3**	**Transtornos de Diferenciação Sexual** 87

PARTE 2 Cirurgia Estética Funcional

4 Cirurgia Funcional e Estética Genital Feminina 90

4.1	**Fundamentos** 90		**4.3**	**Reparo do Hímen**................ 119
	P. H. Zeplin, A. Borkenhagen			*P. H. Zeplin, D. von Lukowicz*
4.1.1	Anatomia................ 90		4.3.1	Indicação................ 119
4.1.2	Padrões Fisiológicos 90		4.3.2	Técnica Cirúrgica 119
4.1.3	História e Preparo Pré-Operatório 91		**4.4.**	**Perineoplastia**................ 120
4.2	**Labioplastia**................ 92			*M. Nuwayhid, P. H. Zeplin*
4.2.1	Grandes Lábios................ 92		4.4.1	Indicação................ 120
	U. E. Ziegler, D. von Lukowicz, P. H. Zeplin		4.4.2	Técnica Cirúrgica 120
4.2.2	Pequenos Lábios................ 96		**4.5**	**Cirurgia Plástica do Monte Pubiano** 121
	P. H. Zeplin, D. von Lukowicz, S. Schinner, S. Emmes, M. Nuwayhid			*U. E. Ziegler, P. H. Zeplin*
			4.5.1	Princípio 121
4.2.3	Redução do Capuz Clitoriano 115		4.5.2	Técnicas Cirúrgicas 122
	M. Nuwayhid, D. von Lukowicz, S. Schinner, P. H. Zeplin			

4.5.3	Complicações e Tratamento das Complicações	123	4.6.2	Colporrafia Posterior	124	
4.6	**Colporrafia**	123	4.6.3	Colporrafia Bilateral	124	
	R. W. Gansel, M. Nuwayhid, P. H. Zeplin, F. Schneider-Affeld		4.6.4	Colporrafia com *Laser*	124	
4.6.1	Fundamentos	123				

5 Cirurgia Funcional e Estética Genital Masculina 129

5.1	**Fundamentos**	129	5.3.2	Cuidado Pós-Operatório	139
	A. El-Seweifi, P. H. Zeplin		5.3.3	Complicações	139
5.1.1	Anatomia	129	**5.4**	**Pênis Oculto (Pênis Enterrado)**	140
5.1.2	Histórico e Preparo Pré-Operatório	129		*D. K. Boliglowa, H. Menke*	
5.2	**Faloplastia**	129	5.4.1	Introdução	140
	A. El-Seweifi, S. Schill		5.4.2	Técnica Cirúrgica (Etapas Cirúrgicas Opcionais e Obrigatórias)	141
5.2.1	Faloplastia de Alongamento	130			
5.2.2	Aumento do Pênis	131	5.4.3	Cuidado Pós-Operatório	146
5.2.3	Aumento da Glande	135	5.4.4	Complicações e Tratamento das Complicações	146
5.3	**Elevação do Escroto**	137			
	A. El-Seweifi, M. Nuwayhid, P. H. Zeplin				
5.3.1	Procedimento Cirúrgico	137			

6 Transexualismo 148

6.1	**Fundamentos**	148	6.2.9	Cuidado Pós-Operatório	152
	U. M. Rieger, G. Djedovic, M. Sohn, S. Morath, J. Schaff		6.2.10	Cirurgia Corretiva	152
			6.2.11	Complicações	153
6.2	**Transexualismo Masculino para Feminino**	148	**6.3**	**Transexualismo Feminino para Masculino**	154
	S. Morath, J. Schaff		6.3.1	Fundamentos	154
6.2.1	História	148		*U. M. Rieger, G. Djedovic, M. Sohn, S. Morath, J. Schaff*	
6.2.2	Objetivo do Tratamento	148			
6.2.3	Sequência dos Procedimentos Cirúrgicos	148	6.3.2	Faloplastia com Retalho Radial do Antebraço	156
6.2.4	Preparo para Cirurgia	149		*U. M. Rieger, S. Morath, J. Schaff, G. Djedovic, M. Sohn*	
6.2.5	Posicionamento	150			
6.2.6	Técnica cirúrgica	150	6.3.3	Faloplastia com Retalho Pediculado Anterolateral da Coxa	159
6.2.7	Curativo Pós-Operatório	151		*J. Schaff, S. Morath*	
6.2.8	Fase Pós-Operatória	151			

Índice Remissivo 166

Introdução

Como especialidade nova, a cirurgia genital cosmética demonstrou crescimento significativo, que jamais poderia ser imaginado há 10 anos.

Várias especialidades contribuíram com percepções e experiências importantes para esse novo campo, incluindo não só cirurgia plástica e ginecologia, mas também urologia, dermatologia e psicologia.

Nesse campo tão dinâmico, é ainda mais importante a elaboração de bons livros que integrem a *expertise* e a experiência dos especialistas e as tornem disponíveis aos profissionais interessados.

O presente trabalho do Doutor Zeplin é um passo excelente e muito necessário nessa direção.

Para todos os interessados em se engajar no campo da cirurgia genital cosmética, este livro é, certamente, um excelente começo e forma uma base sólida de conhecimento pela qual o treinamento prático subsequente pode-se orientar.

Não há dúvida de que o escopo e a riqueza de conhecimento e de experiência aumentarão consideravelmente nos próximos anos. Espero ansioso para testemunhar os resultados dos esforços futuros dos autores em incorporar os numerosos novos desenvolvimentos em cirurgia genital na próxima edição.

Desejo aos leitores muitos momentos esclarecedores com este trabalho inovador.

Düsseldorf, Verão 2019
Stephan Günther, MD

Prefácio

O retrato da cirurgia genital na mídia formou a percepção popular e aumentou o interesse no assunto. O foco desse interesse tem sido, sem dúvida alguma, a cirurgia genital estética e, nesse campo, especialmente a correção cirúrgica dos pequenos lábios. Além disso, a cirurgia genital é, indiscutivelmente, um ramo da indústria da beleza que reflete, meramente, o espírito da época. Por outro lado, a cirurgia genital estética surgiu do esforço de longa data dos cirurgiões para eliminar anomalias congênitas ou adquiridas dos genitais externos do homem e da mulher. As intervenções cirúrgicas nessa região altamente sensível do corpo exigem conhecimento detalhado da anatomia e treinamento cirúrgico sólido que se estenda além daquele exigido em treinamento de especialidade para cirurgiões plásticos, ginecologistas, urologistas ou dermatologistas.

A cirurgia genital é uma área interdisciplinar. Queixas físicas ou sensibilidades estéticas estão, com frequência, associadas às comorbidades emocionais. No cenário de um conceito holístico de terapia, esses quadros exigem tratamento intensivo e não devem ser ignorados. Com este livro, buscamos contribuir para liberar a imagem da cirurgia genital de sua percepção popular de uma medicina meramente de estilo de vida. A cirurgia genital é um campo complexo que exige treinamento altamente especializado. A cirurgia genital reconstrutora pode ajudar muitos pacientes portadores de deformidades congênitas ou de defeitos resultantes de trauma ou de cirurgia de tumores. Mesmo a cirurgia genital estética deve servir ao bem maior do paciente. Este livro representa o primeiro trabalho interdisciplinar de renomados especialistas no campo da cirurgia genital das especialidades de cirurgia plástica, cirurgia pediátrica, urologia e dermatologia.

A complexidade do campo exige certa demarcação. Síndromes clínicas clássicas de urologia, como o tratamento da circuncisão, da ginecologia, como o descenso e o prolapso vaginal, ou da dermatologia, como o tratamento de tumores de pele, não são mencionadas neste livro. Neste sentido, encaminhamos o leitor à literatura especializada respectiva. Em vez disso, este trabalho tem a intenção de se tornar um livro de referência aplicável a todas as especialidades às quais linhas específicas de consulta em cirurgia genital possam pertencer.

Como não somos infalíveis e o campo da cirurgia genital esteja avançando constantemente, dependemos de atualizações regulares. Para tanto, convocamos todos os nossos colegas ativos nessa área de cirurgia genital para participarem na elaboração deste livro no futuro.

Philip H. Zeplin, MD

Editor

Philip H. Zeplin, MD
Medical Director
Plastic and Reconstructive Surgeon, Hand Surgeon
Schlosspark Klinik Ludwigsburg
Ludwigsburg Institute of Plastic Surgery LIPS
Ludwigsburg, Germany

Colaboradores

Dominik Boliglowa, MD
Board Certified Plastic Surgeon
Private Practice "Dominik Boliglowa Chirurg Plastyk"
Krakow, Poland

Ada Borkenhagen, PhD
Associate Professor
University Clinic for Psychosomatic Medicine and
 Psychotherapy
University Hospital Magdeburg
Magdeburg, Germany

Judith J. Dekker, MD
VU University Medical Center Amsterdam
Amsterdam, Netherlands

Gabriel Djedovic, MD
University Hospital for Plastic, Reconstructive and
 Aesthetic Surgery
Medical University of Innsbruck
Innsbruck, Austria

Aref El-Seweifi, MD
Masculine Specialty Practice for Urology
Berlin, Germany

Stefan Emmes, MD
Plastikkirurgisk Institutt AS
Rådal, Norway

Robinson Ferrara, MD
Westpfalzklinikum
Clinic for Obstetrics and Gynecology
Kirchheimbolanden, Germany

Reinhard W. Gansel
Laser Medizin Zentrum Rhein-Ruhr
Essen, Germany

Sabrina Hoormann, MD
Sophienklinik
Specialist Clinic for Plastic and Aesthetic Surgery
Stuttgart, Germany

Raphael G. Jakubietz, MD
Professor
Department of Trauma, Hand, Plastic and
 Reconstructive Surgery (Department of Surgery II)
University Hospital Würzburg
Würzburg, Germany

Refaat B. Karim, MD
Amstelveen Clinic
Amstelveen, The Netherlands

Ingo Kuhfuß, MD
Department of Plastic and Aesthetic Surgery,
 Hand Surgery

Kath. Krankenhaus Hagen
St.-Josefs-Hospital
Hagen, Germany

Henrik Menke, MD
Professor
Department of Plastic and Hand Surgery,
 Specialized Burn Center
Sana Klinikum Offenbach
Offenbach, Germany

Thomas Meyer, MD
Professor
Department of General, Visceral, Vascular and
    Pediatric Surgery (Surgery I)
University Hospital Würzburg
Würzburg, Germany

Susanne Morath, MD
Private Practice for Plastic and Aesthetic Surgery
Munich, Germany

Marwan Nuwayhid, MD
Medical Director
LANUWA Aesthetic Surgery Clinic
Leipzig, Germany

Ulrich M. Rieger, MD
Associate Professor
Clinic for Plastic and Aesthetic Surgery,
    Reconstructive and Hand Surgery
Agaplesion Markus Hospital
Frankfurt, Germany

Juergen Schaff, MD
Private Practice for Plastic and Aesthetic Surgery
Munich, Germany

Stefan Schill, MD
Nofretete Clinic for Plastic and Aesthetic Surgery
Bonn, Germany

Susanne Schinner, MD
Private Practice for Plastic and Aesthetic Surgery
Munich, Germany

Frank Schneider-Affeld, MD
Clinic for Plastic Surgery and
    Gynecology
Neumünster, Germany

Michael Sohn, MD
Professor
Head of Department of Urology
Agaplesion Markus Hospital
Frankfurt, Germany

Peter Stosius, MD
Private Practice for Gynecology Dr. Stosius
Starnberg, Germany

Dietmar J. O. Ulrich, MD
Professor
Head of Plastic Surgery
University Hospital for Hand and Reconstructive
    Surgery
Radboud University Medical Center
Nijmegen, The Netherlands

Dominik von Lukowicz, MD
Private Practice for Plastic and Aesthetic Surgery
Munich, Germany

Philip H. Zeplin, MD
Medical Director
Plastic and Reconstructive Surgeon, Hand Surgeon
Ludwigsburg Institute of Plastic Surgery LIPS
Schlosspark Klinik
Ludwigsburg, Germany

Ulrich Eugen Ziegler, MD
Private Practice for Plastic and Aesthetic Surgery
Stuttgart, Germany

Parte 1
Cirurgia Plástica Reconstrutora

1	Fundamentos e Princípios	2
2	Técnicas	7
3	Cirurgia Genital em Crianças	73

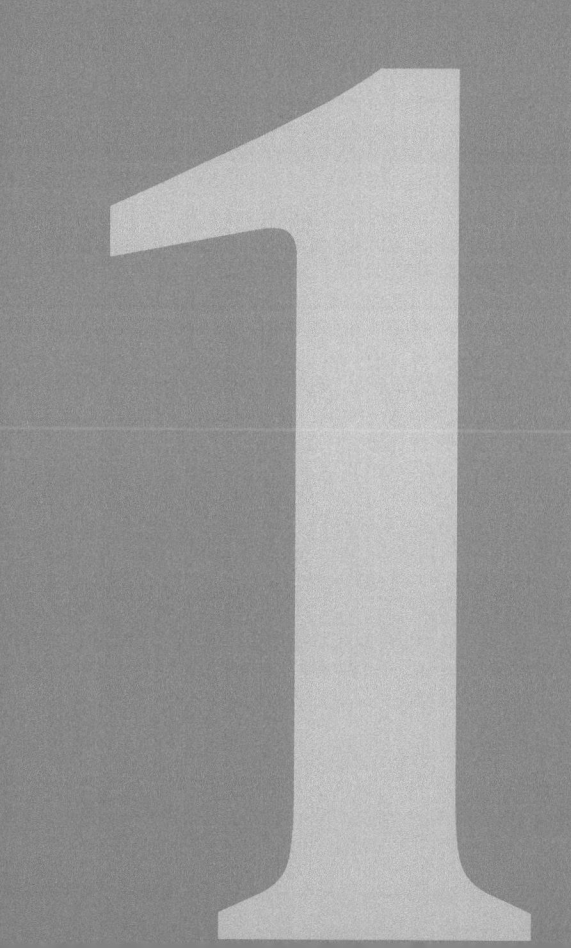

1 Fundamentos e Princípios

1.1 Etiologia de Defeitos Vulvovaginais

D. Ulrich

Os defeitos vulvares resultam de várias causas diferentes e os tumores da vulva são a causa principal, representando 5% de todos os transtornos malignos do sistema genital feminino e cerca de 1% de todas as malignidades nas mulheres. Os carcinomas vulvares são observados com aumento de incidência, em geral após a quinta ou sexta décadas de vida (▶ Fig. 1.1). A vulvectomia radical modificada, como descrito por Taussig (1940)[12] e Way (1948),[13] envolve a mobilização de um retalho composto extenso de pele e tecido adiposo e ressecção *en bloc* do tecido linfático regional junto com o tumor primário e tecido vulvar adjacente. Além disso, a vulvectomia radical com linfadenectomia inguinal bilateral separada é também um procedimento cirúrgico estabelecido.

Os avanços no tratamento cirúrgico e nos cuidados perioperatórios do paciente hoje permitem que pacientes com carcinoma extenso da vulva que tenha se disseminado para órgãos adjacentes, como uretra, bexiga urinária e/ou reto, sejam submetidas à cirurgia extensa para o tumor, desde que essas pacientes estejam em boas condições de saúde geral e que metástases remotas tenham sido excluídas. Em geral, essa cirurgia envolve exenteração anterior, posterior ou total combinada com vulvectomia radical e linfadenectomia inguinofemoral, que deixa grandes defeitos (▶ Fig. 1.2).

Nas últimas décadas, a prevalência de neoplasia intraepitelial vulvar aumentou significativamente, em especial nas mulheres jovens. Na doença difusa, o que se conhece como vulvectomia cutânea pode ser considerada para tratamento. Rutledge e Sinclair descreveram pela primeira vez o procedimento cirúrgico em 1968,[9] que cria um defeito somente ao nível da derme (▶ Fig. 1.3). A operação pode ser considerada como um método mais conservador em carcinomas multifocais vulvares difusos *in situ*. Em comparação com a vulvectomia total, o procedimento leva a um resultado cosmético muito melhor e a sensação sexual é menos prejudicada. Apesar de tudo, a intervenção implica, com frequência, em carga emocional significativa nas pacientes, que são quase sempre muito jovens.

Os melanomas malignos respondem por cerca de 3% dos carcinomas malignos da vulva e exigem ressecção extensa dependendo do estádio em que se encontram (▶ Fig. 1.4).

As malformações vasculares ou hemangiomas podem demandar correção cirúrgica na região da vagina e da vulva em crianças ou, mais tarde, em adultos (▶ Fig. 1.5). Outros desvios congênitos, como a atresia vaginal, também podem exigir reconstrução genital precoce.

Além da doença maligna, defeitos vulvares extensos também podem resultar de fasciíte necrosante (▶ Fig. 1.6). O aumento da depilação e da colocação de *piercing*

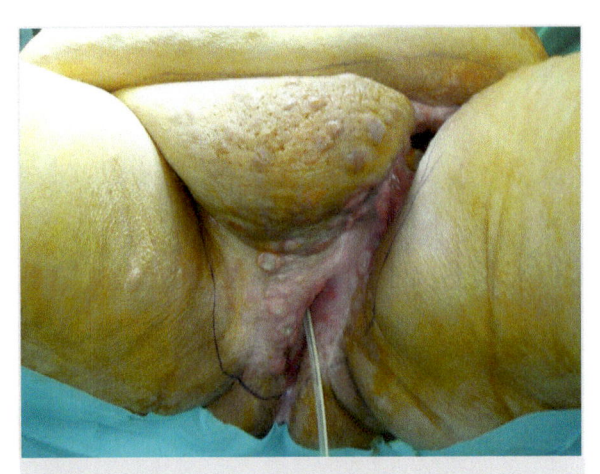

Fig. 1.1 Carcinoma extenso de células escamosas da vulva.

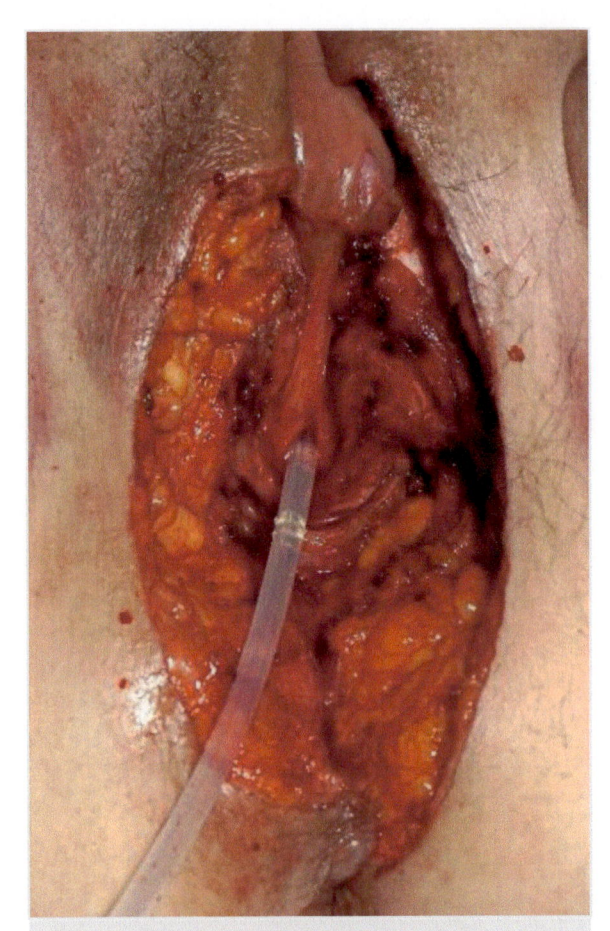

Fig. 1.2 Exenteração posterior com vulvectomia.

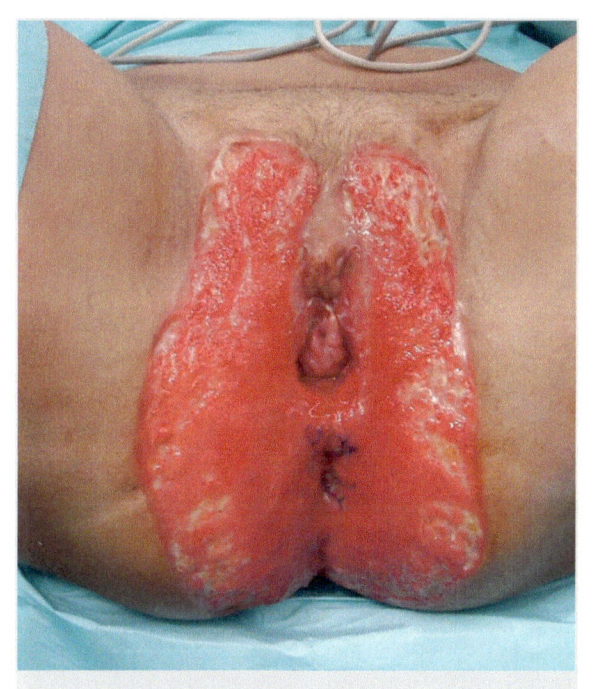

Fig. 1.3 Vulvectomia cutânea.

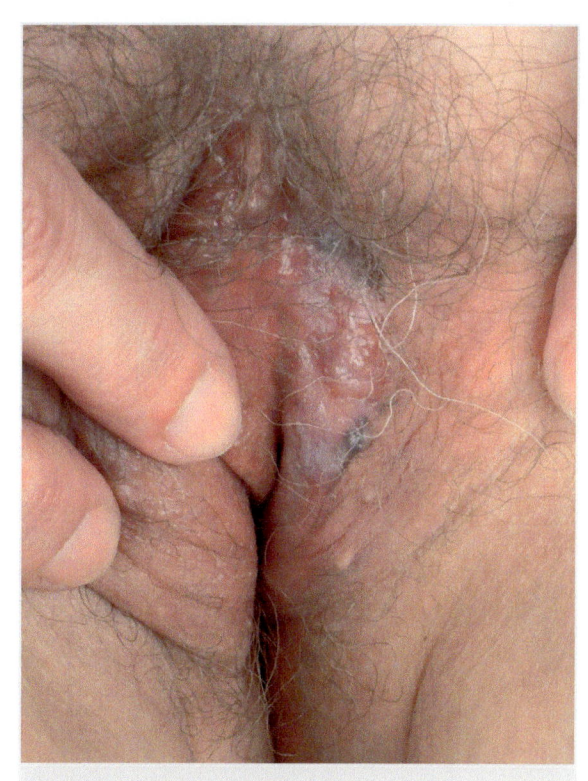

Fig. 1.4 Melanoma maligno da vulva.

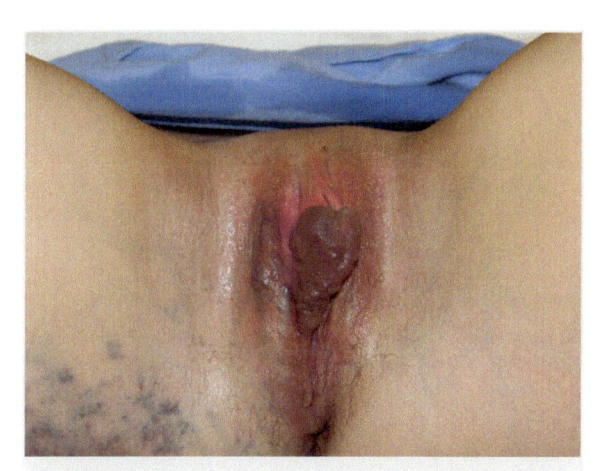

Fig. 1.5 Malformação venosa da vulva.

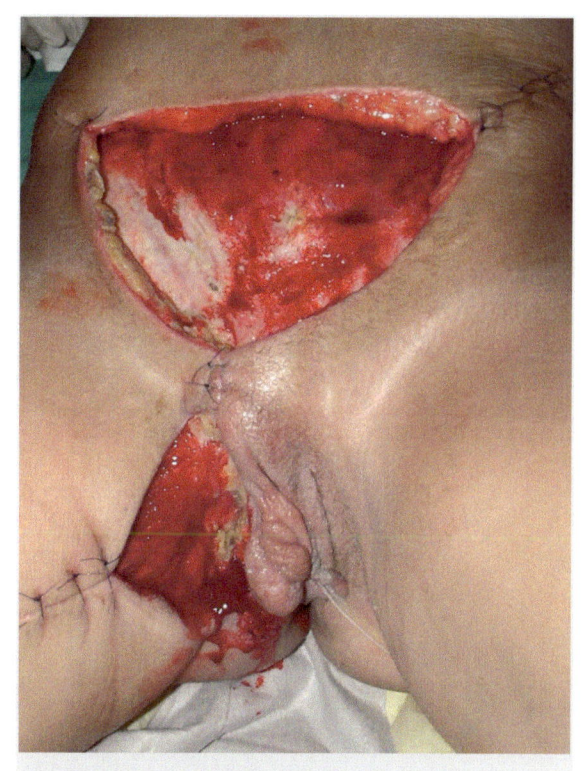

Fig. 1.6 Defeito secundário à fasciíte necrosante.

na região genital coincidiu com o aumento na prevalência desse transtorno.

As lacerações perineais também justificam menção como causa de defeitos vulvoperineais. Essas são lesões de partes moles que ocorrem durante o parto vaginal e estão divididas em quatro graus de intensidade (▶ Tabela 1.1).

A prevalência de lacerações perineais de primeiro ou segundo grau é informada como de 10 a 15%. Lacerações perineais mais intensas (terceiro grau ou mais), ocorrendo em cerca de 1% de todos os partos vaginais,

Tabela 1.1 Classificação de lesões de partes moles

Grau	Achados
I	Laceração da pele e do tecido subcutâneo na região da comissura posterior dos grandes lábios
II	Como as lesões de primeiro grau, mas com laceração adicional da musculatura superficial do septo retovaginal, ou seja, os músculos bulbocavernoso e perineal transverso superficial e profundo
III	Como as lesões de segundo grau, mas com laceração adicional do esfíncter anal externo (grau IIIa: < 50%; grau IIIb: > 50% e esfíncter anal interno (grau IIIc)
IV	Como as lesões de terceiro grau, mas com laceração adicional do esfíncter anal interno e abertura do reto

são a causa mais comum de sintomas de incontinência anal e prejudicam significativamente a qualidade de vida da paciente. Portanto, essas lesões deverão ser tratadas prontamente na fase *post partum* imediata. Apesar disso as sequelas de uma laceração perineal, especialmente as cicatrizes e os defeitos residuais de partes moles, geralmente causam sintomas físicos que demandam intervenção cirúrgica. O mesmo se aplica a defeitos ou cicatrizes ocorrendo após a cirurgia, como episiotomia, trauma ou queimaduras (▶ Fig. 1.7).

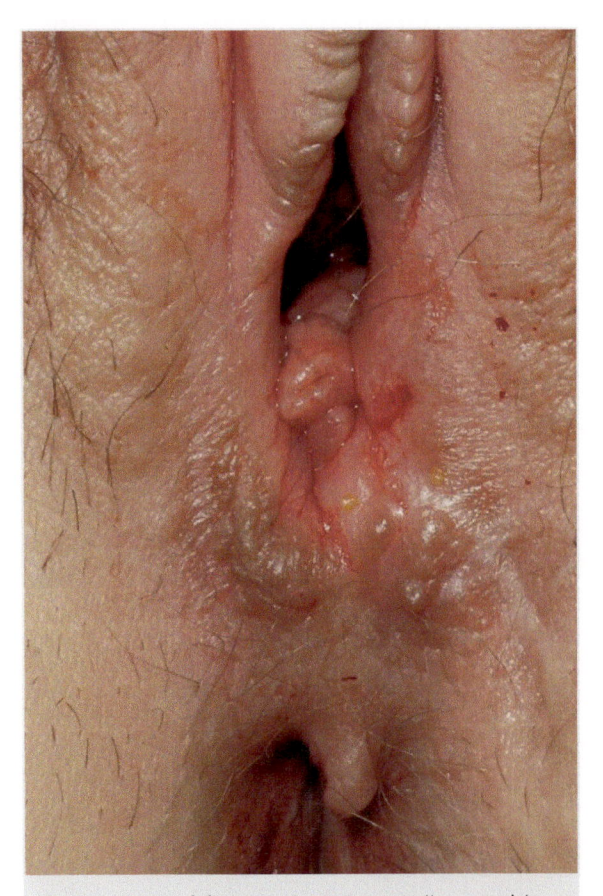

Fig. 1.7 Cicatriz dolorosa após episiotomia (à esquerda) e defeito de partes moles após laceração perineal de segundo grau (à direita).

1.2 Princípios de Reconstrução Vulvar

D. Ulrich

A identificação externa do sexo feminino é feita com base nas características sexuais primárias e secundárias. Além dos déficits funcionais, o tratamento cirúrgico de malignidades vulvares ou trauma, que cria um defeito extenso nessa região, exerce, com frequência, impacto grave na imagem corporal e na autoconfiança da paciente afetada. Medidas reconstrutoras para restaurar a morfologia da vulva são repetidamente recomendadas e, ainda assim, elas não são rotineiramente realizadas. Embora numerosas técnicas cirúrgicas altamente desenvolvidas para a reconstrução da mama feminina tenham se tornado parte da prática clínica de rotina, a técnica de reconstruir a anatomia fisiológica vulvar e vaginal para o tratamento de desvios congênitos, ressecções de tumor ou defeitos extensos de partes moles está bem menos desenvolvida.

A cirurgia genital reconstrutora deve-se concentrar especialmente na restauração dos aspectos fisiológicos necessários para reprodução e excreção. Independentemente de o procedimento envolver a reconstrução primária na região vulvar ou a correção secundária de prejuízos funcionais após a cirurgia ou radioterapia, o objetivo da operação deverá ser a obtenção de um equilíbrio entre a restauração da anatomia fisiológica e a função natural de um lado com a cura do problema com alto grau de satisfação da paciente do outro. Isso é especialmente verdadeiro em pacientes jovens que podem sofrer prejuízos psicossexuais graves como resultado de uma cirurgia ginecológica radical anterior.

Além disso, deve-se ter em mente que as malignidades na região da vulva podem recorrer com frequência. Portanto, quando se indica um retalho local, todo cuidado deverá ser tomado para selecionar um método que mais tarde permitirá outras opções locais ou regionais de reconstrução. Por exemplo, a maioria das pacientes não demanda reconstrução primária da vulva com retalhos em V-Y, mas o resultado desejado pode, com frequência, ser obtido com um retalho pudendo da coxa. Isso significa que a reconstrução com retalho V-Y permanece como opção na eventualidade de malignidade recorrente. Por outro lado, o uso de um retalho V-Y para reconstrução primária geralmente impede a reconstrução posterior com retalho pudendo da coxa.

Mais recentemente, o retalho fasciocutâneo vem ganhando preferência sobre o retalho miocutâneo no tratamento de defeitos pequenos a médios da vulva e da vagina. Retalhos miocutâneos adicionam volume em decorrência de seu tamanho e como regra não têm sensibilidade. Além disso, as pacientes estão sempre incomodadas pelas cicatrizes visíveis no sítio doador na coxa ou no abdome. Ainda assim, onde houver defeitos extensos de tecido com grandes cavidades de feridas, recorrências e radioterapia anterior, um retalho miocutâneo continua sendo a primeira opção. Esses retalhos são usados sempre que a profundidade do defeito exigir retalho mais espesso ou quando a excisão for tão extensa que um retalho fasciocutâneo não será suficiente. Com seu grande arco de rotação, eles fornecem um meio satisfatório de reconstrução. O retalho miocutâneo também assegura suprimento sanguíneo suficiente em tecido que seja, com frequência, mal perfundido por causa de radioterapia ou cirurgia radical do tumor.

Com frequência, combinações de técnicas com retalhos diferentes são necessárias para o fechamento de defeitos complexos e podem também incluir retalhos fasciocutâneos e miocutâneos. Essencialmente, o sucesso final dependerá da seleção apropriada das pacientes, da escolha apropriada da técnica cirúrgica e da aplicação apropriada dessa técnica.

Nota

Fatores importantes no fechamento bem-sucedido de um defeito:
- Seleção de pacientes.
- Escolha apropriada da técnica cirúrgica.
- Aplicação apropriada da técnica.

De acordo com Salgarello *et al.*,[10] o retalho ideal para reconstrução da vulva e da vagina deverá:

- Preencher o defeito com uma peça de tecido bem vascularizada e de espessura similar.
- Incluir uma quantidade variável de tecido para fechamento de defeitos menores e maiores.
- Garantir a restauração da função.
- Não causar quaisquer sintomas quando a paciente se sentar ou andar.
- Apresentar aparência natural e estética.
- Incluir inervação sensorial e
- Permitir reconstrução em um único procedimento.

1.3 Etiologia de Defeitos Penoescrotais

G. Djedovic, U. M. Rieger

Os defeitos cutâneos de partes moles na região penoescrotal ocorrem, com frequência, como resultado de trauma, infecção, neoplasia ou cirurgia. O trauma é a causa mais comum em pacientes mais jovens. Quanto à prevalência, o trauma penetrante e o trauma contuso respondem, cada um, por aproximadamente 45%, embora as queimaduras (10%) também justifiquem menção. As infecções constituem o segundo maior grupo de causas de defeitos penoescrotais. Além das infecções complicadas de ferimentos e lesões de acne inversa, a gangrena de Fournier, infecção bacteriana mista que pode ser fatal, justifica menção especial. Pessoas com sistema imune comprometido, diabetes melito, imunossupressão ou higiene corporal insatisfatória estão particularmente em risco. Os tumores incluem principalmente os carcinomas de células escamosas que, quando ressecados, geralmente levam à perda parcial ou completa do escroto ou do pênis.

Nota

Causas de defeitos penoescrotais:
- Trauma.
- Infecções.
- Neoplasias.
- Causas iatrogênicas.

1.4 Princípios de Reconstrução de Pênis e Escroto

G. Djedovic, U. M. Rieger

As mutilações na região genital e também a perda parcial ou completa do escroto ou do pênis impedem não só o bem-estar físico e emocional do paciente, como também sua relação com sua parceira. O objetivo da reconstrução do pênis e do escroto é, portanto, a restauração da aparência externa combinada com a reconstrução funcional que, em circunstâncias favoráveis, permitirá novamente a interação sexual.

Leitura Complementar

[1] Barrena N, Wild R, Mayerson D, López JL. Intraepithelial neoplasms of the vulva: treatment by skinning vulvectomy. Rev Chil Obstet Ginecol. 1987;52(5):281-285

[2] Basoglu M, Ozbey I, Atamanalp SS, et al. Management of Fournier's gangrene: review of 45 cases. Surg Today. 2007;37(7):558-563.

[3] Beemer W, Hopkins MP, Morley GW. Vaginal reconstruction in gynecologic oncology. Obstet Gynecol. 1988;72(6):911-914.

[4] Fanfani F, Garganese G, Fagotti A, et al. Advanced vulvar carcinoma: is it worth operating? A perioperative management protocol for radical and reconstructive surgery. Gynecol Oncol. 2006;103(2):467-472.

[5] Höckel M, Dornhöfer N. Anatomical reconstruction after vulvectomy. Obstet Gynecol. 2004;103:1125-1128.

[6] Lee PK, Choi MS, Ahn ST, Oh DY, Rhie JW, Han KT. Gluteal fold V-Y advancement flap for vulvar and vaginal reconstruction: a new flap. Plast Reconstr Surg. 2006;118(2):401-406.

[7] McCraw JB, Massey FM, Shanklin KD, Horton CE. Vaginal reconstruction with gracilis myocutaneous flaps. Plast Reconstr Surg. 1976;58(2):176-183.

[8] Rettenmaier MA, Braly PS, Roberts WS, Berman ML, Disaia PJ. Treatment of cutaneous vulvar lesions with skinning vulvectomy. J Reprod Med. 1985;30(6):478-480.

[9] Rutledge F, Sinclair M. Treatment of intraepithelial carcinoma of the vulva by skin excision and graft. Am J Obstet Gynecol. 1968;102(6):807-818.

[10] Salgarello M, Farallo E, Barone-Adesi L, et al. Flap algorithm in vulvar reconstruction after radical, extensive vulvectomy. Ann Plast Surg. 2005;54(2):184-190.

[11] Ulrich DJO, Ulrich F. Rekonstruktionen im Bereich der Vulva. In: Krupp S, Rennekampff HO, Pallua N, eds. Plastische Chirurgie. 32. Erg. Lfg. 12/08. VII-3, 1–20.

[12] Taussig FJ. Cancer of the vulva: an analysis of 155 cases. Am J Obstet Gynecol. 1940;40:764-770.

[13] Way, S. The anatomy of the lymphatic drainage of the vulva and its influence on the radical operation for carcinoma. Ann R Coll Surg Engl. 1948;3:187.

2 Técnicas

2.1 Fundamentos

P. H. Zeplin

A escolha da técnica para cobrir um defeito genital depende, essencialmente, do local e do tamanho do defeito. As opções de técnicas plásticas e reconstrutoras, em ordem crescente de complexidade cirúrgica são:

- Fechamento primário.
- Enxertia de pele (enxerto em malha, enxerto de espessura parcial, enxerto de espessura total).
- Retalhos locais (retalhos de padrão aleatório).
- Retalhos pediculados (retalhos de padrão axial).
- Retalhos livres com anastomose microvascular.

2.1.1 Enxertia de Pele

P. H. Zeplin

Os enxertos de pele são indicados para defeitos que, por sua natureza ou não, são mais propícios para fechamento com sutura primária ou que não demandam um retalho.

Os **enxertos de pele** são cortados de seu suprimento sanguíneo original quando colhidos. A partir do momento em que são colocados até que a vascularização suficiente tenha ocorrido 3 a 5 dias depois, eles são supridos por difusão do leito da ferida. Um enxerto que cicatriza no local sofre alterações constantes na aparência durante as poucas semanas seguintes, porém nunca terá uma aparência idêntica à pele sadia ao redor.

> **Nota**
> Em geral, as condições favoráveis para a enxertia de pele incluem feridas extensas, com leito uniforme e bem vascularizado ou tecido de granulação com pouca secreção.

As feridas apropriadas deverão ser desbridadas antes da enxertia e estar livres de infecção. O tecido adiposo exposto, osso sem periósteo ou tendões sem peritendíneo criarão risco ao suprimento vascular e integração do enxerto. Nesses casos, outras opções para fechamento do defeito deverão ser consideradas.

Os **enxertos de pele de espessura parcial**, geralmente na forma de **enxertos em malha** medindo 4 cm² ou maiores, são usados para fechar feridas na região genital. Eles são usados quando a aproximação das bordas da ferida para uma sutura primária não seria viável ou quando a cicatrização secundária produziria cicatrização extensa e debilitante e infecção. Sítios doadores adequados para enxertos de pele de espessura parcial incluem a coxa lateral ou anterior ou outras regiões do corpo conforme o necessário, dependendo do local do defeito. Após colher o enxerto de espessura parcial com um dermátomo (p. ex. 0,2 mm), o tecido é colocado em uma máquina que o transforma em um enxerto em malha que pode ser usado para cobrir a totalidade, a metade ou até três vezes o tamanho original do defeito. Isso torna possível a cobertura satisfatória de feridas mesmo grandes e secretoras com um suprimento limitado de pele. O enxerto é fixado com uma sutura ou adesivos de tecido, em casos aplicáveis, usados em combinação com um dispositivo de fechamento a vácuo para evitar a ocorrência de força de cisalhamento no enxerto. Por causa da localização na região genital, alguns cirurgiões recomendam aos pacientes a profilaxia antimicrobiana adicional, oral ou intravenosa, com cefalosporina. Depois da troca do primeiro curativo (geralmente após 5-7 dias), o paciente poderá passar para o tratamento diário com gaze e pomada ou para a terapia local com antimicrobiano, quando o progresso da cicatrização e a situação do sítio o permitirem.

Enxertos de pele de espessura total são enxertos de pele autólogos que incluem a derme e a epiderme. A faixa de aplicações para enxertos de pele de espessura total na região genital externa pode ser considerada como muito limitada. Esses enxertos são usados, com mais frequência, para a reconstrução de defeitos na parede vaginal ou em casos de aplasia vaginal. Os sítios doadores incluem a região abdominal e inguinal inferior, ambas as coxas mediais e o escroto. Sempre que possível, as dimensões do enxerto de pele de espessura total deverão ser tais que permitam o fechamento primário do sítio doador. Quando o enxerto for colhido, todo o tecido adiposo subcutâneo deverá ser cuidadosamente removido. A hemostasia deverá ser obtida na ferida antes da colocação do enxerto, para assegurar que ele será adequadamente integrado. Uma vez fixado o enxerto, recomenda-se aplicar um curativo de compressão elástica por 3 a 5 dias.

2.1.2 Retalhos: Fundamentos

P. H. Zeplin

Os retalhos são diferenciados conforme seu suprimento vascular ou como **retalhos locais**, significando retalhos com rede vascular dérmica ou subdérmica aleatória (retalhos de padrão aleatório) ou **retalhos pediculados**, significando retalhos com eixo vascular definido (retalhos de padrão axial). Nos retalhos de padrão aleatório, esse padrão de suprimento influencia substancialmente as opções de desenho do respectivo retalho. A proporção entre comprimento e largura que não exceda significativamente 2:1 garantirá que o retalho seja suficientemente perfundido. Ao contrário, a proporção comprimento-largura não precisa ser restritivamente mantida em retalhos de padrão axial; aqui a extensão depende da área suprida por um eixo vascular definido. Retalhos axiais,

Tabela 2.1 Classificação de Mathes-Nahai de retalhos musculares[3]

Tipo	Designação	Exemplo
I	Pedículo vascular dominante	Tensor da fáscia lata
II	Pedículo dominante com vasos não dominantes	Grácil
III	Dois pedículos vasculares dominantes	Reto do abdome
IV	Artérias segmentares	Sartório
V	Pedículo dominante com artérias segmentares	Latíssimo do dorso

nos quais uma ilha cutânea é criada dividindo-se a ponte de pele de conexão, removendo o epitélio do retalho próximo à base ou mobilizando o pedículo vascular para permitir tunelamento subcutâneo, são conhecidos como **retalhos em ilha**.

As ramificações vasculares que ascendem da camada profunda e suprem o subcutâneo e a pele via um plexo vascular epifascial asseguram a perfusão do que se conhece por **retalhos fasciocutâneos**. Esse retalho é vascularizado de acordo com a classificação de Mathes e Nahai,[3] ou por uma única artéria perfurante cutânea (tipo A), uma artéria perfurante septocutânea (tipo B) ou uma ou mais artérias perfurantes musculocutâneas (tipo C).

Retalhos perfurantes consistem em pele e tecido adiposo subcutâneo suprido por artérias perfurantes isoladas que passam por camadas mais profundas após surgirem de seus vasos de origem. Quando um perfurante desse tipo cursa por um músculo antes de penetrar na fáscia, ele é conhecido como **perfurante musculocutâneo**, e, quando cursa por um septo, ele é conhecido como **perfurante septocutâneo**.

Retalhos musculares são classificados de acordo com Mathes e Nahai[3] (▶ Tabela 2.1) e baseiam-se em sua anatomia vascular respectiva.

Retalhos Locais

Se o cirurgião decidir usar um retalho local para cobrir um defeito, então é essencial um planejamento pré-operatório cuidadoso. Para evitar a criação de um retalho muito grande, a seção a ser desbridada ou excisada é desenhada, primeiro, e, a seguir, o retalho apropriado. Tudo o mais deverá ser feito apenas após esse passo.

Zetaplastia

O princípio básico da Zetaplastia é o ganho em extensão à custa da largura ao desviar e transpor dois triângulos de pele pediculados. Por essa razão, ela é costumeiramente aplicada no alongamento para prevenção e tratamento de estrangulamentos e contraturas de cicatrizes. O planejamento geométrico cuidadoso deve preceder a cobertura do defeito; os membros respectivos deverão sempre ser iguais. Embora qualquer ângulo entre 30 e 90 graus seja possível, a dissecção triangular de dois ou mais retalhos com ângulo de 60 graus cada um é considerada ótima para transposição dos retalhos à custa do eixo transverso. Na presença de defeitos extensos, múltiplas Zetaplastias serão preferíveis a uma única Zetaplastia de membro longo; o ganho em extensão permanece o mesmo, porém múltiplas Zetaplastias reduzem a tensão.

Retalhos Cutâneos Pediculados

Os retalhos de pele simples, em geral, não são suficientes em casos nos quais não só a pele, mas os tecidos mais profundos também precisem ser substituídos. Os retalhos cutâneos locais incluem a espessura total da pele e o tecido adiposo subcutâneo, e podem ser elevados na vizinhança imediata do defeito, ao mesmo tempo em que se mantém o suprimento vascular para a base do retalho.

Há três tipos básicos:

- Retalhos de avanço.
- Retalhos de rotação.
- Retalhos de transposição.

Retalhos de Avanço

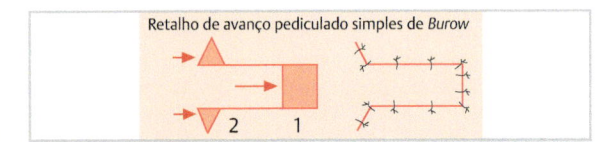

Fig. 2.1 Princípio de um retalho de avanço. Fonte: Sterry et al.[7]

Retalhos de avanço pediculados simples envolvem a dissecção de retalhos cutâneos que podem ser avançados no defeito paralelos ao seu eixo. As ondulações da pele que ocorrem na base do retalho, à medida que ele avança, podem ser compensadas excisando-se o que são conhecidos como triângulos de Burow na base do retalho (▶ Fig. 2.1). Com o retalho de avanço bipediculado, também conhecido como retalho ponte, o avanço se faz com ângulo de 90 graus em relação ao eixo do retalho. Aqui, medidas adicionais, como enxertia de pele, podem ser exigidas para cobrir o defeito do sítio doador.

Retalho de Avanço V-Y

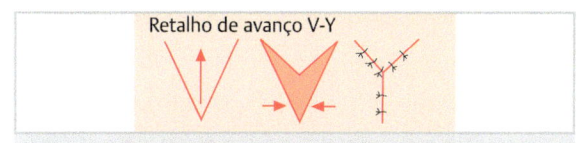

Fig. 2.2 Princípio do retalho V-Y. Fonte: Sterry et al.[7]

O princípio do retalho de avanço V-Y (▶ Fig. 2.2) é o ganho em extensão à custa da largura. Um retalho cutâneo em forma de "V" com membros iguais é elevado, mobilizado e aproximado até a forma de um "Y". O eixo do retalho em "V" deve corresponder ao eixo do avanço. O retalho Y-V é o oposto. Aqui se ganha na largura à custa da extensão. Uma vez feita a incisão em "Y" o retalho de tecido triangular central é aproximado até o fim da incisão vertical, formando um "V".

Retalho de Rotação

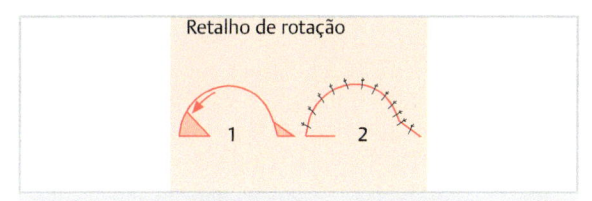

Fig. 2.3 Princípio de um retalho de rotação. Fonte: Sterry et al.[7]

Os retalhos de rotação baseiam-se em um eixo definido de rotação ao redor do qual o retalho semelhante a um arco é rodado no defeito adjacente. Isso demanda a integração do defeito existente respectivo em um arco triangular ao longo da incisão semicircular feita para elevar o retalho de rotação. Essa incisão deve ser, pelo menos, cinco vezes o tamanho necessário para o avanço. A escolha do arco e o curso da incisão deverão ser determinados pelo tecido disponível e seu suprimento vascular (▶ Fig. 2.3).

Retalho de Transposição

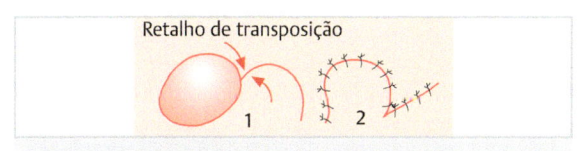

Fig. 2.4 Princípio de um retalho de transposição. Fonte: Sterry et al.[7]

Com os retalhos de transposição de **padrão axial**, a proporção do comprimento do retalho em relação à sua largura tem importância decisiva. Para assegurar perfusão suficiente, essa proporção deverá estar entre 2:1 e 2,5:1 na região genital. A escolha apropriada do ponto de rotação e a extensão do retalho também são particularmente importantes para o sucesso do tratamento, pois esses fatores influenciam significativamente a tensão pós-operatória na ferida. A extensão do retalho deverá ser invariavelmente pelo menos um terço maior que a extensão do membro equivalente do triangulo a ser coberto.

Com o retalho de transposição (▶ Fig. 2.4), o retalho cutâneo axial pode ser levantado sem considerar o defeito a ser coberto e então girado para dentro do defeito. Retalhos de transposição dupla envolvem uma combinação de dois retalhos de transposição. A porção próxima ao defeito é usada para cobri-lo, enquanto a porção, um pouco menor, ainda mais longe é usada para cobrir o intervalo criado pela porção mais próxima à medida que é avançado para o defeito. Tais retalhos são usados especialmente em casos nos quais o sítio doador do primeiro retalho não pode ser fechado sem tensão, simplesmente, pela aproximação das bordas da ferida.

Retalho Romboide

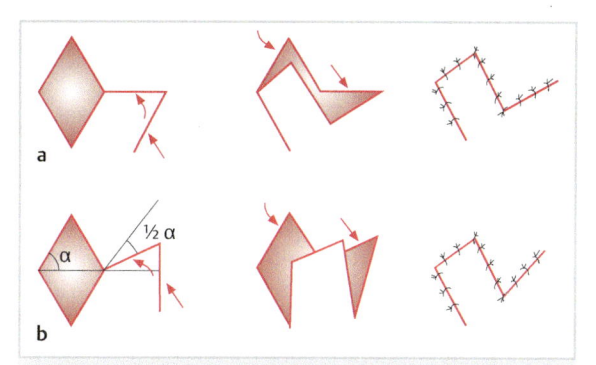

Fig. 2.5 Retalho romboide. **(a)** Princípio do retalho de Limberg. **(b)** Princípio do retalho de Dufourmentel. Fonte: Sterry et al.[7]

Os retalhos romboides são combinações de retalhos de avanço e de transposição. O retalho romboide de Limberg (▶ Fig. 2.5) é um retalho cutâneo de **padrão axial** que pode ser usado para cobrir defeitos em formato de losango. No formato de um paralelogramo com quatro lados iguais, ele é levantado como a extensão do eixo curto do losango do defeito no lado longitudinal do defeito. O ângulo próximo ao defeito tem 120 graus no máximo. A incisão externa é feita a um ângulo de 60 graus paralelo à borda da ferida e à extensão do lado corresponde às dimensões do defeito. O retalho é mobilizado e rodado para o defeito.

Com o retalho de Dufourmentel, o ângulo do retalho próximo ao defeito é de 155 graus. À distância de aproximadamente a extensão de um lado do defeito, a incisão externa é feita paralela ao eixo longitudinal do defeito em formato de losango a um ângulo de 60 graus. Sua extensão depende do tamanho do defeito e da tensão no sítio.

2.1.3 Preenchimentos e *Lipofilling* em Cirurgia Genital

R. Ferrara, S. Schill

O tratamento com substâncias de preenchimento injetável hoje responde por uma grande parcela de todas as intervenções não cirúrgicas. Os materiais em uso atualmente são compostos de alto peso molecular que exibem diferenças significativas em seu comportamento físico e químico e estão integrados em uma matriz complexa.

Portanto, uma exigência fundamental para o uso de preenchimentos é adquirir compreensão abrangente desses materiais, sua estrutura, seu efeito sobre os tecidos e sua longevidade. Além disso, o cirurgião deve, é claro, ter conhecimento suficiente para aplicação correta desses materiais e para administrar qualquer super ou subcorreção (▶ Fig. 2.6).

A **transferência de gordura autóloga** é um procedimento cirúrgico que envolve não só a colheita do material, mas também o processamento e o transplante desse material. Por essa razão, é necessário para o usuário ser proficiente não só na aplicação, mas também na **técnica de lipoaspiração** e no processamento subsequente do tecido adiposo. Isso é importante porque nesses fatores (ou seja, a seleção dos sítios doadores, a qualidade das células de gordura, o tipo de processamento do tecido adiposo, a técnica de transferência) tudo exerce influência significativa no resultado posterior (▶ Fig. 2.7).

As possíveis **indicações** para o uso de preenchimentos sintéticos ou transferência de gordura autóloga (*lipofilling*) incluem:

- Atrofia ou distrofia de tecido.
- Assimetrias ou malformações congênitas.
- Defeitos pós-traumáticos, como aqueles secundários à mutilação genital, lesões de parto, cirurgia de câncer ou radioterapia.
- Desejo (possivelmente por razões estéticas) de ter os lábios maior e menor aumentados ou a vagina estreitada.

Doença aguda, especialmente as infecções na região a ser tratada, transtornos de coagulação ou terapia anticoagulante são considerados como **contraindicações.**

Planejamento de Cirurgia e Tratamento

Após o exame apropriado, a documentação fotográfica e o planejamento do procedimento, o paciente deve ser completamente informado sobre o efeito, tempo para início da ação e o efeito antecipado no longo prazo. As expectativas do paciente devem ser cuidadosamente documentadas e a extensão na qual elas podem ser preenchidas também deverá ser discutida. Além disso, o cirurgião deverá naturalmente discutir a possibilidade de complicações em alguns detalhes e informar o paciente sobre a possível necessidade de procedimentos corretivos ou de revisão (▶ Fig. 2.8).

Dada a ampla faixa de preenchimentos disponíveis no mercado, a decisão final por um produto ou outro deve ser feita pelo usuário respectivo. O cirurgião deverá trabalhar com produtos com os quais esteja familiarizado e deverá adaptar a técnica de injeção à região específica a ser tratada. Na maioria dos casos, a anestesia local ou superficial será suficiente para tratamento na região vaginal ou vulvar. A injeção deverá ser aplicada via orifício criado com agulhas não traumáticas usando uma técnica em túnel, leque e torre.

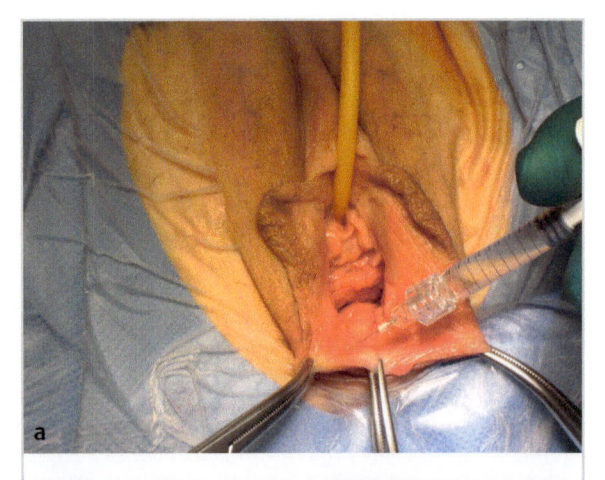

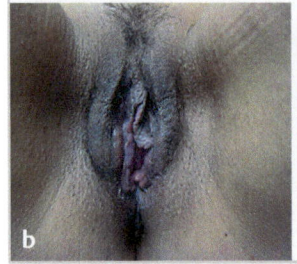

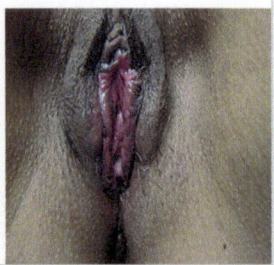

Fig. 2.6 Uso de ácido hialurônico. **(a)** Injeção de ácido hialurônico para atrofia. **(b)** Reconstrução dos lábios com ácido hialurônico.

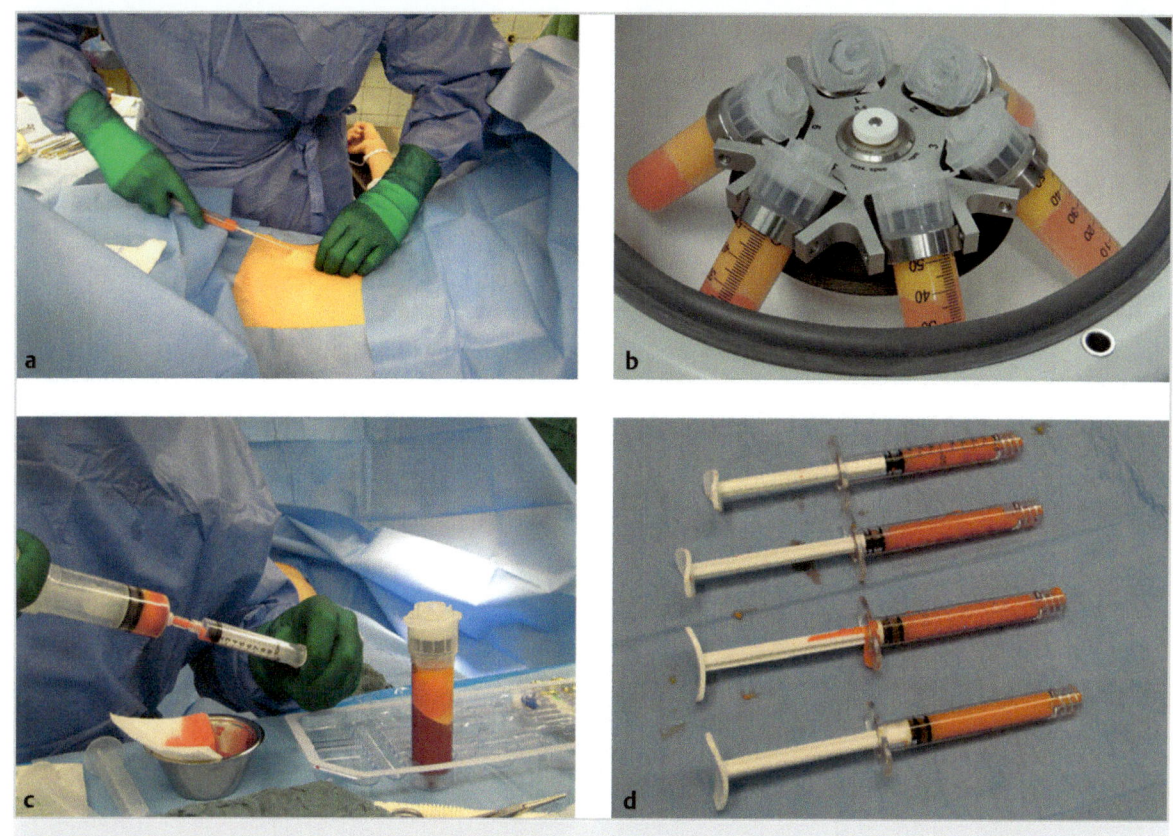

Fig. 2.7 Lipoaspiração. **(a)** Lipoaspiração para obter gordura. **(b)** Centrifugação da gordura colhida. **(c)** Transferência da gordura para seringas pequenas. **(d)** Gordura pronta para injeção.

Nota

Os aspectos mediais dos joelhos, coxas medial e lateral, a região abdominal inferior e, até certo ponto, a região abdominal superior, assim como os flancos, são considerados como zonas adequadas para colheita de gordura autóloga para transplante.

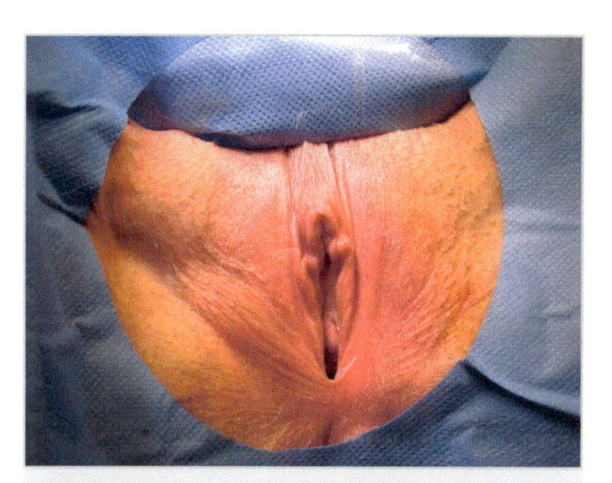

Fig. 2.8 Sítio após ressecção labial radical.

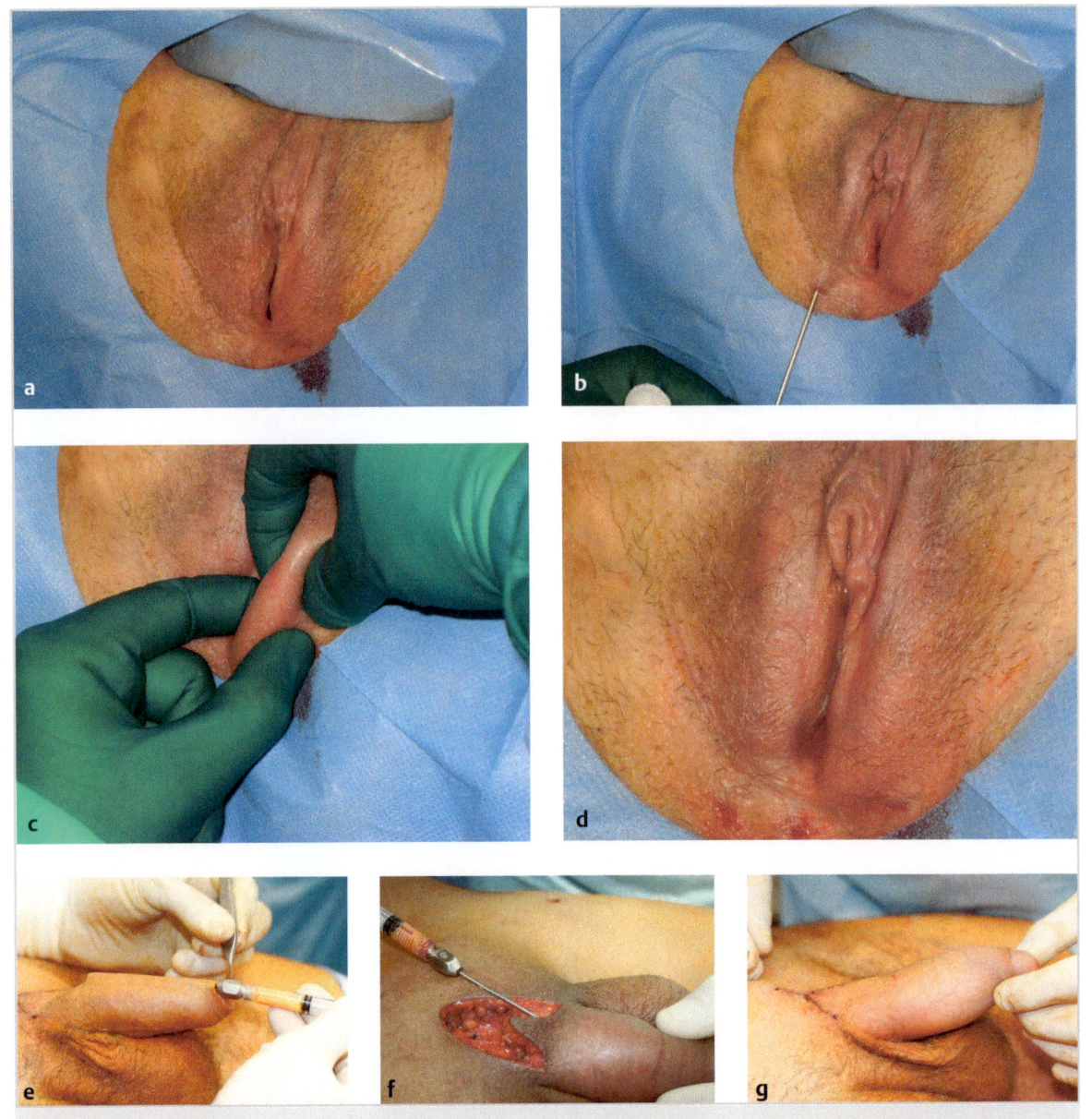

Fig. 2.9 *Lipofilling*. **(a)** Achados pré-operatórios. **(b)** Injeção com cânula romba. **(c)** Posicionamento final de tecido adiposo por massagem. **(d)** Lábio após a injeção. **(e)** *Lipofilling* para aumento do pênis com abordagem na junção das camadas interna e externa do prepúcio. **(f)** *Lipofilling* do pênis com abordagem anterógrada no quadro de faloplastia de alongamento. **(g)** *Lipofilling* no pênis: achados pós-operatórios.

No hospital, o tecido adiposo é usualmente removido com anestesia tumescente. Soluções tumescentes diferentes são usadas aqui, mas seus ingredientes básicos incluem soro fisiológico a 0,9%, um vasoconstritor (como epinefrina), anestésico local e, em casos aplicáveis, bicarbonato de sódio. A solução pode ser adaptada a diferentes necessidades variando as substâncias componentes. Após introdução da solução tumescente no sítio doador e espera pelo intervalo apropriado para que o medicamento faça efeito, o cirurgião dá início à lipoaspiração real. Isso deverá ser feito com especial cuidado, usando sucção de baixa intensidade (- 0,5 bar) e cânula de aspiração com diâmetro inferior a 3 mm. Vários sistemas estão disponíveis para processamento do tecido adiposo colhido para posterior transplante. Todos eles buscam otimizar a qualidade do aspirado para assegurar um alto índice de integração no tecido-alvo. Após o processamento, o tecido gorduroso é injetado por meio de agulhas atraumáticas no tecido-alvo, sempre que possível em várias camadas e distribuído em padrão de forma de leque (▶ Fig. 2.9). O material transplantado poderá então ser gentilmente massageado para o interior do tecido. Recomenda-se a terapia de compressão do sítio doador durante 4 a 6 semanas pós-operação.

Cuidado

A terapia de compressão para o pênis ou na região vaginal ou vulvar não comprovou ser efetiva para a integração do tecido transplantado.

Complicações

Além das complicações gerais, como hematomas e infecções locais, o uso de preenchimentos também pode ser associado a reações de incompatibilidade no curto e longo prazo, tais como coceira, inchaço, eritema ou granulomas de corpos estranhos. Com a *lipofilling*, irregularidades de superfície podem ocorrer em ambos o sítio doador e o sítio receptor. Infecções intensas como a fasciíte necrosante são tão raras quanto embolismos gordurosos ou necrose extensa da pele, e esses riscos devem ser discutidos antes da cirurgia quando se obtém o consentimento informado do paciente. Como o resultado final da *lipofilling* depende significativamente da velocidade da cicatrização do tecido adiposo enxertado, o paciente deverá ser informado de que o procedimento pode precisar ser repetido em certos casos.

Leitura Complementar

[1] Burke TW, Morris M, Levenback C, Gershenson DM, Wharton JT. Closure of complex vulvar defects using local rhomboid flaps. Obstet Gynecol. 1994;84(6):1043-1047.
[2] Lister GD, Gibson T. Closure of rhomboid skin defects: the flaps of Limberg and Dufourmentel. Br J Plast Surg. 1972;25(3):300-314.
[3] Mathes SJ, Nahai F. Classification of the vascular anatomy of muscles: experimental and clinical correlation. Plast Reconstr Surg. 1981;67(2):177-187
[4] Moschella F, Cordova A. Innervated island flaps in morphofunctional vulvar reconstruction. Plast Reconstr Surg. 2000;105(5):1649-1657.
[5] Rutledge F, Sinclair M. Treatment of intraepithelial carcinoma of the vulva by skin excision and graft. Am J Obstet Gynecol. 1968;102(6):807-818.
[6] Salgado CJ, Tang JC, Desrosiers AE, III. Use of dermal fat graft for augmentation of the labia majora. J Plast Reconstr Aesthet Surg. 2012;65(2):267-270.
[7] Sterry W, Burgdorf W, Worm M. Checkliste. Dermatologie. 7th ed. Stuttgart: Thieme; 2014.
[8] Vogt PM, Herold C, Rennekampff HO. Autologous fat transplantation for labia majora reconstruction. Aesthetic Plast Surg. 2011;35(5):913-915.
[9] vom Dorp F, Rübben H, Krege S. Free skin grafts as alternatives in reconstructive plastic surgery of the genitalia. Urologe A. 2009;48(6):637-644.

2.1.4 Terapia a *Laser*

R. W. Gansel

A terapia a *laser* conquistou popularidade crescente em dermatologia nas últimas duas décadas. Examinando as aplicações dessa técnica, podemos identificar cenários muito claramente definidos e comprovados para a cirurgia a laser não invasiva, a saber:

- Redução de rugas.
- Levantamento da pele.
- Terapia vascular.
- Remoção de pelos.
- Remoção de tatuagens não desejadas ou mesmo lesões pigmentadas.

Essas aplicações ilustram, de maneira muito abrangente, o efeito da energia do *laser* na pele; pelo menos, as técnicas não invasivas de remoção de pelos e tratamento de camadas de pele pigmentadas também podem ser aplicadas sem modificação na região genital. Tanto o procedimento como o modo de ação são idênticos nesses casos. Adicionados a tudo isso estão as técnicas e procedimentos de colporrafia recentemente desenvolvidos para tratar incontinência por estresse leve a moderada. Eles carregam certa similaridade com os procedimentos dermatológicos de elevação de pele não ablativos. Entretanto, os aplicadores e a aplicação são tão diferentes que podemos justificadamente nos referir a uma nova aplicação de energia do *laser*.

Essa energia pode produzir efeitos muito diferentes, dependendo do comprimento de suas ondas. Uma aplicação de *laser* pode ser classificada por seu modo de ação como ablativa ou não ablativa.

Ablação

A ablação da pele é executada quase exclusivamente com *lasers* Er:YAG com comprimento de onda de 2.940 nm ou *laser* de CO_2 com comprimento de onda de 10.600 nm.

Laser Er:YAG

O *laser* Er:YAG (granada de érbio:ítrio-alumínio) é um *laser* de meio sólido que gera sua luz de *laser* por meio de um cristal de Er:YAG intensamente estimulado por lâmpadas de *flash*. O *laser* Er:YAG geralmente envia sua energia em pulsos. As frequências típicas de repetição de pulso ficam entre 2 e 20 Hz, nas quais algumas unidades podem atingir frequências de até 50 Hz. A duração dos pulsos individuais é geralmente de 300 µs. Com a modificação estrutural, é possível produzir *lasers* Er:YAG com durações de pulso variáveis. Ao variar a frequência e a duração de pulso, é possível atingir uma ablação finamente ajustável característica com um *laser* Er:YAG. Portanto, unidades com ampla faixa de frequência e uma variedade de ajustes de duração dos pulsos são superiores àquelas com durações de pulso fixas e faixa de frequência estreita.

Laser de CO_2

O *laser* de CO_2 produz sua energia em um tubo preenchido com mistura de gás de CO_2 que é estimulada por corrente elétrica de alta frequência. O *laser* de CO_2 é um feixe contínuo de *laser* que envia sua energia continuamente. Para operar um *laser* de CO_2 em modo pulsado, o envio da energia é ligado e desligado. Isso torna possível produzir pulsos até mesmo na faixa de milissegundos.

Água como a Estrutura-Alvo

Ambos os tipos de *lasers* possuem uma estrutura-alvo comum. Sua energia é absorvida pelas moléculas de água no tecido, tornando-as imediatamente aquecidas e vaporizando-as. Isso torna possível remover tecido em camadas extremamente finas. Os efeitos dos comprimentos de onda em tecido são não específicos. A diferença entre eles consiste em sua afinidade com a estrutura-alvo, a água.

Coeficientes de Absorção Variáveis

O comprimento de onda do Er:YAG com um coeficiente de absorção de 12.800 cm^{-1} corresponde a absorção máxima de água. O *laser* de CO_2 tem coeficiente de absorção de 800 cm^{-1}. Como resultado, a absorção de luz de *laser* Er:YAG em tecidos é 10 vezes mais alta que aquela do *laser* de CO_2.[2]

Uma vez que o *laser* Er:YAG como *laser* de meio sólido tem durações de pulso significativamente mais curtas que o *laser* de gás CO_2, os valores de potência de pulso para o *laser* Er:YAG também são substancialmente mais altos. A profundidade de penetração óptica dos *lasers* Er:YAG em tecido é de aproximadamente 2 a 5 µm, enquanto a dos *lasers* de CO_2 é de cerca de 20 a 30 µm. Em termos de aplicação prática, isso também significa que os *lasers* Er:YAG causam pouco ou nenhum dano térmico além do próprio tecido.

Efeitos Não Ablativos

As aplicações fototérmicas não ablativas se baseiam no princípio de que a energia *laser* danifica o tecido-alvo a tal ponto que ele atrofia ou é removido. O conceito de "fototermólise seletiva" desempenha papel crucial nas aplicações não ablativas de energia *laser* em dermatologia.

Fototermólise Seletiva

A ideia de fototermólise seletiva baseia-se no princípio de evitar dano a qualquer tecido que não seja o da estrutura-alvo. Isso se aplica quando a energia não puder ser empregada seletivamente, por exemplo, em casos nos quais o feixe deve passar primeiro por camadas superficiais de pele antes de atingir o tecido-alvo. A solução é selecionar um traçado de onda que será bem absorvido na estrutura alvo e, ao mesmo tempo, passa pela camada superficial da pele com perda mínima.[1]

Tempo de Relaxamento Térmico

Outro fator importante em fototermólise seletiva, além do traçado de onda selecionado, é o "tempo de relaxamento térmico". Esse é o tempo exato requerido para produzir calor máximo na estrutura-alvo sem causar dano ao tecido vizinho em decorrência da condução do calor. O tempo de relaxamento térmico varia de acordo com o volume e a natureza da estrutura-alvo (▶ Tabela 2.2).

Tabela 2.2 Tempos TR de estruturas-alvo diferentes de acordo com Landthaler e Hohenleutner[4]

Estrutura-alvo	Diâmetro	TR
Pigmento de tatuagem	0,05 µm	2,5 ns
Melanossoma	0,1 µm	1,0 ns
Vaso sanguíneo	10 µm*	0,1 ms
Vaso sanguíneo	20 µm	0,4 ms
Vaso sanguíneo	100 µm	10 ms
Folículo piloso	0,3 mm	90 ms

Abreviação: TR, relaxamento térmico.

* Pigmentos de tatuagem podem ser significativamente menores ou maiores, ou seja, o TR calculado pode ser substancialmente mais curto ou mais longo.

Fototermólise Homogênea

Ao contrário da fototermólise seletiva, o efeito da fototermólise homogênea é não específico como na hipertermia. Isso descreve o fenômeno de que mesmo os traçados de onda de *laser* que não atuam seletivamente podem ser usados para produzir efeitos térmicos almejados.

Terapia a *Laser* Não Invasiva na Região Genital

Remoção de Pelos

Primariamente, os *lasers* alexandrite (755 nm), de diodo (810 e 980 nm) ou o Nd:YAG (granada de neodímio:ítrio-alumínio) (1.064 nm) são usados para a remoção de pelos. Todos esses *lasers* emitem sua energia em pulsos com traçados de onda diferentes. O tempo de relaxamento térmico de um folículo piloso é especificado como 90 ms. Os *lasers* de remoção de pelos emitem sua energia em pulsos longos correspondendo a esse intervalo de tempo. Os comprimentos de pulso entre 20 e 50 ms costumam ser usados para essa finalidade. Embora as densidades de energia usadas na terapia reflitam coeficientes de absorção diferentes dos traçados de onda individuais, eles são todos da mesma ordem de magnitude. O espectro terapêutico varia de 20 a 30 J/cm^2 com o *laser* alexandrite, de 20 a 50 J/cm^2 com o *laser* de diodo 810 e até 30 a 60 J/cm^2 com o *laser* Nd:YAG.

Não é possível dar uma recomendação clara para um traçado de onda com base nos resultados clínicos. Podemos considerar dar preferência ao *laser* Nd:YAG por causa da proporção mais alta de pele pigmentada na região genital. Comparado com os traçados de onda mais curtos, esse *laser* é melhor, mesmo para uso com tipos de pele mais escura.

> **Nota**
> Com todos os traçados de onda mencionados, é importante resfriar a pele durante a aplicação.

Embora as densidades de energia requeridas para remoção de pelos sejam toleráveis para o paciente, elas não são agradáveis. Além disso, um instante de falta de cuidado pode levar ao dano térmico à epiderme.

Tatuagens na Região Genital

A remoção de tatuagens com *laser* representa uma forma minimamente invasiva e eficiente de terapia. Dado o tamanho das partículas de pigmento variando entre 0,1 e 10 μm, o tempo de relaxamento térmico é adequadamente curto. Portanto, *lasers* com duração de pulso na faixa de picossegundos e de nanossegundos só deverão ser usados quando da remoção de tatuagens. Os tipos comuns de *lasers* usados para isso incluem: rubi, alexandrite, corante pulsado, Nd:YAG e fosfato de titanilo e potássio (KTP). Todos os sistemas usados para remoção de tatuagens têm potência de pulso alta (de até várias centenas de megawatts). Os efeitos colaterais não desejados não podem ser descartados porque a composição do pigmento respectivo a ser removido geralmente é desconhecida e sua reação só aparece após a primeira tentativa no tratamento. Sabemos também que os pigmentos podem mudar de cor após o tratamento a *laser*. A formação de cicatriz também pode ocorrer, especialmente se várias camadas sucessivas de pigmento forem encontradas no sítio.

Remoção de Lesões Pigmentadas

Existem **duas opções terapêuticas** para remover lesões pigmentadas. Uma é usar um *laser* apropriadamente ajustado, como aqueles usados para remover tatuagens. Em razão do seu traçado de onda, o *laser* KTP com 532 nm de energia pode ser considerado, pois esse traçado de onda é absorvido satisfatoriamente pela melanina. A energia vai diretamente para o pigmento e o destrói. Esse procedimento tem a vantagem de que esse tipo de *laser* atua seletivamente no pigmento, deixando o tecido adjacente amplamente não afetado. O efeito é totalmente diferente quando as lesões pigmentadas são removidas com *laser* ablativo. A ação de ambos os *lasers* CO_2 e Er:YAG sobre o tecido biológico não é específica, por causa de seu conteúdo de água. Por isso, em última análise, cabe ao médico remover o mínimo possível de tecido. Para essa aplicação, o *laser* Er:YAG tem a vantagem de ser capaz de remover tecido sem deixar para trás uma área de dano térmico ao tecido.

Complicações e Tratamento

Com frequência, os pacientes descrevem breve sensação de dor acompanhando o tratamento. Entretanto, essa sensação é limitada à duração do pulso do *laser*. Isso pode ser tratado com resfriamento antes, durante e depois da terapia ou com anestesia tópica. Envoltórios de resfriamento ou ventilação com ar frio são adequados para esse fim. Algumas unidades também incluem um dispositivo de resfriamento integral. O resfriamento adequado não só reduz a dor, mas também evita a lesão epidérmica. Os efeitos colaterais transitórios incluem inchaço, eritema, formação de bolhas e crostas. A manipulação da área tratada pelo paciente nesses casos pode levar à infecção, alterações do pigmento e formação de cicatriz. Nessas situações, agentes tópicos antimicrobianos ou desinfetantes são recomendados para tratar as crostas e prevenir superinfecção bacteriana.

Outros efeitos colaterais possíveis que, em raras ocasiões, podem-se tornar permanentes incluem alterações de pigmento (hipopigmentação ou hiperpigmentação) que podem ocorrer quando os parâmetros de luz não estão apropriadamente adaptados ao tipo de pele. Os pacientes que devem evitar exposição à luz UV por causa de seu tipo de pele, hipersensibilidade conhecida à luz ou bronzeamento existente (seja do sol ou de bronzeamento artificial) não deverão ser tratados. A formação de cicatriz é teoricamente possível, mas foi raramente relatada. Em geral, isso é uma sequela de parâmetros de luz inadequados ou manipulação da área onde ocorreu a crosta. Quaisquer lesões nevocítica ou melanocítica localizadas na área-alvo a ser tratada deverão ser poupadas. Abstinência total à luz UV ou proteção adequada contra ela deverá ser assegurada durante toda a duração do tratamento.

Leitura Complementar

[1] Anderson RR, Parrish JA. Selective photothermolysis: precise microsurgery by selective absorption of pulsed radiation. Science. 1983;220(4596):524-527.
[2] Kaufmann R, Hartmann A, Hibst R. Cutting and skin-ablative properties of pulsed mid-infrared laser surgery. J Dermatol Surg Oncol. 1994;20(2):112-118.
[3] Kaufmann R, Hibst R. Pulsed Erbium:YAG laser ablation in cutaneous surgery. Lasers Surg Med. 1996;19(3):324-330.
[4] Landthaler M, Hohenleutner U. Lasertherapie in der Dermatologie. 2. Aufl. Berlin: Springer; 1999.

2.2 Retalhos da Região Abdominal e Inguinal Inferior

2.2.1 Retalhos Miocutâneos do Músculo Reto do Abdome (VRAM, TRAM)

P. H. Zeplin, D. Ulrich

Anatomia

A artéria epigástrica inferior profunda fornece suprimento vascular aos retalhos do músculo reto do abdome. Essa artéria surge da artéria ilíaca externa, ao nível do ligamento inguinal, e em seguida corre em sentido superior junto com a artéria epigástrica inferior medial para o anel inguinal profundo na dobra umbilical lateral. A seguir, ela passa pela fáscia do músculo transverso do abdome e corre ao longo do aspecto posterior do reto do abdome, no qual dá origem a numerosas perfurantes na direção da parede abdominal. A artéria continua até atingir o nível do umbigo, onde seus ramos formam anastomoses com os ramos da artéria epigástrica superior.

Um músculo pareado, o reto do abdome, tem sua origem na superfície anterior da quinta para a sétima cartilagem costal e o processo xifoide. Sua inserção fica entre o tubérculo púbico e a sínfise. A artéria e a veia epigástricas superiores fornecem o suprimento vascular à porção superior do músculo, a artéria e a veia epigástricas inferiores suprem sua porção inferior (▶ Fig. 2.10).

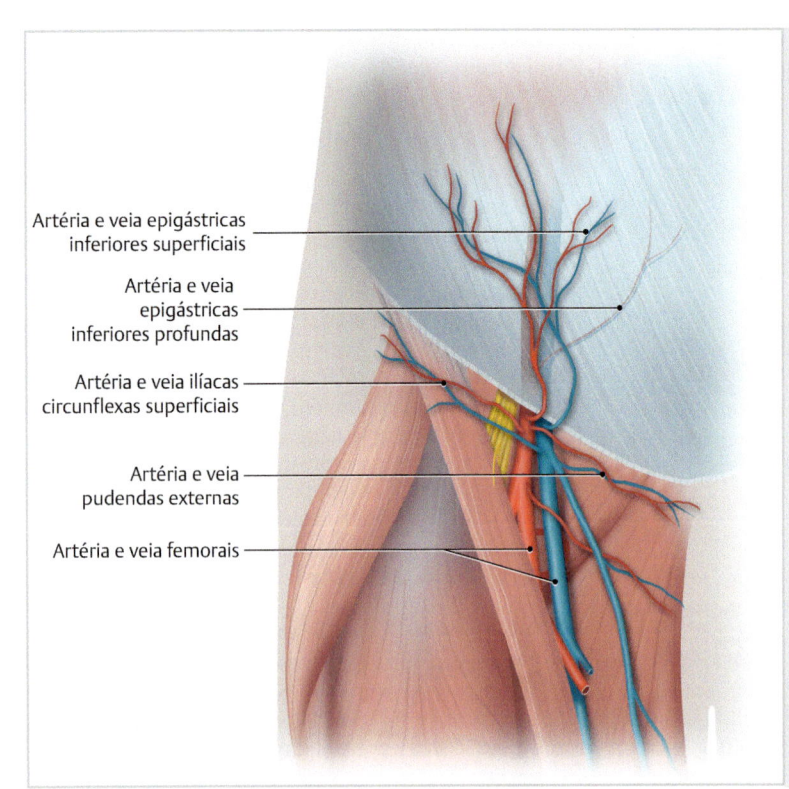

Fig. 2.10 Retalho do reto do abdome mostrando várias opções de ilhas de pele transversais e verticais.

Técnica

O procedimento é feito com a paciente em posição supina mediante anestesia geral. Em casos aplicáveis, isso é feito com a opção de colocar a paciente em posição de litotomia para facilitar simultaneamente a elevação do retalho e a preparação da região vulvoperineal.

Os retalhos do reto do abdome (Mathes-Nahai tipo II) prestam-se à cobertura de defeitos grandes e profundos da virilha e na região perineal, assim como de todo o assoalho pélvico. Com ou sem ilha de pele, o retalho pediculado na artéria epigástrica inferior profunda pode ser passado sobre a sínfise para cobrir defeitos vulvoperineais, assim como enviados via uma rota transpélvica para cobrir defeitos do assoalho pélvico.

Para cobrir defeitos na região vulvoperineal, o reto do abdome pode ou ser usado como retalho de músculo, em casos aplicáveis em combinação com um enxerto de pele de espessura parcial, ou como retalho miocutâneo. A decisão em cada caso se baseia no tamanho do defeito e na espessura do tecido adiposo subcutâneo. Em casos nos quais o tecido subcutâneo é muito pronunciado e as perfurantes dominantes não são poupadas, pode ocorrer perfusão reduzida, e, em casos raros, a necrose parcial da ilha de pele pode ocorrer. Além disso, o tamanho de um retalho miocutâneo pode precisar de uma correção secundária e ajuste de nível do retalho por lipoaspiração e/ou afinamento do retalho.

Onde as condições demandarem um retalho miocutâneo, o alinhamento de sua ilha de pele será determinado pelo tamanho e posição do defeito a ser coberto. Retalhos transversos do músculo reto do abdome (**TRAM**), retalhos verticais do músculo reto do abdome (**VRAM**) (▶ Fig. 2.11) e ilhas de pele anguladas são usados para essa finalidade.

Um retalho TRAM é elevado junto com uma ilha de pele delimitada inferiormente pela projeção do osso púbico (incisão de Pfannenstiel) e dos ligamentos inguinais, lateralmente pela espinha ilíaca superior anterior (ASIS) e superiormente por uma linha logo inferior ou superior ao umbigo. Com o retalho VRAM, ilhas de pele paramedianas longitudinais alinhadas com o reto do abdome são dissecadas.

Em todos esses casos, o retalho é levantado iniciando lateralmente e carregando a dissecção em sentido medial. Assim que perfurantes suficientes tenham sido expostas ao nível da bainha do reto, essa bainha é incisada longitudinalmente, lateral às perfurantes. Na dissecção subsequente a partir do lado oposto, as perfurantes mediais do músculo ipsilateral também são poupadas por meio de uma incisão longitudinal na fáscia medial às perfurantes. Em seguida, o reto do abdome com a ilha de pele superficial a ele é dissecado para fora da bainha posterior do reto. Superiormente, o músculo é então dividido na margem superior da ilha de pele respectiva, e a artéria e veia epigástricas superiores que suprem essa ilha são ligadas. A dissecção então continua em sentido inferior. Inferiormente, a artéria epigástrica inferior geralmente penetra na bainha lateral do reto com duas veias acompanhantes.

Uma vez o retalho completamente dissecado e mobilizado, ele poderá ser passado por baixo da pele sobre a sínfise púbica ou através de uma rota transpélvica e rodado para dentro do defeito respectivo. Essa segunda opção é particularmente adequada para cobrir defeitos de exenteração que demandam reconstrução da parede vaginal posterior (▶ Fig. 2.12, ▶ Fig. 2.13, ▶ Fig. 2.14, ▶ Fig. 2.15, ▶ Fig. 2.16 e ▶ Fig. 2.17). A bainha do reto é fechada com sutura contínua ou com adição de uma malha (p. ex., malha de Vicryl) se uma porção grande de fáscia foi removida. O fechamento do defeito do sítio doador de um retalho TRAM exige a dissecção da parede abdominal remanescente até um ponto inferior ao arco costal. Isso é feito para permitir a colocação de drenos de sucção e o fechamento primário da ferida em camadas. Em alguns casos, os defeitos do sítio doador de retalhos VRAM e de retalhos angulados podem ser fechados sem dissecção complementar da parede abdominal, porém, em outros casos, pode ser necessário dissecar lateralmente. Na presença de pele abdominal extensa e excessiva, o fechamento pode ser combinado com abdominoplastia em flor-de-lis[1] (▶ Tabela 2.3).

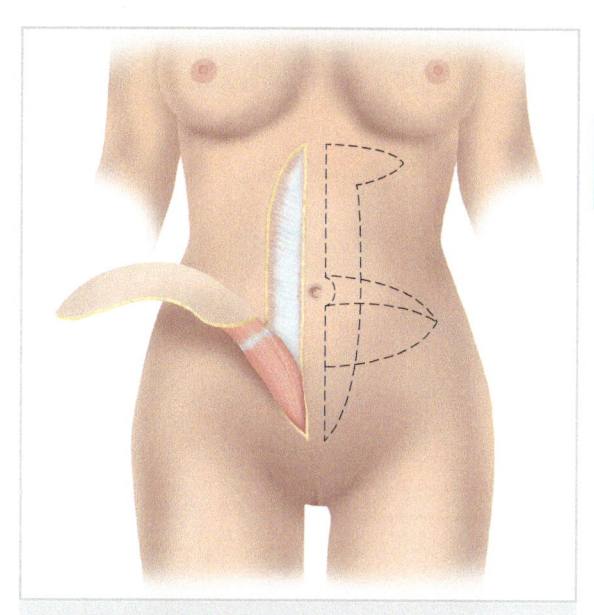

Fig. 2.11 Suprimento vascular a retalhos da região abdominal e da inguinal inferior.

Tabela 2.3 Técnica do retalho do músculo reto do abdome

Princípio	Retalho miocutâneo pediculado ou muscular
Suprimento vascular	Artéria epigástrica inferior profunda, tipo III
Tamanho máximo (comp. × largura)	25 × 15 cm (miocutâneo) 25 × 6 cm (retalho de músculo)
Indicação	Defeitos secundários à exenteração pélvica posterior ou completa, defeitos profundos ou extensos após cirurgia para neoplasias recorrente e/ou radioterapia

---

[1] N. do R. T.: em âncora.

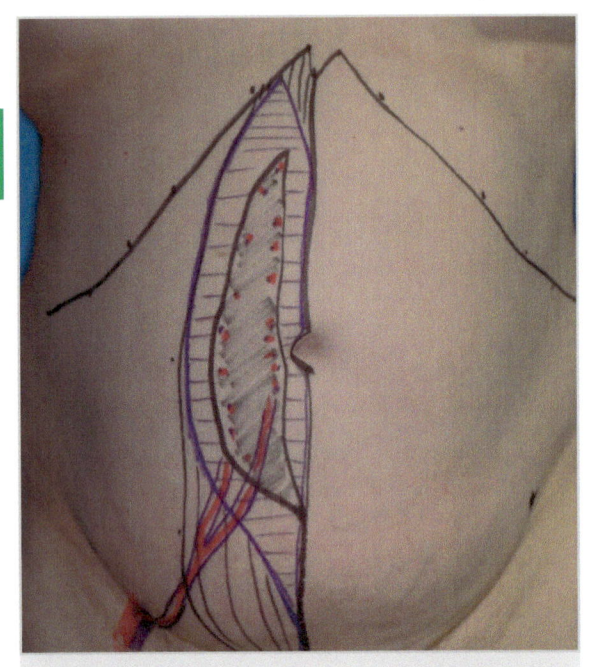

Fig. 2.12 Planejamento e anatomia de um retalho vertical do músculo reto do abdome. Obs.: Somente parte do aspecto anterior da fáscia é colhida.

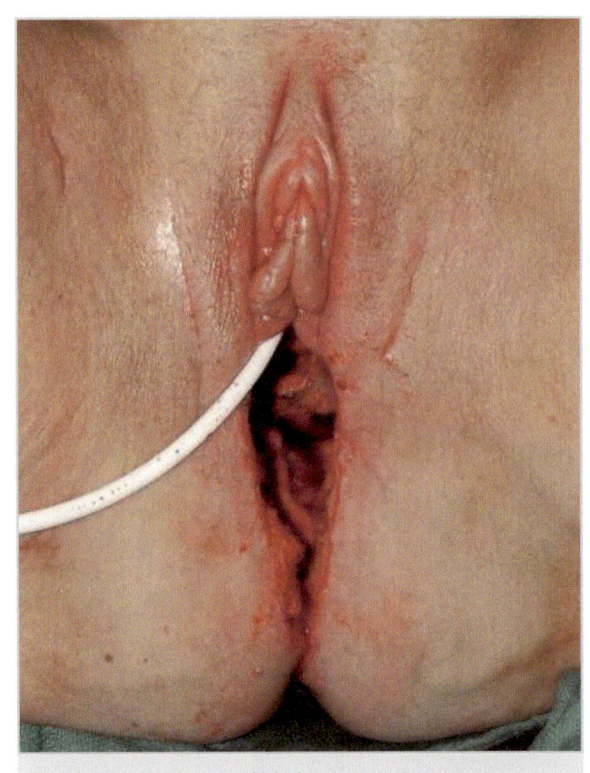

Fig. 2.13 Defeito secundário à exenteração posterior.

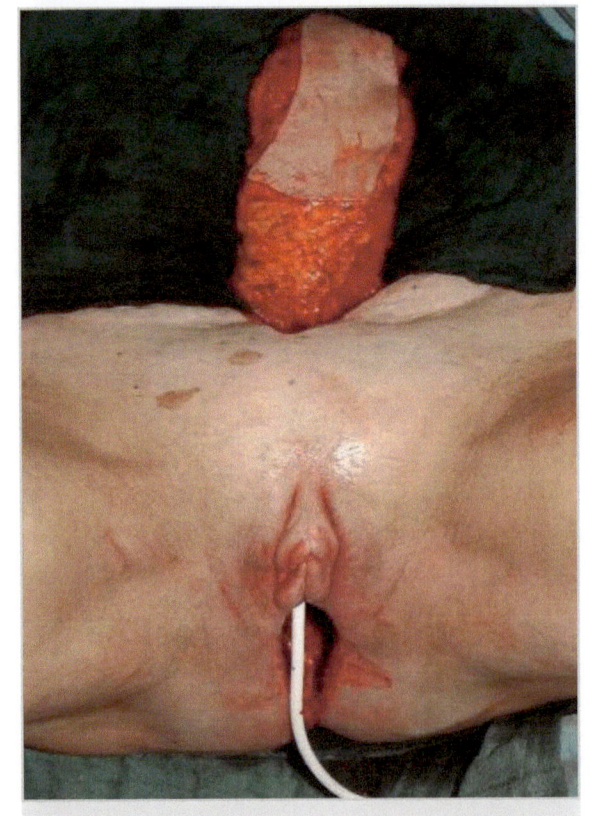

Fig. 2.14 Retalho vertical do músculo reto do abdome elevado.

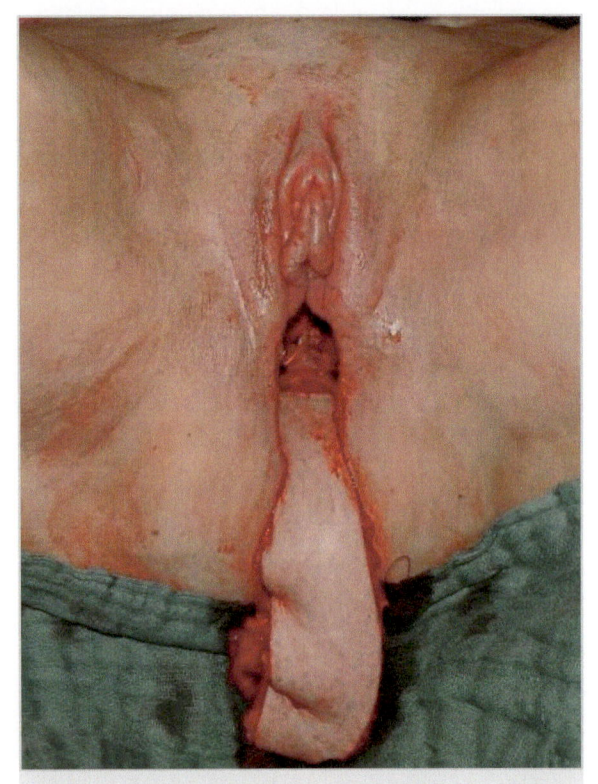

Fig. 2.15 Retalho enviado por rota transpélvica.

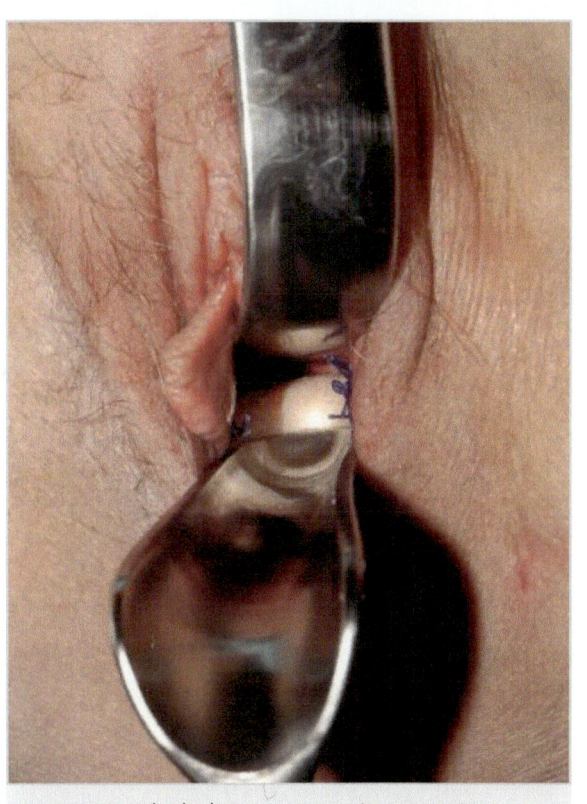

Fig. 2.16 Resultado duas semanas após a operação.

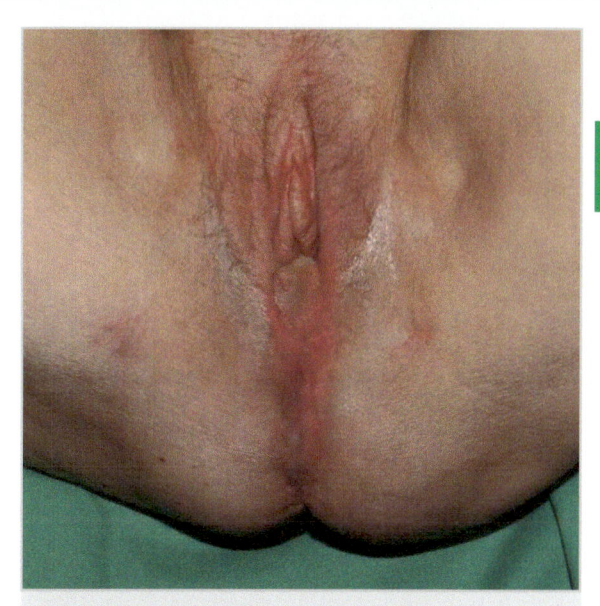

Fig. 2.17 Resultado cinco meses após a operação.

Complicações Possíveis

As complicações gerais que podem ocorrer após um retalho do músculo reto do abdome são:

- Hematoma.
- Seroma.
- Infecções.
- Cicatrização prejudicada da ferida.

A necrose parcial na região da ilha de pele é rara, assim como problemas de cicatrização tardia com estenose do introito.

> **Cuidado**
> Problemas adicionais podem ocorrer em razão do enfraquecimento da parede abdominal, especialmente quando a reconstrução foi feita sem malha.

2.2.2 Retalho de Perfurante de Artéria Epigástrica Inferior Profunda

D. Ulrich

A operação envolve dissecar uma a três perfurantes da artéria epigástrica inferior poupando a musculatura da parede abdominal. Ao contrário dos retalhos pediculados VRAM e TRAM, o enfraquecimento da parede abdominal anterior não é esperado com esse método.

Anatomia

O suprimento sanguíneo para a pele e tecido subcutâneo de um retalho perfurante epigástrico inferior profundo (DIEP) é fornecido por perfurantes da artéria epigástrica inferior que surge da artéria ilíaca externa. Geralmente, a artéria dá origem a um ramo anterior e a um ramo lateral e, em seguida, corre ao longo do lado de baixo do reto do abdome. Diferente da artéria epigástrica inferior, a artéria epigástrica inferior superficial (SIEA) também supre a pele e o tecido subcutâneo do abdome inferior. Essa artéria se origina cerca de 3 cm inferiores ao ligamento inguinal, surgindo diretamente da artéria femoral ou de um tronco comum com a artéria ilíaca circunflexa superficial. A SIEA corre pela fáscia de Scarpa, superior ao ligamento inguinal dentro do tecido subcutâneo superficial. Por todo o seu curso, a artéria fica paralela e por baixo de uma veia acompanhante que drena diretamente dentro da confluência venosa. A veia epigástrica superficial é a maior veia a drenar sangue do retalho DIEP. Com calibre vascular ideal, a artéria e a veia epigástricas superficiais também fornecerão suprimento sanguíneo adequado ao retalho adipocutâneo abdominal inferior para reconstrução vulvar.

Dada a variabilidade de locação exata, diâmetro e fluxo sanguíneo das perfurantes, recomenda-se a visualização pré-operatória por meio de sonografia dúplex colorida ou por angiografia por tomografia computadorizada (CT). Como alternativa, a localização desses vasos pode ser marcada antes da operação com a ajuda de ultrassom com Doppler.

Como ocorre com o retalho do reto do abdome, o retalho DIEP pode ser elevado com ilha de pele horizontal ou vertical. A porção maior do retalho futuro deverá ficar dentro da área suprida pela perfurante selecionada. O tamanho e a forma da ilha de pele deverão ser adaptados ao paciente individualmente.

Técnica

A operação é realizada com a paciente em posição de litotomia, com os braços nas laterais. A técnica é idêntica àquela do retalho de perfurante para reconstrução de mama. O retalho é incisado de acordo com a marcação pré-operatória. A veia epigástrica superficial na região da incisão inferior pode frequentemente ser poupada. Isso assegura drenagem venosa adicional a partir do retalho. Se o calibre da SIEA parecer suficiente, ela poderá ser dissecada e mobilizada por uma extensão de 5 a 6 cm junto com a veia acompanhante. Um retalho abdominal inferior tão grande quanto o retalho DIEP poderá então ser levantado, o qual será suprido por esses vasos (▶ Fig. 2.18, ▶ Fig. 2.19, ▶ Tabela 2.4).

A pele e o tecido subcutâneo são dissecados da fáscia do oblíquo externo até a margem lateral do reto do abdome. A seguir, a dissecção deve ser realizada com maior cautela. A dissecção adicional expõe progressivamente vasos menores que surgem da perfurante (▶ Fig. 2.20). Se a sonografia dúplex colorida ou a angiografia por CT for realizada, então a dissecção poderá ser rapidamente continuada para a perfurante respectiva. Caso contrário, então, a maior parte possível da fila lateral de perfurantes deverá ser

Tabela 2.4 Técnica do retalho DIEP

Princípio	Retalho de perfurante adipocutânea pediculada
Suprimento vascular	Artéria epigástrica inferior profunda
Tamanho máximo (comp. × largura)	35 × 15 cm
Indicações	Defeitos secundários à exenteração pélvica posterior ou completa, defeitos profundos ou extensos após cirurgia para neoplasia recorrente e/ou radioterapia

Abreviação: DIEP, perfurante epigástrico inferior profundo.

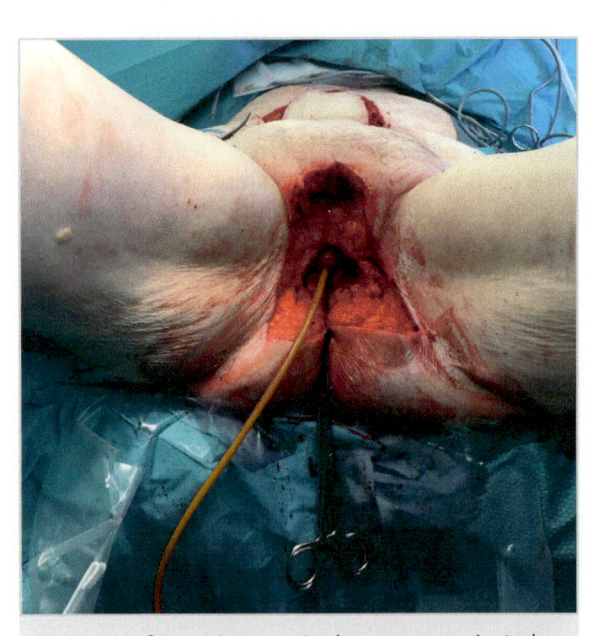

Fig. 2.18 Defeito após ressecção da quarta recorrência de um carcinoma vulvar.

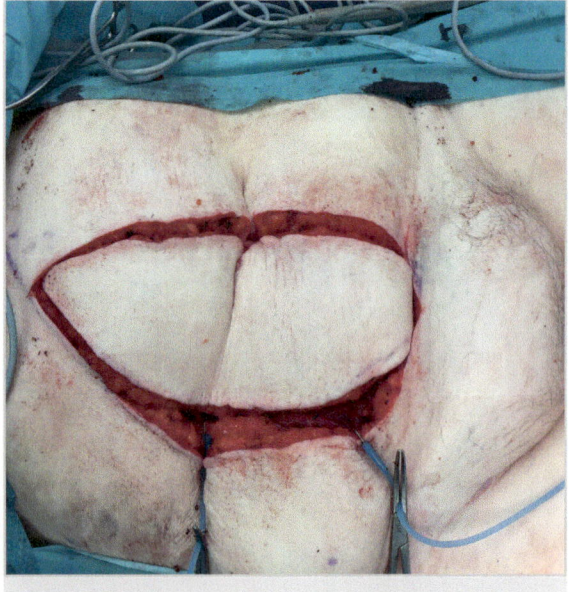

Fig. 2.19 Retalho perfurante epigástrico inferior profundo vertical elevado.

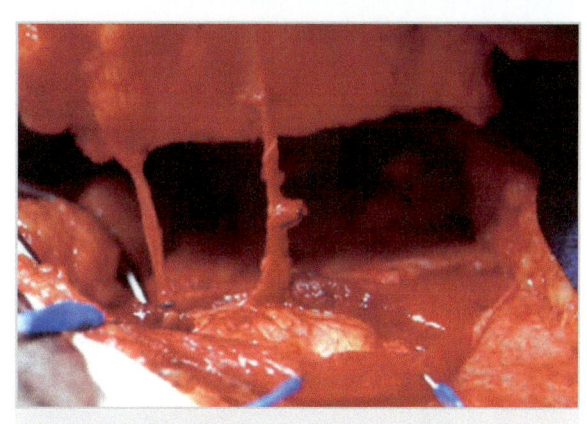

Fig. 2.20 Perfurantes de um retalho de perfurante epigástrica inferior profunda.

exposta antes de selecionarmos a maior ou as duas maiores. Como regra, intervalos mais largos na fáscia são indicativos de uma perfurante maior. Se várias perfurantes aparecem adequadas, então seu tamanho será um critério decisivo. A perfurante maior deverá ser selecionada em cada caso. Os vasos deverão ter, pelo menos, 1,5 mm de diâmetro. Observar também se há duas ou mais perfurantes em fila surgindo de um tronco comum da artéria epigástrica inferior. A exposição de duas perfurantes tem uma vantagem: um defeito vulvar bilateral poderá então ser coberto dividindo-se o retalho no meio, com cada metade recebendo seu suprimento sanguíneo de uma perfurante.

Uma vez identificada a perfurante adequada, a bainha anterior do reto é incisada paralela ao reto do abdome, próximo ao sítio onde os vasos passam por ela. Em geral, um pequeno intervalo quase sempre presente na fáscia, na porção inferior do forame da perfurante, facilita a entrada. Se o intervalo na fáscia for muito pequeno e o vaso estiver aderente, a fáscia poderá ser incisada lateral à perfurante e uma pequena peça da fáscia poderá ser deixada ao redor da artéria. Se houver várias perfurantes em fila, as incisões poderão ser combinadas entre elas. Ao mobilizar o aspecto anterior da bainha do reto, é importante proceder a uma visualização adequada, pois os vasos podem correr imediatamente por baixo dela por uma distância variável antes de entrarem no músculo. A perfurante pode agora ser completamente exposta, parcialmente por dissecação cega e parcialmente por diatermia bipolar. A dissecação continua dessa maneira até que a perfurante atinja um ramo principal da artéria epigástrica inferior, no aspecto posterior do reto do abdome. O procedimento complementar é idêntico àquele para o retalho do reto do abdome (▶ Fig. 2.21).

Complicações Possíveis

As complicações gerais, como hematomas e seromas, cicatrização prejudicada da ferida, infecções e problemas de cicatrização, são as mesmas que aquelas que podem

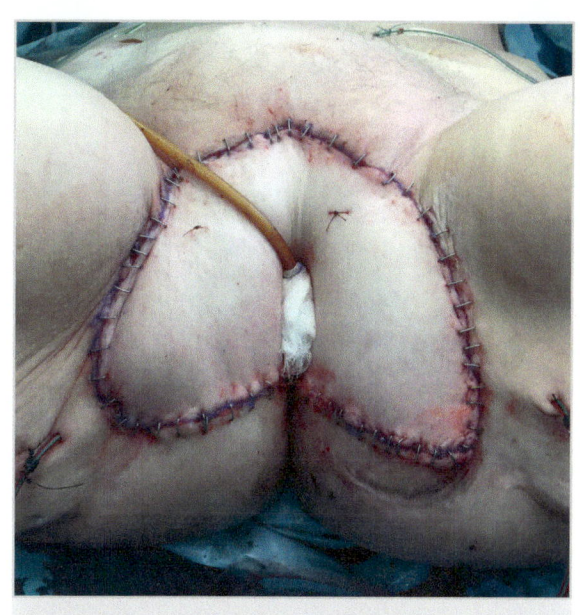

Fig. 2.21 Resultado imediato pós-operatório. O abdome foi fechado com abdominoplastia em flor-de-lis.

ocorrer com um retalho do músculo reto do abdome. A necrose parcial do retalho também pode ocorrer nos sítios de nutrição suprida por perfurantes de pequeno calibre (< 1 mm). Nenhum enfraquecimento significativo da parede abdominal é esperado com o retalho DIEP padrão. Retalhos pediculados, supridos por uma perfurante proximal muito superior, são exceção a esta regra. A dissecção desses retalhos para expor um pedículo vascular longo pode demandar a divisão de ramos de nervos motores. Quaisquer nervos divididos durante a dissecção deverão ser imediatamente aproximados por meio de técnicas microcirúrgicas.

2.2.3 *Mons Pubis* e o Retalho Suprapúbico

P. H. Zeplin

Anatomia

Os retalhos provenientes do monte púbico (*mons pubis* ou monte de Vênus) e do abdome suprapúbico recebem seu suprimento vascular via a artéria pudenda superficial externa (**SEPA**) e a **SIEA**. A SEPA surge da artéria femoral comum, passa pela fáscia por baixo do ligamento inguinal e ramifica-se no tecido subcutâneo do abdome inferior e o períneo anterior. Seus ramos terminais formam anastomose no abdome inferior com a SEPA contralateral e os ramos terminais da artéria epigástrica superficial e no períneo anterior com os ramos das artérias perineais superficial e profunda. A SIEA também se origina na artéria femoral inferior ao ligamento inguinal, mas depois de passar pela fáscia ela corre superior ao ligamento inguinal e continua superiormente na fáscia abdominal.

Técnica

O **retalho de transposição do monte púbico** (▶ Fig. 2.22a), em virtude de sua vascularização confiável como um **retalho de padrão axial,** é adequado para cobrir defeitos unilaterais da região vulvoperineal anterior, da comissura anterior e dos grandes e pequenos lábios. A linha mediana que se estende desde a comissura anterior dos lábios serve como guia para a base do retalho, que pode ser erguido ou ipsilateral ou contralateral ao defeito. O membro inferior do retalho é invariavelmente dissecado paralelo e superior ao ligamento inguinal. Na camada profunda, a dissecção estende-se para além da fáscia de Scarpa até a fáscia abdominal superficial. Isso torna possível elevar retalhos de transposição adipocutâneos medindo 9 × 3 cm (comprimento × largura) e rodá-los para dentro do defeito respectivo. O fechamento do sítio doador com sutura primária deverá ser possível. Se necessário, o retalho de transposição de monte púbico também poderá ser dissecado como retalho de ilha transpúbico. Para tanto, a porção do pedículo do retalho que vai ficar no subcutâneo será desepitelizada e rodada para dentro do defeito.

O **retalho em V-Y do monte púbico** (▶ Fig. 2.22b) pode ser usado para cobrir um defeito oval, de preferência simétrico, na região vulvoperineal anterior, na comissura anterior e nos grandes e pequenos lábios, em que a uretra e o introito vaginal permanecem intactos. O retalho margeia anteriormente o defeito e é elevado como um retalho adipocutâneo em V invertido, e suas extensões posterolaterais devem cobrir toda a largura do defeito, embora somente cubra dois terços de seu comprimento. Após a incisão ao redor da ilha de pele, o cirurgião deverá mobilizar o retalho a partir da borda inferior e dissecar os membros posterolaterais. A seguir, a ilha de pele é avançada e os membros posterolaterais são rodados em orientação medial e para o defeito. Tanto o sítio doador no monte púbico quanto o sítio dos dois membros laterais podem ser fechados com suturas primárias.

O retalho de transposição suprapúbico, alimentado principalmente pela SIEA, pode ser usado para cobrir defeitos da região vulvoperineal anterior, da comissura anterior e dos grandes e pequenos lábios. O retalho pode ser elevado e usado unilateralmente e mesmo bilateralmente, em especial após a autonomização do retalho. Com este retalho, seus membros inferiores se estendem lateralmente ao longo da borda dos pelos púbicos. Na camada profunda, a dissecção estende-se em sentido descendente até a fáscia abdominal superficial. Retalhos medindo 10 × 4 cm (comprimento × largura) podem ser elevados, por meio de que o defeito do sítio doador pode, geralmente, ser fechado com sutura primária. Especialmente para a reconstrução isolada dos grandes lábios, esse retalho pode ser usado tanto unilateral quanto bilateralmente como um retalho de ilha transpúbico (▶ Fig. 2.23a,b). Aqui também se remove o epitélio da porção do pedículo que estará na região subcutânea, e a ilha de pele distal resultante é usada para reconstruir os grandes lábios (▶ Tabela 2.5).

Complicações Possíveis

As complicações que podem ocorrer após todas as variações de um retalho de artéria pudenda externa incluem:

- Hematoma.
- Seroma.

Tabela 2.5 Técnica do retalho suprapúbico

Princípio	Transposição adipocutânea, retalho em V-Y
Suprimento vascular	SEPA SIEA
Inervação	Nervo ilioinguinal Nervo genitofemoral
Tamanho máximo (comp. × largura)	10 × 4 cm
Indicação	Defeitos da região vulvoperineal anterior, da comissura anterior e dos grandes e pequenos lábios

Abreviações: SEPA, artéria pudenda superficial externa; SIEA, artéria epigástrica superficial inferior.

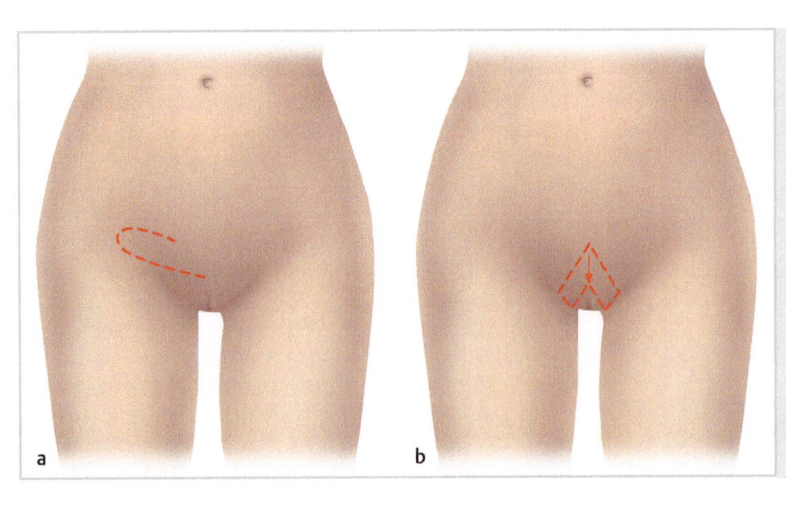

Fig. 2.22 Retalho de monte púbico. **(a)** Retalho de transposição do monte púbico. **(b)** Retalho do monte púbico em V-Y.

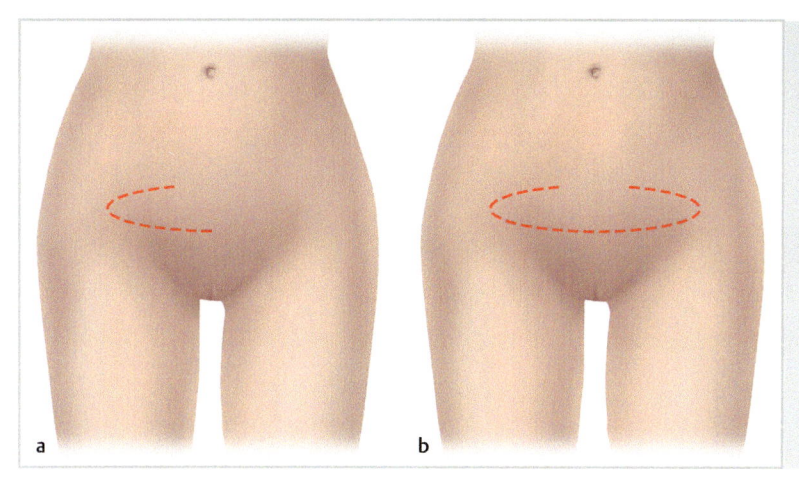

Fig. 2.23 Retalho de transposição suprapúbico. **(a)** Retalho de transposição suprapúbico unilateral. **(b)** Retalho de transposição suprapúbico bilateral.

- Infecções.
- Cicatrização prejudicada da ferida.

A necrose parcial do retalho pode ocorrer, assim como problemas de cicatrização.

então ser rodado em 120 a 180 graus inferiormente em seu pedículo vascular e suturado no defeito. A adaptação secundária e a modelação com afinamento por lipoaspiração poderão ser necessárias (▶ Fig. 2.25, ▶ Tabela 2.6).

2.2.4 Retalhos de Virilha

I. Kuhfuss, S. Hoormann, P. H. Zeplin

Anatomia

O suprimento arterial para o retalho de virilha (inguinal) é fornecido pela artéria ilíaca circunflexa superficial, que surge da artéria femoral cerca de 2 cm distais ao ligamento inguinal, penetra a fáscia na margem medial do sartório e então corre pelo tecido subcutâneo para a crista ilíaca (▶ Fig. 2.24).

Técnica

O desenho do retalho usa o ligamento inguinal como seu eixo longitudinal, desde o pulso palpável da artéria femoral até a espinha ilíaca anterossuperior. Um pedículo vascular longo é necessário para reconstruções paragenitais ou perineais. Para tanto, a incisão é estendida em sentido inferior e medial, e a fáscia do sartório é dividida e integrada ao retalho. A presença de uma artéria ilíaca circunflexa grande permitirá ao cirurgião levantar um retalho correspondentemente longo. A porção lateral do retalho inguinal é nutrida por uma rede vascular que corresponde à extensão lateral da artéria ilíaca circunflexa superficial. Isso permite a dissecção de retalhos medindo 30 × 10 cm (comprimento × largura). A dissecção começa epifascial e é conduzida de súpero para inferomedial. Ao atingir a margem lateral do sartório, o cirurgião incisa a fáscia muscular longitudinalmente e continua a dissecção ao longo da fáscia até que o pedículo vascular apareça medial ao sartório. A seguir, o retalho é mobilizado no pedículo. O retalho elevado dessa maneira poderá

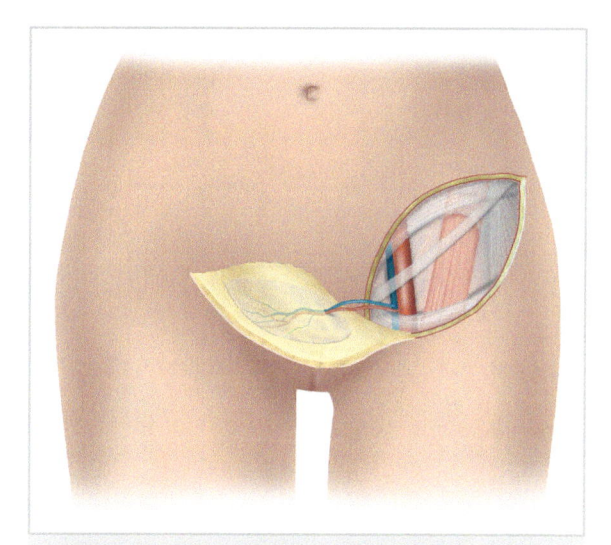

Fig. 2.24 Princípio do retalho inguinal: retalho inguinal levantado com exposição de artéria e veia circunflexas ilíacas superficiais.

Tabela 2.6 Técnica do retalho inguinal

Princípio	Retalho adipocutâneo pediculado
Suprimento vascular	Artéria ilíaca circunflexa superficial
Tamanho máximo (comp. × largura)	30 × 10 cm
Indicação	Defeitos unilaterais na região vulvoperineal

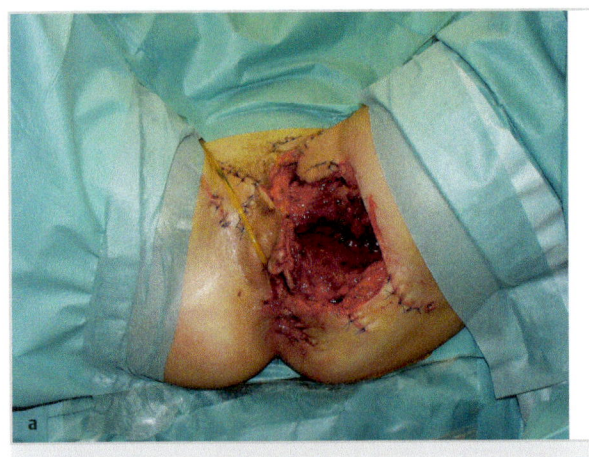

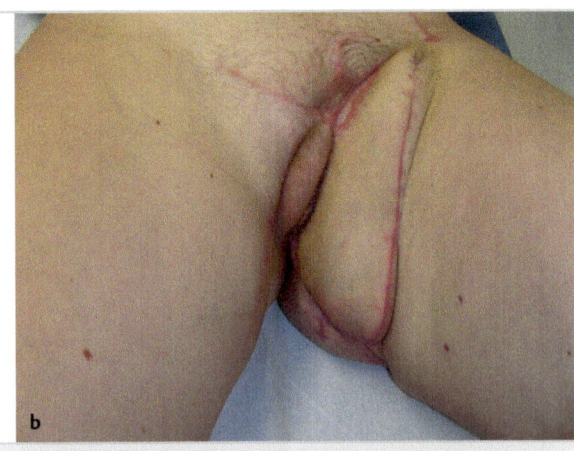

Fig. 2.25 Retalho inguinal. **(a)** Defeito extenso após desbridamento. **(b)** Após cobertura com um retalho inguinal.

Leitura Complementar

[1] Bertani A, Riccio M, Belligolli A. Vulval reconstruction after cancer excision: the island groin flap technique. Br J Plast Surg. 1990;43(2):159-161.
[2] Buchel EW, Finical S, Johnson C. Pelvic reconstruction using vertical rectus abdominis musculocutaneous flaps. Ann Plast Surg. 2004;52(1):22-26.
[3] Cardosi RJ, Hoffman MS, Greenwald D. Rectus femoris myocutaneous flap for vulvoperineal reconstruction. Gynecol Oncol. 2002;85(1):188-191.
[4] Carlson JW, Carter JR, Saltzman AK, Carson LF, Fowler JM, Twiggs LB. Gynecologic reconstruction with a rectus abdominis myocutaneous flap: an update. Gynecol Oncol. 1996;61(3):364-368.
[5] Cheng A, Saint-Cyr M. Split and thinned pedicle deep inferior epigastric perforator (DIEP) flap for vulvar reconstruction. J Reconstr Microsurg. 2013;29(4):277-282.
[6] Fang BR, Ameet H, Li XF, et al. Pedicled thinned deep inferior epigastric artery perforator flap for perineal reconstruction: a preliminary report. J Plast Reconstr Aesthet Surg. 2011;64(12):1627-1634.
[7] Hatoko M, Okazaki T, Tada H, et al. Vulval reconstruction using rectus abdominis musculocutaneous flap transfer with secondary liposuction in extramammary Paget's disease. Ann Plast Surg. 1997;38(2):179-183.
[8] Haynes DF. Trans-pubic abdominal flap for reconstruction of the labia majora. J Plast Reconstr Aesthet Surg. 2011;64(11):1537-1539.
[9] Höckel M, Schmidt K, Bornmann K, Horn LC, Dornhöfer N. Vulvar field resection: novel approach to the surgical treatment of vulvar cancer based on ontogenetic anatomy. Gynecol Oncol. 2010;119(1):106-113.
[10] Kuokkanen H, Mikkola A, Nyberg RH, Vuento MH, Kaartinen I, Kuoppala T. Reconstruction of the vulva with sensate gluteal fold flaps. Scand J Surg. 2013;102(1):32-35.
[11] Lazzaro L, Guarneri GF, Rampino Cordaro E, et al. Vulvar reconstruction using a "V-Y" fascio-cutaneous gluteal flap: a valid reconstructive alternative in post-oncological loss of substance. Arch Gynecol Obstet. 2010;282(5):521-527.
[12] Lee PK, Choi MS, Ahn ST, Oh DY, Rhie JW, Han KT. Gluteal fold V-Y advancement flap for vulvar and vaginal reconstruction: a new flap. Plast Reconstr Surg. 2006;118(2):401-406.
[13] Lee JH, Shin JW, Kim SW, et al. Modified gluteal fold V-Y advancement flap for vulvovaginal reconstruction. Ann Plast Surg. 2013;71(5):571-574.
[14] Moschella F, Cordova A. Innervated island flaps in morphofunctional vulvar reconstruction. Plast Reconstr Surg. 2000;105(5):1649-1657.
[15] Muneuchi G, Ohno M, Shiota A, Hata T, Igawa HH. Deep inferior epigastric perforator (DIEP) flap for vulvar reconstruction after radical vulvectomy: a less invasive and simple procedure utilizing an abdominal incision wound. Ann Plast Surg. 2005;55(4):427-429.
[16] Nakamura Y, Ishitsuka Y, Nakamura Y, et al. Modified gluteal-fold flap for the reconstruction of vulvovaginal defects. Int J Dermatol. 2010;49(10):1182-1187.
[17] Nelson RA, Butler CE. Surgical outcomes of VRAM versus thigh flaps for immediate reconstruction of pelvic and perineal cancer resection defects. Plast Reconstr Surg. 2009;123(1):175-183.
[18] Persichetti P, Simone P, Berloco M, et al. Vulvo-perineal reconstruction: medial thigh septo-fascio-cutaneous island flap. Ann Plast Surg. 2003;50(1):85-89.
[19] Potkul RK, Barnes WA, Barter JF, Delgado G, Spear SL. Vulvar reconstruction using a mons pubis pedicle flap. Gynecol Oncol. 1994;55(1):21-24.
[20] Pursell SH, Day TG, Jr, Tobin GR. Distally based rectus abdominis flap for reconstruction in radical gynecologic procedures. Gynecol Oncol. 1990;37(2):234-238.
[21] Salgarello M, Farallo E, Barone-Adesi L, et al. Flap algorithm in vulvar reconstruction after radical, extensive vulvectomy. Ann Plast Surg. 2005;54(2):184-190.
[22] Santanelli F, Paolini G, Renzi L, Persechino S. Preliminary experience in reconstruction of the vulva using the pedicled vertical deep inferior epigastric perforator flap. Plast Reconstr Surg. 2007;120(1):182-186.
[23] Spear SL, Pellegrino CJ, Attinger CE, Potkul RK. Vulvar reconstruction using a mons pubis flap. Ann Plast Surg. 1994;32(6):602-605.
[24] Ulrich D, Pallua N. Brustrekonstruktion mit dem Deep Inferior Epigastric Artery Perforator (DIEAP)-Lappen. In: Krupp S, Rennekampff HO, Pallua N, Hrsg. Plastische Chirurgie, Klinik und Praxis. 31. Erg. Lfg.6/08, VI-4.4: 1–20
[25] Weiwei L, Zhifei L, Ang Z, Lin Z, Dan L, Qun Q. Vaginal reconstruction with the muscle-sparing vertical rectus abdominis myocutaneous flap. J Plast Reconstr Aesthet Surg. 2009;62(3):335-340.

2.3 Retalhos da Região Vulvoperineal

2.3.1 Retalhos da Artéria Pudenda Interna

D. Ulrich, P. H. Zeplin

Anatomia

A **região vulvoperineal posterior** é suprida pela artéria pudenda interna (IPA), um ramo da artéria ilíaca interna. Essa artéria penetra o assoalho pélvico posterior pelo canal pudendo (canal de Alcock) profundamente ao glúteo máximo. A seguir, ela se ramifica nas artérias perineais superficial e profunda. A artéria perineal superficial corre anteriormente pelo músculo perineal transverso superficial. Seus ramos terminais (os ramos labiais posteriores) suprem a porção posterior dos lábios. A artéria perineal profunda passa pelo diafragma urogenital formado pelos músculos perineais transversos, superficial e profundo, e assume curso anterior. A IPA mede aproximadamente 10 a 12 cm de comprimento com diâmetro de cerca de 1 a 1,5 mm. A região capta sua inervação sensorial do nervo pudendo. Esse nervo segue o curso da IPA e dá origem ao nervo perineal, cujo ramo superficial dá origem aos nervos labiais que nutrem o períneo e os lábios (▶ Fig. 2.26).

Técnica

A vascularização dos retalhos da IPA os torna adequados para cobertura de defeitos uni e bilaterais em toda a região vulvoperineal. A base de todos os retalhos provenientes da região vulvoperineal posterior está em um triângulo cujos ápices são definidos pelo introito vaginal, ânus e tuberosidade do ísquio. A densidade de anastomoses vasculares e de artérias perfurantes nessa região torna possível elevar uma ampla faixa de retalhos. Mesmo após um procedimento de retalho anterior, é sempre possível elevar um segundo retalho nas vizinhanças.

Os eixos longitudinais dos vários retalhos possíveis estendem-se daqui e ao longo da margem externa dos grandes lábios (**retalho interno em pétala de lótus** e **retalho pudendo da coxa**), a dobra glútea (**retalho inferior em pétala de lótus** ou **retalho da dobra glútea**), que deverão ser desenhados no paciente em pé antes da

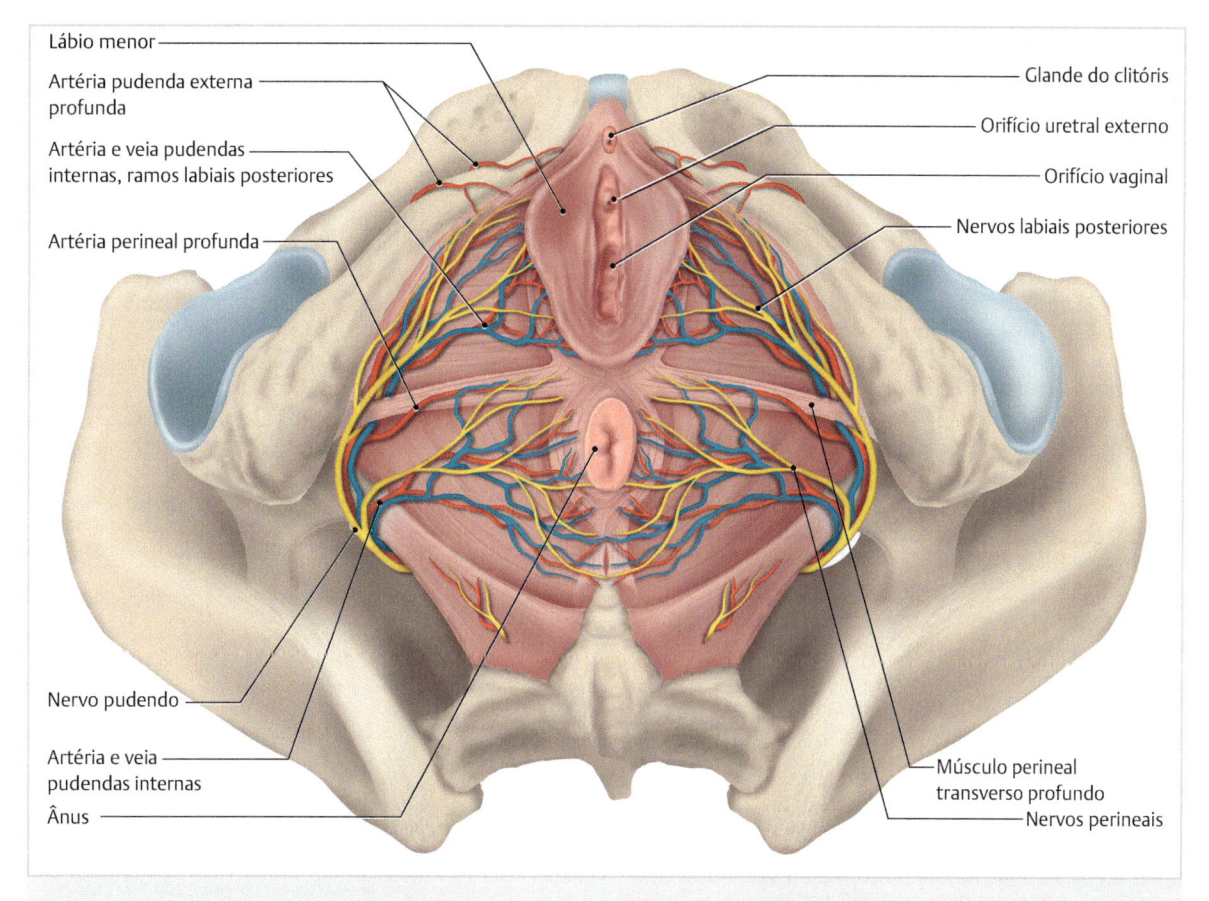

Fig. 2.26 Anatomia da região vulvoperineal.

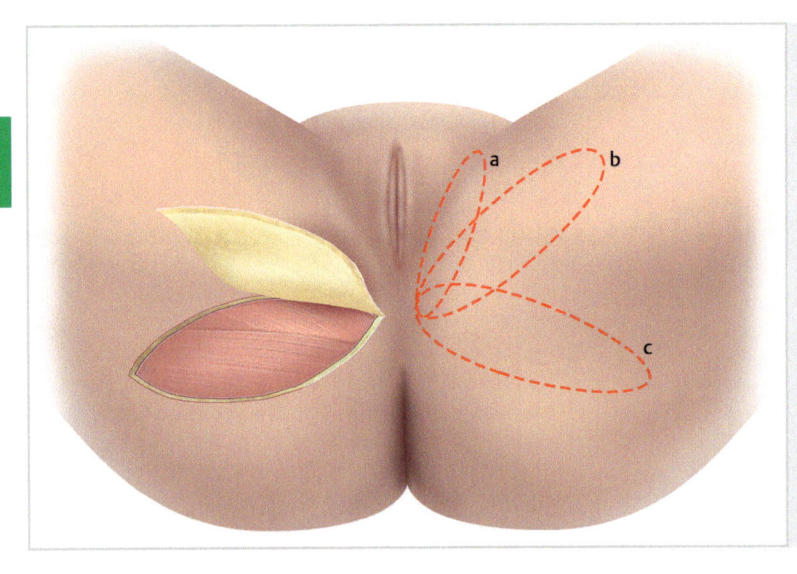

Fig. 2.27 Técnicas para reconstrução com retalhos de artéria pudenda interna. **(a)** Retalho interno em pétala de lótus. **(b)** Retalho intermediário em pétala de lótus. **(c)** Retalho inferior em pétala de lótus.

operação (▶ Fig. 2.27) ou na área entre eles (**retalho intermediário em pétala de lótus**).

O melhor é identificar o ponto de saída da IPA na base do retalho antes da cirurgia, com ultrassonografia Doppler. Os retalhos pediculados adipocutâneos ou fasciocutâneos são dissecados após a incisão das margens, começando na ponta e levando a incisão para a base. Não é absolutamente necessário expor o pedículo vascular no ponto de rotação. O ângulo de rotação pode ser qualquer um até 90 graus com segurança. A incisão adicional da pele e a dissecação do tecido subcutâneo na base do retalho torna possível elevar um retalho em hélice. Isso aumenta substancialmente o ângulo de rotação possível, de modo que o retalho possa ser usado para fechar um defeito vaginal.

A proporção base-comprimento de 1:3,5 (largura da base × comprimento) garante perfusão confiável. Entretanto, o tamanho máximo (comprimento × largura) não deverá ser superior a 18 × 6 cm.

Além disso, o pedículo vascular pode ser usado para criar um retalho com dois lobos (**retalho pudendo bilobado de dobra glútea da coxa**). Aqui, o desenho do retalho deverá ser escolhido de modo que a sutura de fechamento da porção anterior do retalho fique na dobra inguinal e naquela da porção posterior na dobra glútea. Após a dissecção a porção anterior do retalho ficará no centro do defeito a ser fechado. A porção posterior pode ser usada ou para cobrir um defeito periférico e o defeito do sítio doador anterior, ou como um retalho em V-Y (**retalho em V-Y de dobra glútea**) para fornecer cobertura adicional do defeito (▶ Tabela 2.7).

Retalho Pudendo da Coxa

O retalho pudendo da coxa se presta à cobertura de defeitos verticais de tamanho pequeno a médio. O retalho baseia-se nos ramos terminais da IPA e pode ser elevado com a proporção 3,5:1 de comprimento-largura. Ele se origina na junção entre o períneo adjacente à rafe e coxa medial proximal. A convexidade do adutor magno forma sua margem posterior. O retalho pode ter até 6 cm de largura e até 18 cm de comprimento, com seu eixo sendo definido estendendo-se a linha da virilha para a coxa medial.

O retalho tem certo grau de inervação sensorial, pois o pedículo contém o ramo labial posterior do nervo pudendo e os ramos perineais do nervo cutâneo femoral posterior, e é coberto de pelos. A cicatriz está convenientemente localizada na dobra inguinal de modo que ela não é prontamente notada. Após a vulvectomia radical, a reconstrução completa da vulva, que inclui o vestíbulo da vagina e a comissura anterior dos grandes lábios com o frênulo do clitóris pode ser atingida com dois retalhos peninsulares axiais de IPA pediculados bilaterais. Um desses dois retalhos deverá ser aproximadamente 2 cm mais largo que o defeito de partes moles na região vulvar. Dessa forma, a transposição do retalho cria uma dobra de 1 cm de largura que simula a protrusão do clitóris na linha média. O retalho também pode ser colhido como um retalho em ilha simples (▶ Fig. 2.28, ▶ Fig. 2.29, ▶ Fig. 2.30).

Tabela 2.7 Técnica do retalho de artéria pudenda interna

Princípio	Retalho fasciocutâneo pediculado
Suprimento vascular	Artéria pudenda interna
Inervação	Nervo pudendo
Tamanho máximo (comp. × largura)	18 × 6 cm
Indicação	Defeitos de tamanho pequeno a médio da vulva e da vagina, defeitos de neoplasias recorrentes, reconstrução combinada de retalho de defeitos maiores

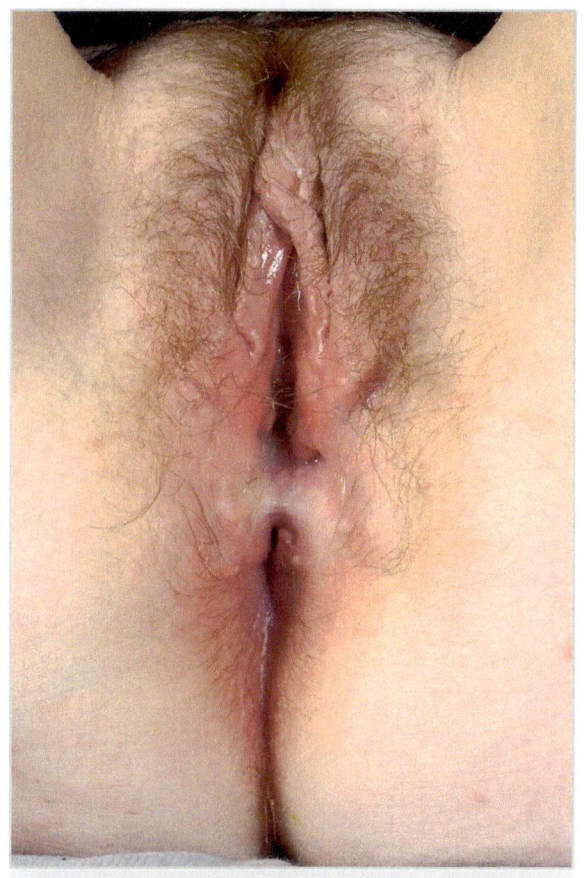

Fig. 2.28 Cicatriz dolorosa na região vulvoperineal após ressecção de tumor e fechamento primário da ferida.

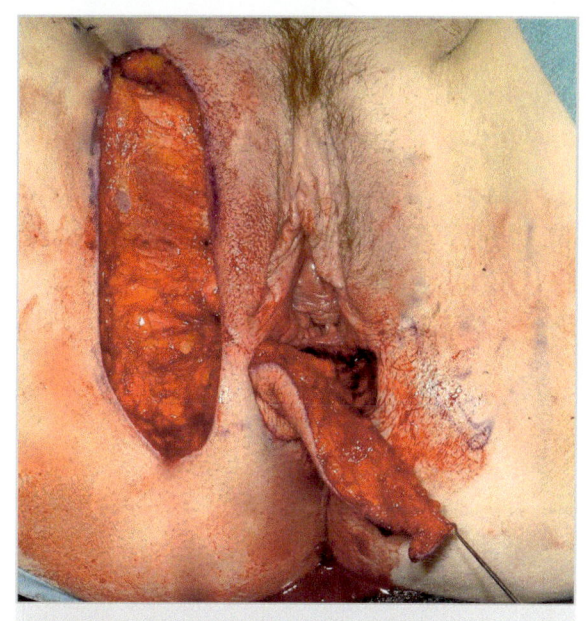

Fig. 2.29 Elevação de retalho pudendo da coxa que é colocado no defeito por meio de um túnel. A continuidade dos grandes lábios permanece intacta, levando a um resultado cosmético melhor.

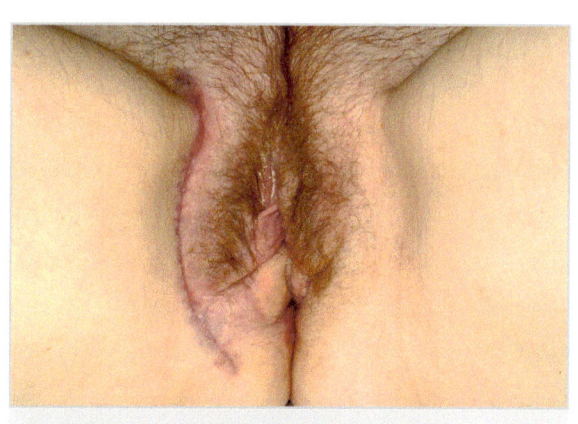

Fig. 2.30 Resultado dois meses após a cirurgia.

Retalho Inferior em Pétala de Lótus ou Retalho de Dobra Glútea

O retalho fasciocutâneo da dobra glútea é aquele com inervação sensorial suprida pela mesma rede vascular que alimenta o retalho pudendo da coxa. Seu ponto de rotação fica próximo ao vestíbulo da vagina (▶ Fig. 2.31). Esse é o sítio do ramo cutâneo da artéria perineal superficial. A dobra glútea também é usada como o eixo médio do retalho, o qual pode ser facilmente rodado em 90 graus, tornando possível reconstruir cada metade da vulva no caso de defeitos verticais de tamanho pequeno a médio (▶ Fig. 2.32, ▶ Fig. 2.33).

É possível também conseguir bons resultados cosméticos. O retalho simula a aparência dos grandes lábios com uma cicatriz imperceptível na dobra glútea. Ele também é adequado para fechar defeitos de malignidades recorrentes após a vulvectomia radical. Nesse caso, os cantos laterais do tecido vulvar ressecado podem incluir o suprimento vascular do retalho pudendo de coxa. Entretanto, os ramos cutâneos localizados mais lateralmente não são afetados, de modo que o retalho fasciocutâneo de dobra glútea ainda pode ser usado.

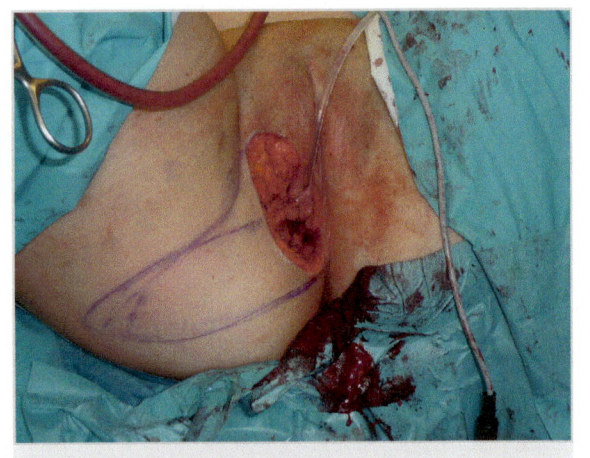

Fig. 2.31 Retalho de dobra glútea da área suprida pela artéria pudenda interna.

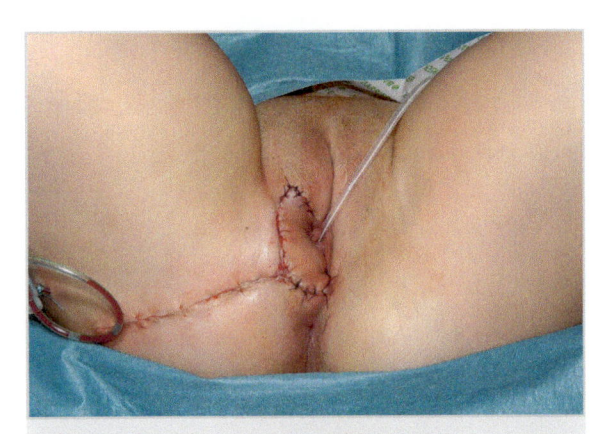

Fig. 2.32 Resultado pós-operatório imediato.

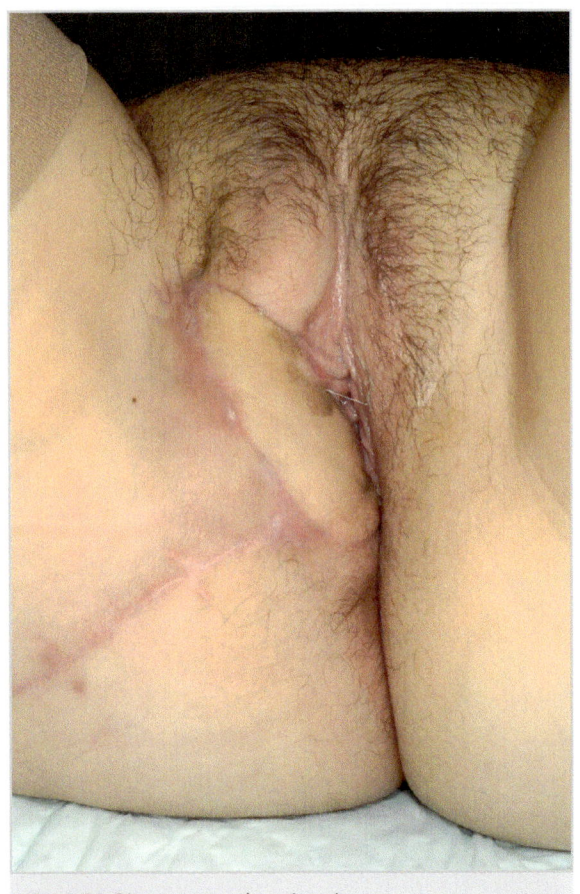

Fig. 2.33 Oito meses após a cirurgia.

Retalho Fasciocutâneo de Dobra Glútea em V-Y

O retalho fasciocutâneo de avanço em V-Y representa outra opção para fechamento de defeitos na região vulvar. Ele é desenhado na pele lateral ao defeito (▶ Fig. 2.34, ▶ Fig. 2.35, ▶ Fig. 2.36). No caso de um retalho localizado mais posteriormente, o suprimento vascular é fornecido pelos ramos terminais da artéria perineal superficial, ela própria um ramo terminal da IPA. No caso de um retalho grande, ele conterá também o ramo descendente da artéria glútea inferior (▶ Fig. 2.34). Neste caso, a situação de perfusão é mais favorável. Se o retalho estiver localizado em posição mais anterior, ele receberá seu suprimento sanguíneo das artérias perfurantes extragenitais dos sistemas arteriais do obturador e do fêmur. Como os nervos acompanham o suprimento vascular, certo grau de inervação sensorial está invariavelmente presente na área reconstruída. O retalho é muito confiável, pois tem suprimento vascular de base ampla e requer menos dissecção de tecidos para o fechamento da ferida, em comparação com outros retalhos fasciocutâneos.

Esse retalho pode ser usado para cobrir todos os tipos de defeitos vulvares. Sua adequação é excelente para pacientes de alto risco, como aquelas com excesso de peso, com diabetes melito ou fumantes. E mesmo defeitos muito extensos, especialmente os posteriores, podem

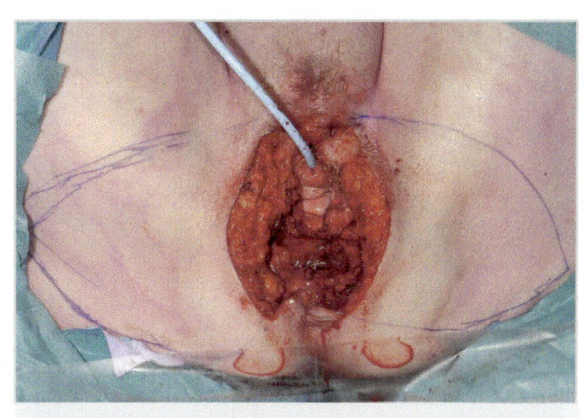

Fig. 2.34 Defeito vulvoperineal extenso com planejamento para retalho bilateral em V-Y.

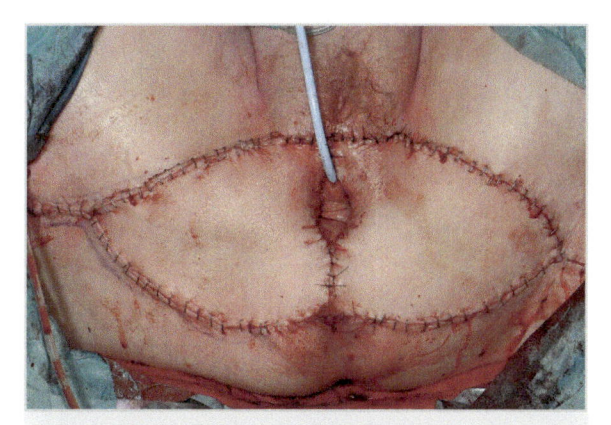

Fig. 2.35 Resultado pós-operatório imediato.

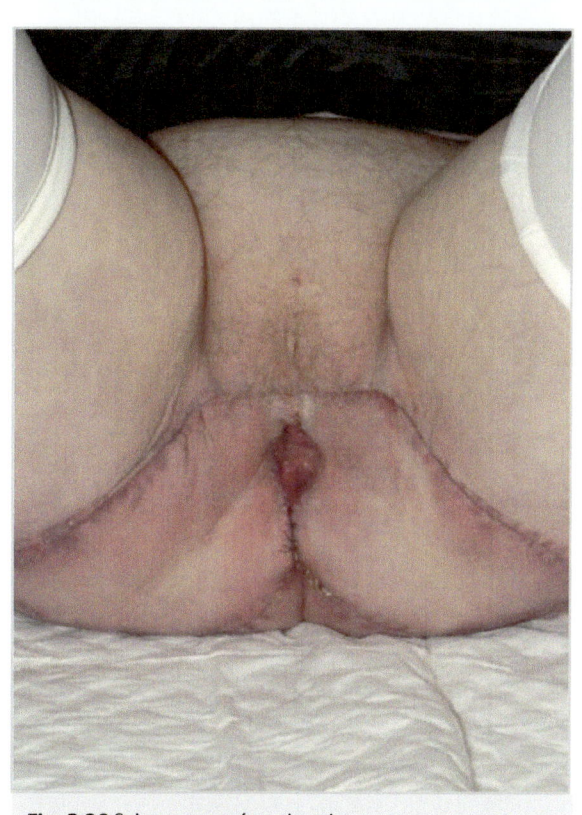

Fig. 2.36 Seis meses após a cirurgia.

ser fechados. Uma modificação do desenho do retalho foi descrita, na qual o eixo do retalho se estende da coxa medial até a dobra glútea. O eixo longitudinal de o retalho triangular em forma de "V" está localizado na região da dobra glútea. A base reduz as margens do defeito vulvar pela metade. Por causa da grande quantidade de partes moles disponíveis na dobra glútea, o retalho pode-se estender mais. As desvantagens são: o deslocamento dos pelos púbicos do grande lábio em direção à vagina e a continuidade do lábio fica interrompida. Esse retalho não deverá ser a primeira escolha para reconstrução de defeitos vulvares, pois ele geralmente impossibilita qualquer uso subsequente de um retalho de IPA.

2.3.2 Retalho de Artéria Pudenda Externa Profunda

P. H. Zeplin

Anatomia

A região vulvoperineal anterior é suprida pela **artéria pudenda externa profunda (DEPA)** e pela **SEPA**.

A primeira (DEPA) corre medialmente como ramo da artéria femoral pelos músculos pectíneo e adutor longo e passa pela fáscia lata na coxa medial. Seus ramos terminais (os ramos labiais anteriores) suprem a porção anterior dos lábios e formam anastomoses com as artérias perineais profunda e superficial, ou com seus ramos terminais, respectivamente. A SEPA passa pela fáscia, por baixo do ligamento inguinal, cruza sobre o ligamento redondo do útero (ligamento redondo) e ramifica-se no tecido subcutâneo do períneo anterior. Seus ramos terminais também formam anastomose com aqueles das artérias perineais superficial e profunda (▶ Tabela 2.8).

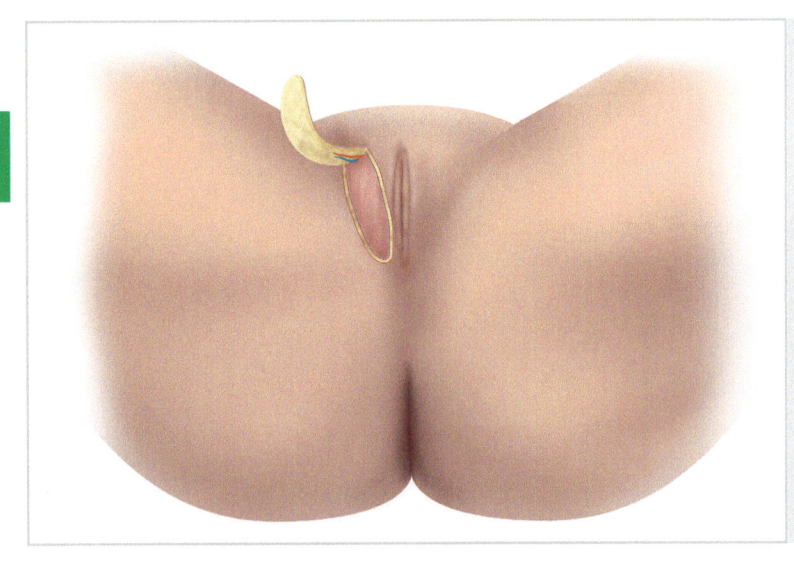

Fig. 2.37 Princípio de um retalho de artéria pudenda externa profunda.

Técnica

Os retalhos supridos pela DEPA são adequados para cobrir defeitos uni e bilaterais na **região vulvoperineal anterior**.

A base para retalhos da região vulvoperineal anterior (retalho pudendo reverso da coxa, retalho de DEPA) fica inferior à linha entre a comissura anterior dos lábios e o sulco genitofemoral para garantir o suprimento pela DEPA penetrando anteriormente. Retalhos medindo 12 × 4 cm (comprimento × largura) podem ser elevados, os quais podem ser usados para reconstrução vulvar, ao mesmo tempo em que permitem fechamento simultâneo do defeito do sítio doador (▶ Fig. 2.37).

Tabela 2.8 Técnica do retalho de artéria pudenda externa

Princípio	Retalho fasciocutâneo pediculado
Suprimento vascular	DEPA
Inervação	Nervo genitofemoral
Tamanho máximo (comp. × largura)	12 × 4 cm

Abreviação: DEPA, artéria pudenda externa profunda.

2.3.3 Retalho do Ramo Anterior da Artéria Obturatória

P. H. Zeplin

Anatomia

A região vulvoperineal lateral ao redor do sulco genitofemoral é suprida pelo ramo anterior da artéria obturatória. Essa artéria surge da artéria ilíaca interna e corre ao longo da parede lateral da pelve em direção ao forame obturatório, dando origem a vários ramos. Ela passa por esse forame e vai para a pelve via o canal obturatório e separa-se em ramos anterior e posterior.

Técnica

Retalhos da região suprida pelo ramo anterior da artéria obturatória são especialmente adequados para a reconstrução dos grandes lábios.

A base do retalho perfurante da artéria obturatória fica no sulco genitofemoral. A perfurante do ramo anterior dessa artéria, localizada na origem do grácil, cerca de 1,5 cm distal ao ramo púbico inferior, deverá ser identificada antes da operação por ultrassom com Doppler e deverá ser marcada. O sulco genitofemoral serve como o eixo longitudinal para a dissecção subsequente.

As dimensões máximas possíveis deste retalho são especificadas como 15 × 7 cm (comprimento × largura). A perfurante tem cerca de 5 cm de comprimento e aumenta em diâmetro de medial para lateral. A anatomia vascular é propícia à criação de uma ilha, se a dissecção apropriada for executada. O defeito do sítio doador pode geralmente ser fechado com sutura primária até a largura de 5 a 6 cm (▶ Fig. 2.38, ▶ Fig. 2.39, ▶ Tabela 2.9).

Tabela 2.9 Técnica do retalho com base no ramo anterior da artéria obturatória

Princípio	Retalho fasciocutâneo perfurante
Suprimento vascular	Ramo anterior da artéria obturatória
Tamanho máximo (comp. × largura)	15 × 7 cm

2.3 Retalhos da Região Vulvoperineal

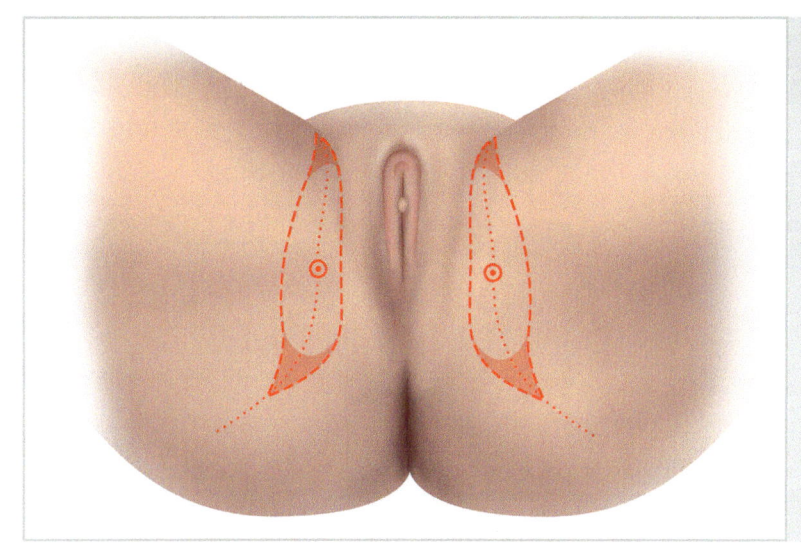

Fig. 2.38 Desenho e princípio de um retalho do ramo anterior da artéria obturatória.

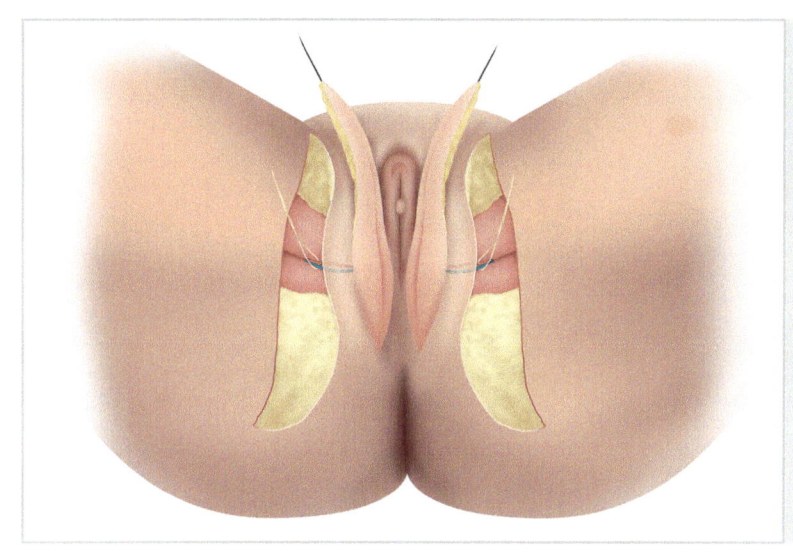

Fig. 2.39 Retalhos elevados em cada ramo anterior da artéria obturatória. Os retalhos são colocados no defeito bilateral por meio de um túnel.

Leitura Complementar

[1] Arkoulakis NS, Angel CL, DuBeshter B, Serletti JM. Reconstruction of an extensive vulvectomy defect using the gluteus maximus fasciocutaneous V-Y advancement flap. Ann Plast Surg. 2002;49(1):50-54.

[2] Bodin F, Weitbruch D, Seigle-Murandi F, Volkmar P, Bruant-Rodier C, Rodier JF. Vulvar reconstruction by a "supra-fascial" lotus petal flap after surgery for malignancies. Gynecol Oncol. 2012;125(3):610-613.

[3] Buda A, Confalonieri PL, Rovati LC, Signorelli M, Del Bene M. Tunneled modified lotus petal flap for surgical reconstruction of severe introital stenosis after radical vulvectomy. Int J Surg Case Rep. 2012;3(7):299-301.

[4] Carramaschi F, Ramos ML, Nisida AC, Ferreira MC, Pinotti JA. V–Y flap for perineal reconstruction following modified approach to vulvectomy in vulvar cancer. Int J Gynaecol Obstet. 1999;65(2):157-163.

[5] El-Khatib HA. V-Y fasciocutaneous pudendal thigh flap for repair of perineum and genital region after necrotizing fasciitis: modification and new indication. Ann Plast Surg. 2002;48(4):370-375.

[6] Hashimoto I, Nakanishi H, Nagae H, Harada H, Sedo H. The gluteal-fold flap for vulvar and buttock reconstruction: anatomic study and adjustment of flap volume. Plast Reconstr Surg. 2001;108(7):1998-2005.

[7] Höckel M, Dornhöfer N. Anatomical reconstruction after vulvectomy. Obstet Gynecol. 2004;103(5 Pt 2):1125-1128.

[8] Höckel M, Schmidt K, Bornmann K, Horn LC, Dornhöfer N. Vulvar field resection: novel approach to the surgical treatment of vulvar cancer based on ontogenetic anatomy. Gynecol Oncol. 2010;119(1):106-113.

[9] Knol ACA, Hage JJ. The infragluteal skin flap: a new option for reconstruction in the perineogenital area. Plast Reconstr Surg. 1997;99(7):1954-1959.

[10] Kuokkanen H, Mikkola A, Nyberg RH, Vuento MH, Kaartinen I, Kuoppala T. Reconstruction of the vulva with sensate gluteal fold flaps. Scand J Surg. 2013;102(1):32-35.

[11] Lazzaro L, Guarneri GF, Rampino Cordaro E, et al. Vulvar reconstruction using a "V-Y" fascio-cutaneous gluteal flap: a valid reconstructive alternative in post-oncological loss of substance. Arch Gynecol Obstet. 2010;282(5):521-527.

[12] Lee JH, Shin JW, Kim SW, et al. Modified gluteal fold V-Y advancement flap for vulvovaginal reconstruction. Ann Plast Surg. 2013;71(5):571-574.

[13] Lee PK, Choi MS, Ahn ST, Oh DY, Rhie JW, Han KT. Gluteal fold V-Y advancement flap for vulvar and vaginal reconstruction: a new flap. Plast Reconstr Surg. 2006;118(2):401-406.

[14] Misani M, Rovati LC, Confalonieri P, Buda A, Giuliani D, Del Bene M. Modified lotus petal flap for vulvo-vaginal reconstruction after resection for vulvar cancer: a single institution experience. Handchir Mikrochir Plast Chir. 2011;43(4):250-254.

[15] Monstrey S, Blondeel P, Van Landuyt K, Verpaele A, Tonnard P, Matton G. The versatility of the pudendal thigh fasciocutaneous flap used as an island flap. Plast Reconstr Surg. 2001;107(3):719-725.

[16] Moschella F, Cordova A. Innervated island flaps in morphofunctional vulvar reconstruction. Plast Reconstr Surg. 2000;105(5):1649-1657.

[17] Nakamura Y, Ishitsuka Y, Nakamura Y, et al. Modified gluteal-fold flap for the reconstruction of vulvovaginal defects. Int J Dermatol. 2010;49(10):1182-1187.

[18] Ninomiya R, Kishi K, Imanishi N, Nakajima H, Nakajima T. Reconstruction of vulva using pudendal thigh gluteal fold bilobed flap. J Plast Reconstr Aesthet Surg. 2010;63(2):e130-e132.

[19] O'Dey DM, Bozkurt A, Pallua N. The anterior Obturator Artery Perforator (aOAP) flap: surgical anatomy and application of a method for vulvar reconstruction. Gynecol Oncol. 2010;119(3):526-530.

[20] Sawada M, Kimata Y, Kasamatsu T, et al. Versatile lotus petal flap for vulvoperineal reconstruction after gynecological ablative surgery. Gynecol Oncol. 2004;95(2):330-335.

[21] Tateo A, Tateo S, Bernasconi C, Zara C. Use of V-Y flap for vulvar reconstruction. Gynecol Oncol. 1996;62(2):203-207.

[22] Ulrich D, Ulrich F. Rekonstruktionen im Bereich der Vulva. In: Krupp S, Rennekampff HO, Pallua N, Hrsg. Plastische Chirurgie, Klinik und Praxis. 2008; 32. Erg. Lfg. 12/08, VII-3: 1–20.

[23] Warrier SK, Kimble FW, Blomfield P. Refinements in the lotus petal flap repair of the vulvo-perineum. ANZ J Surg. 2004;74(8):684-688.

[24] Yii NW, Niranjan NS. Lotus petal flaps in vulvo-vaginal reconstruction. Br J Plast Surg. 1996;49(8):547-554.

[25] Yun IS, Lee JH, Rah DK, Lee WJ. Perineal reconstruction using a bilobed pudendal artery perforator flap. Gynecol Oncol. 2010;118(3):313-316.

2.4 Retalhos da Região Glútea

2.4.1 Retalho Perfurante de Artéria Glútea Inferior

P. H. Zeplin, D. Ulrich

Anatomia

A artéria glútea inferior surge junto com a IPA, a partir da artéria ilíaca interna. Depois de atravessar a porção inferior do forame ciático maior, a artéria glútea inferior corre pelo piriforme e para o trocânter maior. Em seu caminho, ela dá origem a artérias perfurantes através do glúteo máximo que a cobre. Exceto pelas partes da musculatura glútea, seus ramos terminais também suprem a pele da região glútea inferior e a coxa posterior proximal (▶ Fig. 2.40).

Técnica

A paciente é colocada em posição prona para facilitar a elevação do retalho. Para cobrir defeitos vulvoperineais, recomenda-se criar e usar um retalho em hélice com um pedículo vascular. A artéria glútea inferior aparece debaixo do piriforme, ao nível do cóccix, cerca de 2 a 4 cm laterais à linha média. Ao correr mais lateralmente, ela dá origem a numerosas perfurantes no tecido subcutâneo do quadrante lateral inferior da nádega. Uma ilha de pele adequadamente alinhada (horizontal ou oblíqua) é marcada de acordo com a localização dessas artérias. O tamanho dessa ilha é determinado pelo tamanho do defeito a ser coberto. A parede vaginal posterior pode ser reconstruída usando o que se conhece como retalho bilobado; a porção mediana do retalho é usada para reconstruir a parede vaginal posterior, enquanto a porção lateral é usada para cobrir o defeito externo (▶ Fig. 2.41, ▶ Fig. 2.42, ▶ Fig. 2.43, ▶ Fig. 2.44).

2.4 Retalhos da Região Glútea

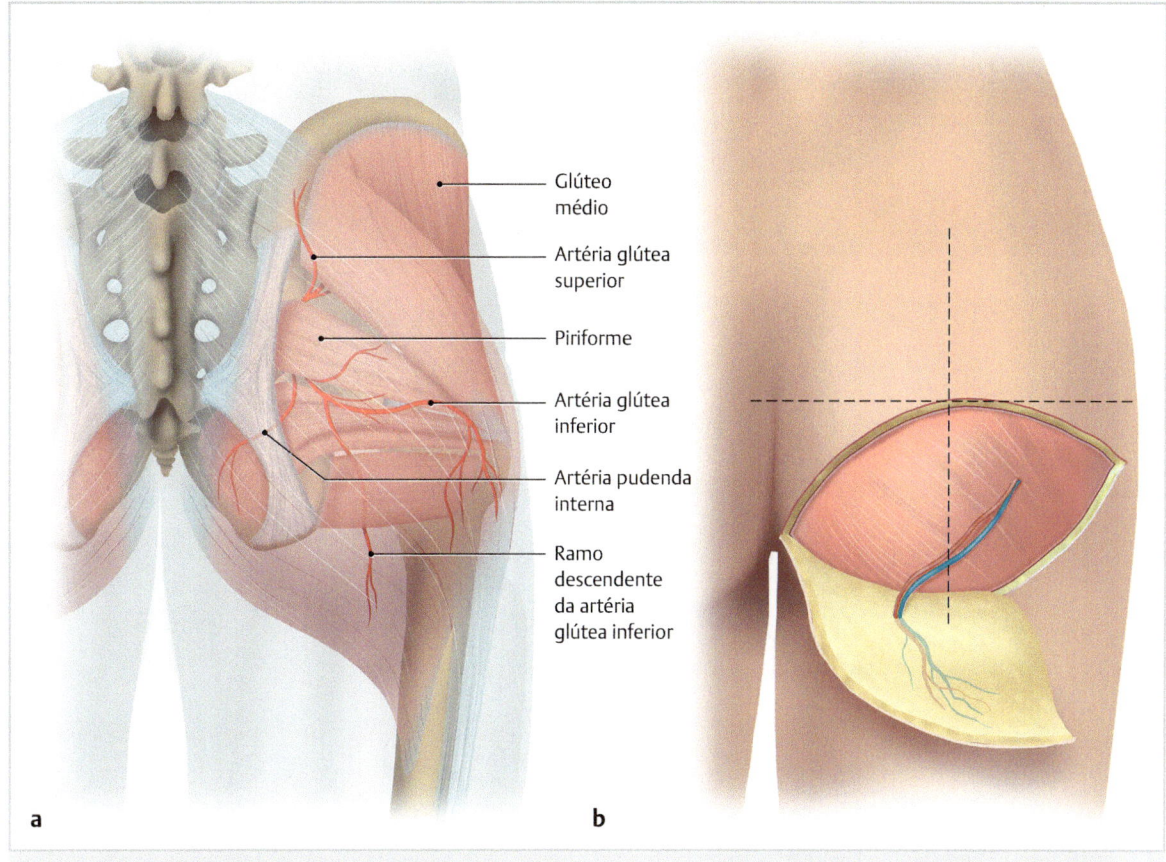

Fig. 2.40 Retalho IGAP. **(a)** Anatomia da região vascular. **(b)** Princípio do retalho IGAP. Observar o ponto de entrada das perfurantes provenientes da artéria glútea inferior no quadrante lateral inferior da nádega.

Retalhos com largura de 6 a 13 cm e comprimento de 20 a 25 cm são possíveis. A dissecção é feita de baixo para cima e de lateral a medial até as vizinhanças das perfurantes anteriormente marcadas. As perfurantes são então dissecadas através do músculo. O raio de rotação do retalho deverá ficar entre 90 e 135 graus, e o retalho deverá ter um pedículo vascular de, pelo menos, 2 a 3 cm para permitir a rotação segura, sem torcer os vasos. Uma vez verificada a perfusão, o retalho é completamente mobilizado, rodado para o defeito, aproximado e então suturado (▶ Tabela 2.10).

Tabela 2.10 Técnica do retalho IGAP

Princípio	Retalho adipocutâneo perfurante
Suprimento vascular	Artéria glútea inferior
Tamanho máximo (comp. × largura)	20-25 × 6-13 cm
Indicação	Defeitos vulvoperineais médios a grandes, defeitos da parede vaginal posterior após exenteração, defeitos após cirurgia para neoplasia recorrente

Abreviação: IGAP, Perfurante de artéria glútea inferior.

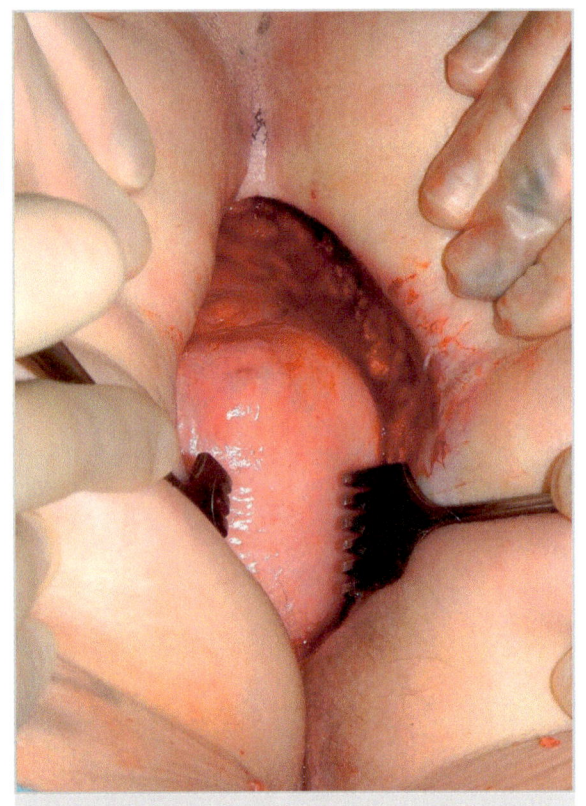

Fig. 2.41 Defeito na parede vaginal posterior secundário à exenteração bem posterior.

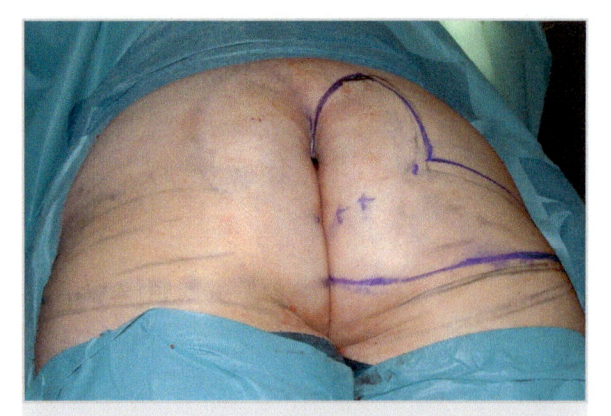

Fig. 2.42 Planejamento de retalho bilobado de perfurante com base na artéria glútea inferior.

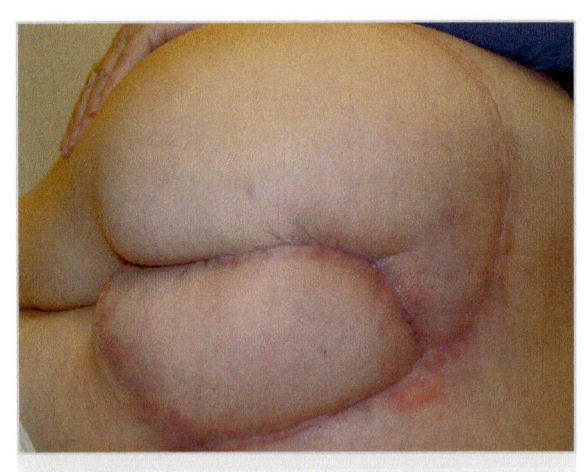

Fig. 2.43 Resultado quatro meses após a cirurgia.

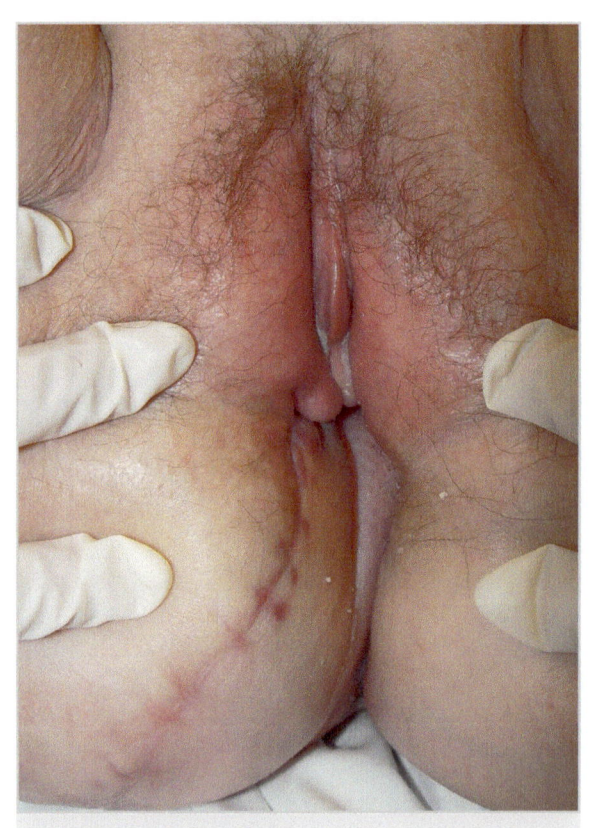

Fig. 2.44 Resultado quatro meses após a cirurgia com vagina funcional.

Complicações Possíveis

As complicações que surgem após um retalho perfurante da artéria glútea inferior (IGAP) podem incluir:

- Hematoma.
- Infecções.
- Cicatrização prejudicada da ferida.

Seromas isolados no sítio do doador e necrose parcial do retalho podem ser observados. A assimetria e a formação de cicatrizes na região glútea que a paciente considere perturbadoras podem ocorrer.

2.4.2 Retalho em Hélice de Perfurante para Reconstrução de Partes Moles na Região Genital

R. G. Jakubietz

Anatomia

O suprimento vascular para a região é fornecido primariamente pelos ramos das artérias glúteas, superior e inferior, e, em parte, também pelos ramos terminais da artéria pudenda. As artérias perfurantes desses vasos na coxa medial proximal são adequadas para criar o retalho perfurante em hélice.

Técnica

O retalho em hélice baseia-se em perfurantes que são especialmente abundantes na região anogenital. Um retalho com base em um vaso perfurante pode, essencialmente, ser elevado em qualquer sítio no qual esse vaso esteja presente. O cirurgião deverá verificar por ultrassom com Doppler, antes da operação, a localização das perfurantes adequadas. O procedimento começa com uma dissecção epifascial por meio da incisão exploratória. A dissecção é conduzida para o sítio exato no qual o vaso passa pela fáscia. Então, o retalho respectivo é planejado. A dissecção intramuscular do pedículo vascular demanda *expertise* microcirúrgica, como para elevação de um retalho perfurante clássico. O pedículo perfurante, consistindo geralmente em uma artéria e duas veias acompanhantes, deve ser exposto com precisão para que não ocorra a torção das veias quando o retalho mobilizado for rodado mais tarde em até 180 graus. A torção poderia resultar em estase venosa local com perda do retalho. Após sutura do retalho no local e em camadas, o sítio doador poderá geralmente ser fechado com sutura primária. Enxertos de pele raramente são necessários nessa região. Um regime pós-operatório estrito para evitar estresse na região é necessário para a cicatrização confiável do retalho (▶ Fig. 2.45, ▶ Fig. 2.46, ▶ Tabela 2.11).

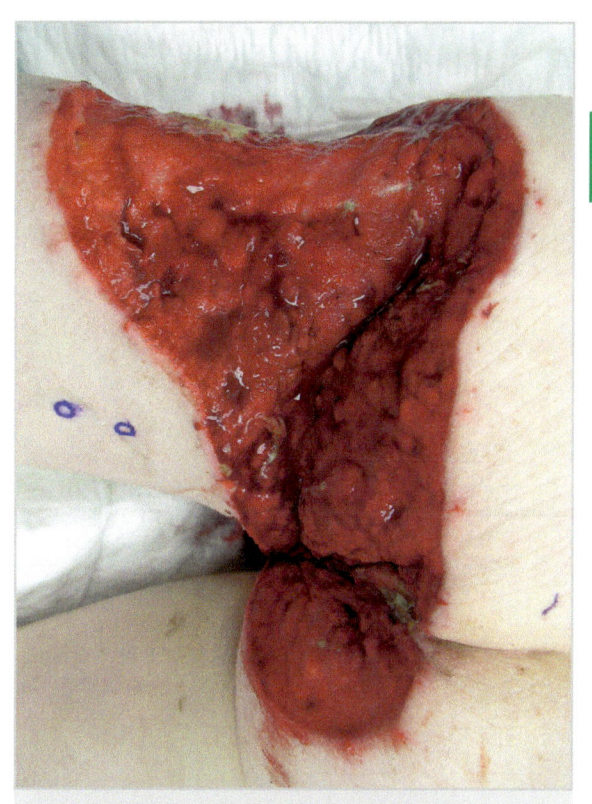

Fig. 2.45 Defeito anogenital de partes moles após acidente automotivo. Estado após ressecção retal parcial e colostomia (técnica: retalho perfurante em hélice).

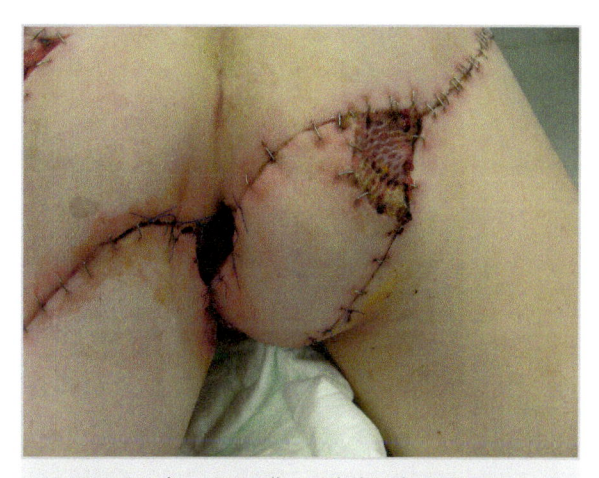

Fig. 2.46 Estado após retalho em hélice de 180 graus com base em vaso perfurante da artéria glútea. Fechamento primário do defeito do sítio doador. Retalho de rotação de Dufourmentel contralateral (técnica: retalho perfurante em hélice).

Tabela 2.11 Técnica do retalho perfurante em hélice

Princípio	Retalho adipocutâneo perfurante girado até 180 graus
Suprimento vascular	Artéria glútea superior, artéria glútea inferior, artéria pudenda
Tamanho máximo (comp. × largura)	20-25 × 6-13 cm
Indicação	Reconstrução de defeitos de partes moles na região inguinal, lábios e parede vaginal; reconstrução de defeitos de partes moles nas regiões anal, perineal e escrotal

Leitura Complementar

[1] Blondeel PN, Beyens G, Verhaeghe R, et al. Doppler flowmetry in the planning of perforator flaps. Br J Plast Surg. 1998;51(3):202-209.
[2] Boccola MA, Rozen WM, Ek EW, Teh BM, Croxford M, Grinsell D. Inferior gluteal artery myocutaneous island transposition flap reconstruction of irradiated perineal defects. J Plast Reconstr Aesthet Surg. 2010;63(7):1169-1175.
[3] Cheng A, Saint-Cyr M. Split and thinned pedicle deep inferior epigastric perforator (DIEP) flap for vulvar reconstruction. J Reconstr Microsurg. 2013;29(4):277-282.
[4] Hainsworth A, Al Akash M, Roblin P, Mohanna P, Ross D, George ML. Perineal reconstruction after abdominoperineal excision using inferior gluteal artery perforator flaps. Br J Surg. 2012;99(4):584-588.
[5] Jakubietz RG, Jakubietz MG, Jakubietz DF, et al. Ischial pressure sores: reconstruction using the perforator-based reverse flow musculocutaneous 180 degrees propeller flap. Microsurgery. 2009;29(8):672-675.
[6] Jakubietz RG, Jakubietz DF, Zahn R, Schmidt K, Meffert RH, Jakubietz MG. Reconstruction of pressure sores with perforator-based propeller flaps. J Reconstr Microsurg. 2011;27(3):195-198.
[7] Jakubietz RG, Schmidt K, Holzapfel BM, et al. Soft tissue reconstruction of the distal lower extremity with 180 degree propeller flaps. Oper Orthop Traumatol. 2012;24:43-49.
[8] Morrison EJ, Shoukath S, Tansley P, Grinsell D. Donor site morbidity of an islanded inferior gluteal artery myocutaneous flap with vascularized fascia lata. J Plast Reconstr Aesthet Surg. 2013;66(7):962-967.
[9] Scheufler O, Farhadi J, Kovach SJ, et al. Anatomical basis and clinical application of the infragluteal perforator flap. Plast Reconstr Surg. 2006;118(6):1389-1400.
[10] Schmidt VJ, Horch RE, Dragu A, et al. Perineal and vaginal wall reconstruction using a combined inferior gluteal and pudendal artery perforator flap: a case report. J Plast Reconstr Aesthet Surg. 2012;65(12):1734-1737.
[11] Smeets L, Hendrickx B, Teo TC. The propeller flap concept used in vaginal wall reconstruction. J Plast Reconstr Aesthet Surg. 2012;65(5):629-633.
[12] Ulrich D, Pallua N. Freestyle-Perforatorlappen. In: Krupp S, Rennekampff NO, Pallua N, Hrsg. Plastische Chirurgie, Klinik und Praxis. 2009; 32. Erg. Lfg. 12/08, VII-3: 1–20.
[13] Unal C, Yirmibesoglu OA, Ozdemir J, Hasdemir M. Superior and inferior gluteal artery perforator flaps in reconstruction of gluteal and perianal/perineal hidradenitis suppurativa lesions. Microsurgery. 2011;31(7):539-544.
[14] Wagstaff MJ, Rozen WM, Whitaker IS, Enajat M, Audolfsson T, Acosta R. Perineal and posterior vaginal wall reconstruction with superior and inferior gluteal arter perforator flaps. Microsurgery. 2009;29(8):626-629.

2.5 Retalhos da Coxa

2.5.1 Retalhos da Coxa Medial, Anterior, Anteromedial e Posterior

P. H. Zeplin, D. Ulrich

Anatomia

A coxa medial é suprida, de proximal a distal, pela artéria pudenda externa profunda, DEPA, pelo ramo anterior da artéria obturatória e pelas artérias: femoral circunflexa medial, femoral superficial e femoral profunda. A coxa anteromedial recebe seu suprimento vascular em sentido proximal da DEPA e, mais distal, dos ramos cutâneos da artéria femoral superficial nas vizinhanças da veia safena maior e ao longo do sartório. Além do nervo genitofemoral e do nervo ilioinguinal, os ramos cutâneos anteriores do nervo femoral inervam a região. O suprimento vascular para a coxa posterior é fornecido, essencialmente, pelo ramo descendente da artéria glútea inferior que corre profunda à fáscia, entre o bíceps do fêmur e os músculos semitendinosos. O ramo descendente é acompanhado pelo nervo cutâneo femoral posterior, que inerva a região.

Técnica

O ponto de partida para o planejamento de retalhos de coxa medial, anterior e anteromedial é o tubérculo púbico, no qual o ligamento inguinal se insere. Com o **retalho de coxa medial**, o tubérculo púbico serve como parâmetro final anterior da base do retalho, o qual se estende posteriormente ao longo do sulco genitofemoral. Em decorrência do suprimento segmentar por perfurantes miocutâneas e septocutâneas ao longo do grácil e do adutor magno, a dissecção fasciocutânea estende-se ao longo desses músculos. Isso torna possível elevar um retalho em V-Y medindo até 18 × 14 cm (comprimento × largura) que é adequado para cobrir defeitos vulvoperineais. Sem mobilizar todo o retalho no sulco genitofemoral, ele também poderá ser usado como retalho de transposição ou de ilha.

Tabela 2.12 Técnicas de retalho de coxa

Princípio	Retalho adipocutâneo de transposição
Tamanho máximo (comp. × largura)	10-14 × 5-8 cm (retalho de coxa medial), 16 × 9 cm (retalho de coxa anterior), 12 × 8 cm (retalho de coxa anteriomedial), 35 × 6-15 cm (retalho de coxa posterior)
Indicação	Defeitos vulvoperineais de tamanho médio a grande, defeitos após cirurgia para neoplasma recorrente.

Em casos de defeitos mais profundos que precisam ser cobertos, o retalho poderá ser elevado como um retalho miocutâneo envolvendo a porção proximal do grácil. A perfusão desse tipo de retalho é garantida até um tamanho de 10 a 14 × 5 a 8 cm (comprimento × largura), apesar da necessidade de dividir o ramo descendente da artéria femoral circunflexa lateral. Dependendo da extensão e da elasticidade da pele adjacente, o defeito do sítio doador ou é fechado com sutura primária ou coberto com um enxerto de pele de espessura parcial.

Com o **retalho de coxa anterior,** o tubérculo púbico serve como o parâmetro final medial da base do retalho, que se estende lateralmente ao longo do ligamento inguinal. Desse local, um retalho fasciocutâneo de transposição medindo 16 × 9 cm (comprimento × largura) pode ser elevado, cujo defeito do sítio doador pode usualmente ser fechado com sutura primária ou por meio de um enxerto de pele (▶ Fig. 2.47a,b).

O tubérculo púbico forma o parâmetro final anterior proximal da base do retalho de coxa anteromedial, que fica ao longo do eixo do adutor longo. Alimentados por ramos superficiais da artéria femoral e pela DEPA, retalhos medindo 12 × 8 cm (comprimento × largura) poderão ser elevados (▶ Fig. 2.48).

Ao contrário dos retalhos mencionados anteriormente, a base do **retalho de coxa posterior** (▶ Fig. 2.49, ▶ Fig. 2-50, ▶ Fig. 2.51, ▶ Fig. 2.52) é definida pela margem inferior do glúteo máximo. Aqui, o pedículo neurovascular penetra na coxa posterior, a meio caminho entre o trocânter maior e a tuberosidade do ísquio, ao nível da dobra glútea e daí corre mais distalmente na linha média. Prosseguindo daqui, os retalhos podem ser elevados com larguras entre 6 e 15 cm e comprimentos de até 35 cm, ou estendendo-se para cerca de 8 cm superiores à fossa poplítea.

A dissecção é realizada de baixo para cima. Após execução da incisão inferior e a divisão da fáscia muscular, o ramo descendente da artéria glútea inferior e o nervo cursando medial a ela devem ser identificados. A seguir, a dissecção continua mais proximal até o nível da dobra glútea para formar um retalho fasciocutâneo. Se o comprimento do retalho for insuficiente para cobrir o defeito, o glúteo máximo poderá ser entalhado lateral e medialmente. Em seguida, o retalho é ou rodado diretamente para o defeito ou terá o epitélio removido e colocado por tunelamento subcutâneo como retalho em ilha. Para criar um retalho em ilha com pedículo neurovascular, a dissecção também pode começar em sentido proximal. Isso exige o uso do ultrassom com Doppler antes e durante a operação para identificar o curso subfascial do pedículo vascular na margem proximal do retalho. A dissecção do pedículo continua, então, até a ilha de pele.

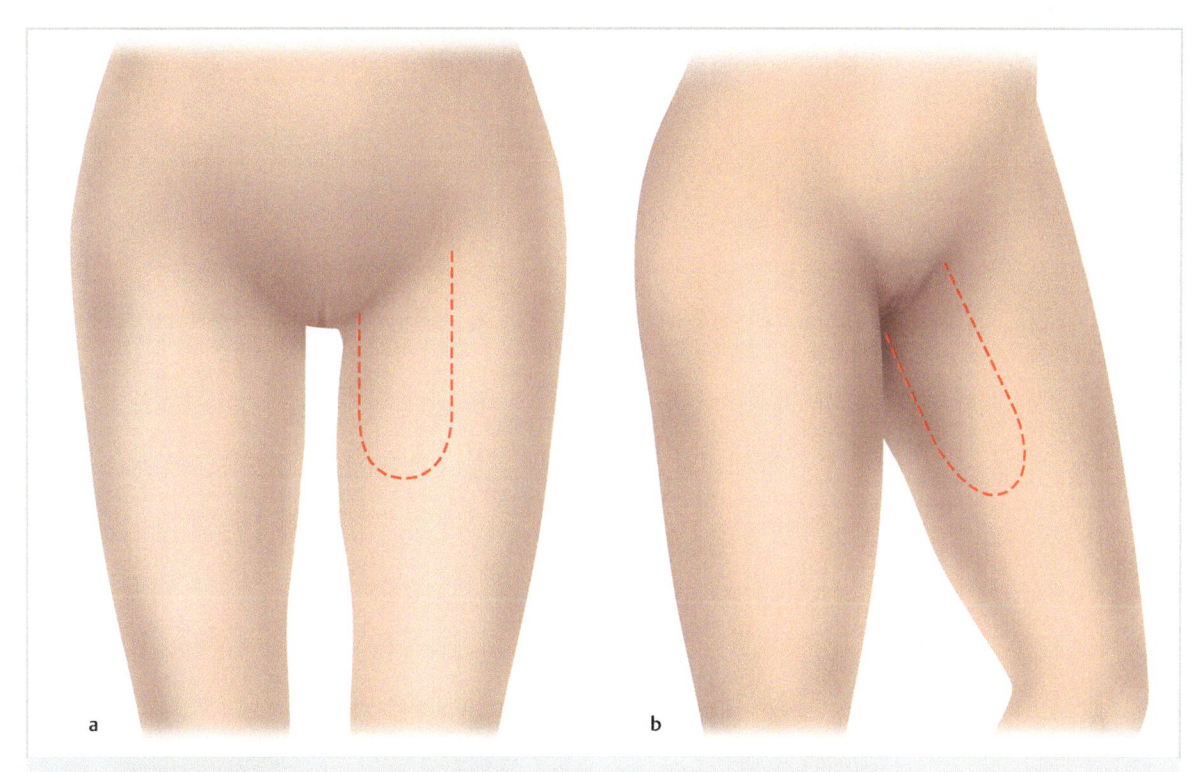

Fig. 2.47 Técnicas de retalho de coxa. **(a)** Retalho de coxa anterior. **(b)** Retalho de coxa medial.

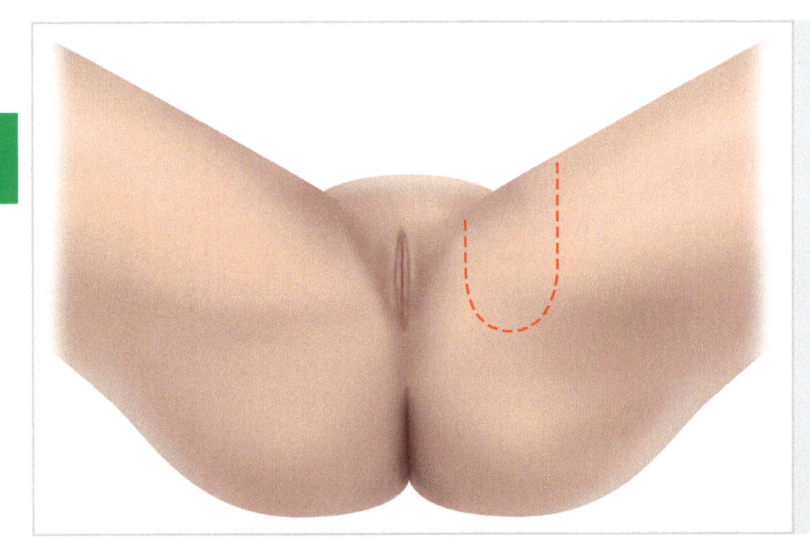

Fig. 2.48 Retalho de coxa anteromedial.

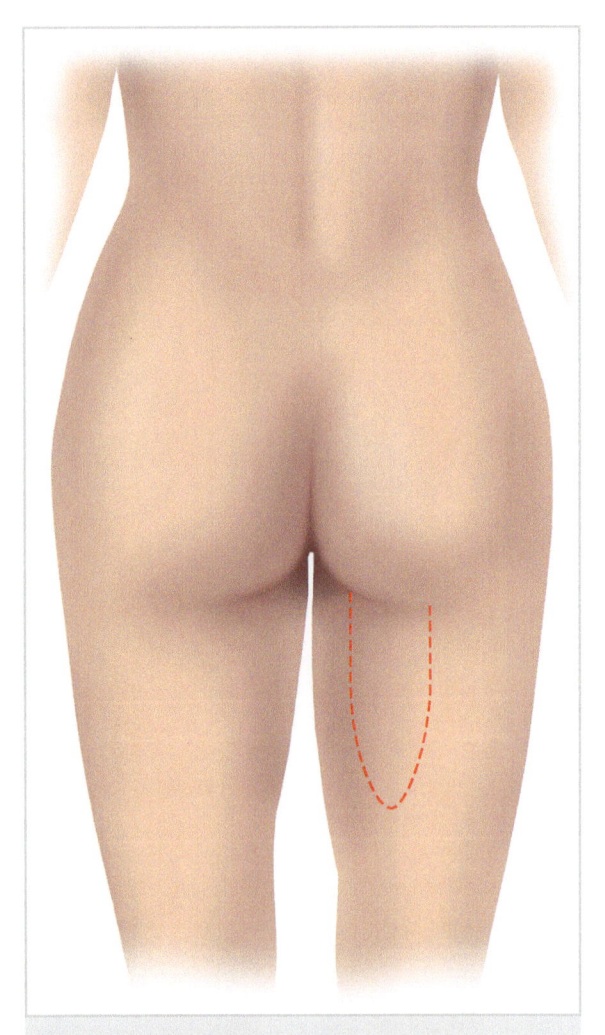

Fig. 2.49 Retalho de coxa posterior.

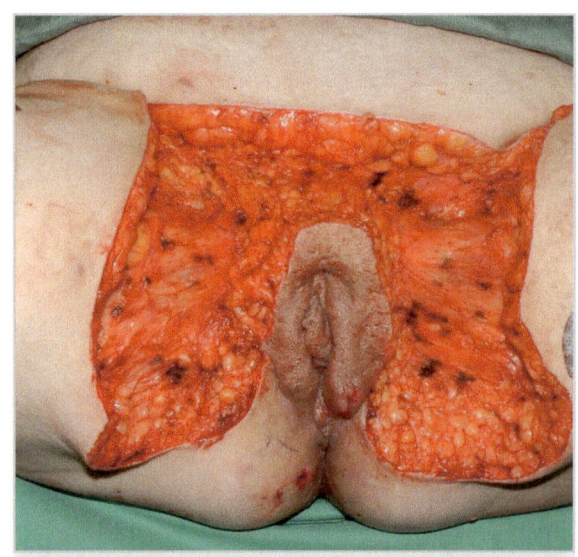

Fig. 2.50 Defeito vulvar extenso após ressecção de hidradenite supurativa.

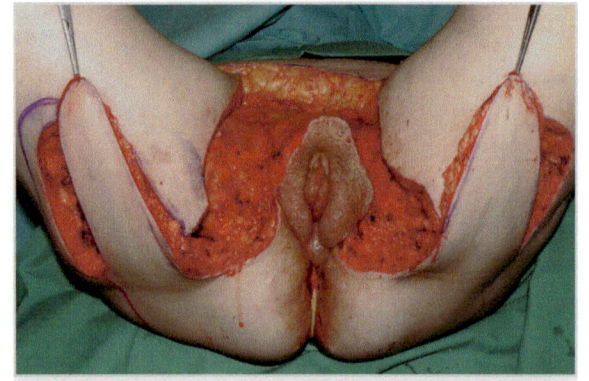

Fig. 2.51 Elevação de retalho de coxa posterior bilateral.

Uma vez o retalho respectivo rodado para o local, os defeitos do sítio doador com largura não superior a 8 a 10 cm são geralmente fechados com sutura primária (▶ Fig. 2.53) ou cobertos com enxerto de pele de espessura parcial.

Complicações Possíveis

As complicações gerais que podem ocorrer após um retalho de coxa incluem:

- Hematoma.
- Infecções.
- Problemas na cicatrização da ferida.

Pode ocorrer também necrose do retalho e do sítio doador, especialmente no caso de retalhos de base alargada.

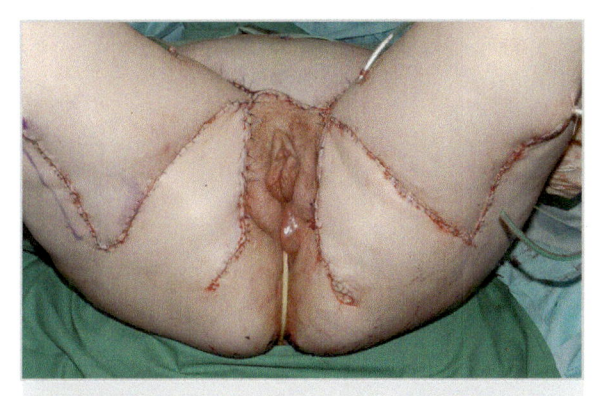

Fig. 2.52 Resultado pós-operatório com fechamento direto do sítio doador.

2.5.2 Retalhos do Grácil

P. H. Zeplin, D. Ulrich

Anatomia

O músculo grácil surge de uma aponeurose no ramo púbico inferior e sínfise e insere-se no *pes anserinus*. O feixe vascular de alimentação do músculo grácil surge da artéria femoral circunflexa medial e suas veias acompanhantes (geralmente duas), cerca de 10 cm distais ao tubérculo púbico entre o adutor *major* e o adutor longo, ao nível da junção entre o terço proximal e o médio do músculo. O nervo (nervo obturatório) penetra o músculo obliquamente, cerca de 3 cm mais acima.

Técnica

Para facilitar a elevação do retalho, a paciente é posicionada em pronação com o quadril abduzido e os joelhos flexionados ou na posição de litotomia.

Os defeitos vulvoperineais são cobertos usando o retalho miocutâneo pediculado do músculo grácil. Retalhos com ilha de pele longitudinal são usados quase que exclusivamente porque, embora a anatomia vascular o permitisse, o raio efetivo de um retalho miocutâneo transverso e pediculado do músculo grácil (**retalho transverso superior do grácil, TUG**) seria, geralmente, muito curto (▶ Fig. 2.53). Como alternativa, o suprimento secundário de sangue ao grácil proximal pode ser usado, pois ele garante perfusão limitada mesmo após a divisão do ramo descendente da artéria femoral circunflexa lateral. Com essa versão, o retalho é levantado de maneira

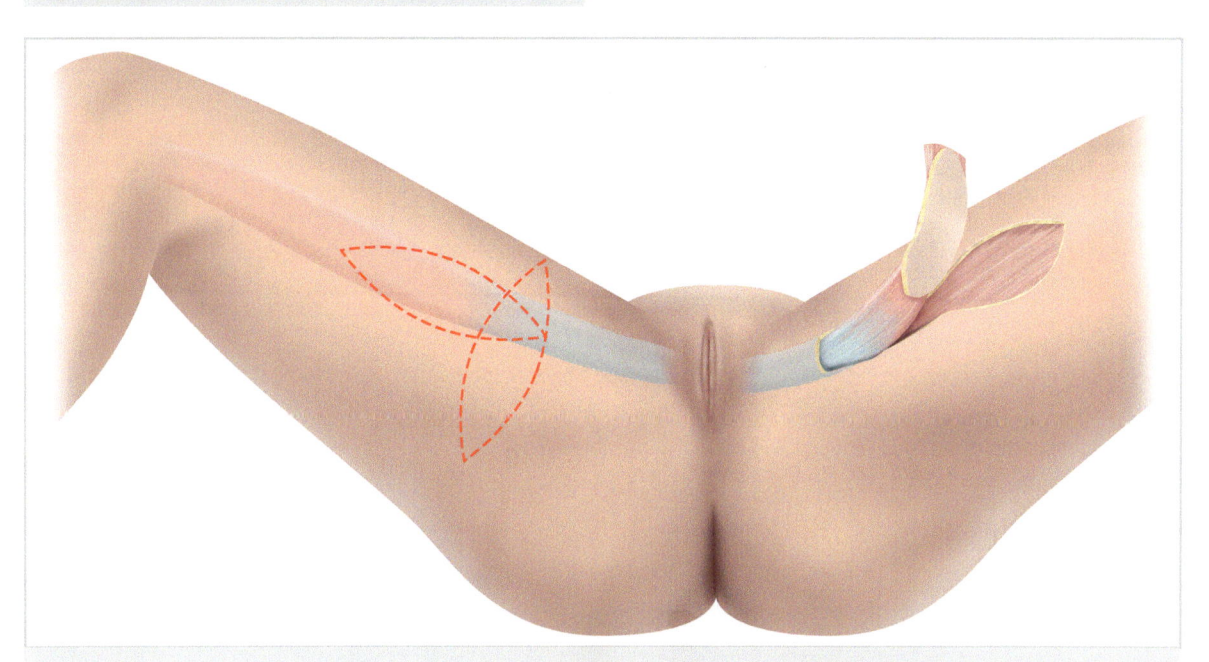

Fig. 2.53 Técnica de retalho do músculo grácil.

similar à do retalho de coxa medial (Capítulo 2.5.1 – Retalhos de Coxa Medial, Anterior, Anteromedial e Posterior).

Para levantar o retalho, o eixo longitudinal do músculo é marcado desenhando-se uma linha desde o côndilo femoral medial até o ramo inferior do osso púbico, entre o tubérculo púbico e a tuberosidade do ísquio ou, como alternativa, cerca de 2 a 3 cm posteriores ao adutor longo palpável.

A perfusão da ilha de pele longitudinal só estará garantida quando vier a repousar proximal ao terço distal do músculo grácil (▶ Fig. 2.54). Para garantir a melhor posição possível dessa ilha de pele no curso do músculo, recomenda-se também identificar e laçar a junção musculotendinosa do grácil por meio de uma incisão cutânea adicional cerca de 10 cm proximais ao espaço da articulação do joelho. Somente depois disso a ilha de pele será definida, incisada e dissecada, pelo que as dimensões máximas de uma ilha de pele longitudinal podem ser: 14 a 20 × 8 a 10 cm (comprimento × largura).

A dissecção continua de distal para proximal e da frente para trás. Todo cuidado deve ser tomado para observar os cursos da veia safena maior e do nervo safeno. Após a dissecção subcutânea e exposição anterior da fáscia muscular, o septo entre o grácil e o adutor longo é identificado e dividido, e o pedículo vascular é localizado e dissecado. O pedículo pode ser dissecado até a extensão de cerca de 6 cm. Uma vez garantido, o retalho miocutâneo poderá ser levantado mais distal. As perfurantes miocutânea e septocutânea mais distais são ligadas e o músculo é mobilizado em sentido distal. Dependendo da extensão necessária e do raio da rotação, o músculo também pode ser dissecado do osso púbico em sentido proximal. O retalho poderá agora ser colocado diretamente no defeito ou enviado por um túnel no sulco genitofemoral (▶ Fig. 2.55). O defeito do sítio doador pode, em geral, ser fechado com sutura primária.

O uso do grácil como retalho muscular sem ilha de pele também é possível e particularmente adequado para casos nos quais o preenchimento muscular seja necessário na região genital. A extensão da dissecção depende da quantidade de músculo necessária e, nesse caso, pode ser executada por meio de uma incisão longitudinal mais proximal na origem do grácil. Por fim, as porções expostas da musculatura podem ser cobertas com enxertos de pele de espessura parcial (▶ Tabela 2.13).

Complicações Possíveis

Além de hematomas, infecções e cicatrização prejudicada da ferida, a necrose na ilha de pele pode ser observada, especialmente em procedimentos mal planejados. Retalhos muito extensos também podem ser associados a problemas no sítio doador.

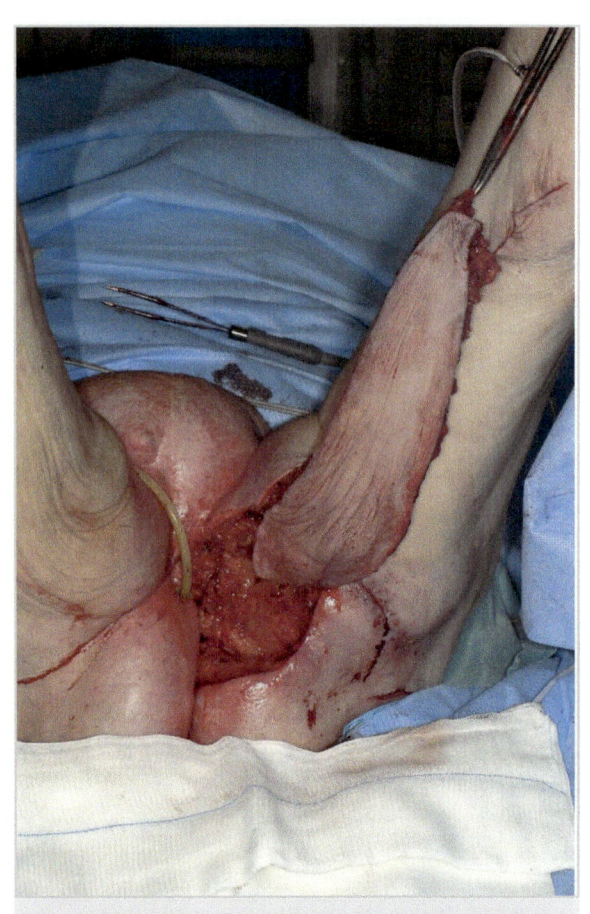

Fig. 2.54 Defeito extenso após a terceira recorrência de um carcinoma vulvar e reconstruções anteriores com retalho fasciocutâneo. O retalho miocutâneo do músculo grácil com uma grande ilha de pele já foi levantado.

Tabela 2.13 Técnicas do retalho do músculo grácil

Princípio	Retalho pediculado miocutâneo ou muscular
Suprimento vascular	Artéria femoral circunflexa medial, tipo II
Inervação	Nervo obturador
Tamanho máximo (comp. × largura)	14-20 × 8-10 cm
Indicação	Defeitos de tamanho médio a grande da vulva central e parte inferior da vagina, defeitos após cirurgia para neoplasia recorrente e radioterapia, exenterações, complicações extensas após reconstruções com retalho fasciocutâneo, fístulas retovaginais

flexa lateral, corre entre o vasto intermedial e o vasto lateral, e seus ramos penetram o reto femoral cerca de 8 cm distais ao ligamento inguinal (▶ Fig. 2.56, ▶ Fig. 2.57).

Técnica

O eixo longitudinal do músculo é marcado desenhando-se uma linha da espinha ilíaca superior anterior até a margem da patela. A abordagem é feita pelo terço médio. Se o retalho deve ser levantado não como um retalho muscular simples, mas como um retalho miocutâneo, recomenda-se, então, que seja feita a identificação pré e intraoperatória e a marcação das perfurantes por meio de ultrassom com Doppler. A largura da ilha de pele deverá ser selecionada por meio de uma preensão (*pinch test*) de modo que somente uma sutura primária será necessária para fechar o sítio doador. O comprimento só deverá se estender pelo terço médio da coxa. Começando em sentido distal, a dissecção é conduzida até a fáscia muscular, onde ela é dividida junto com o músculo, na junção tendinosa muscular. O músculo sartório cruza pelo reto do fêmur mais em sentido proximal e deve ser retraído em sentido medial de modo que o feixe neurovascular possa ser identificado e exposto. O ramo do nervo motor deverá ser ligado e dividido. Concluída a dissecção, o retalho poderá ser rodado diretamente ao defeito ou enviado por meio de um túnel inguinal (▶ Tabela 2.14).

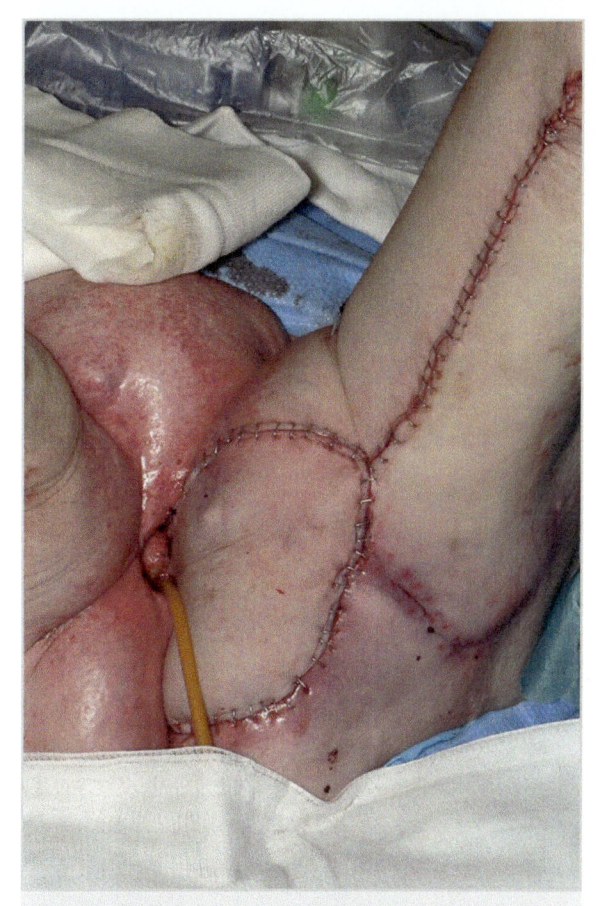

Fig. 2.55 Resultado pós-operatório com fechamento primário do sítio doador.

2.5.3 Retalho do Músculo Reto Femoral

P. H. Zeplin

Anatomia

O músculo reto femoral surge da espinha ilíaca superior anterior e do ílio, levemente superior ao acetábulo. Seu tendão se insere na base da patela, com o restante da musculatura do quadríceps, e o músculo recebe seu suprimento motor do nervo femoral. A artéria que alimenta o músculo, o ramo descendente da artéria femoral circun-

Tabela 2.14 Técnica do retalho do músculo reto femoral

Princípio	Retalho pediculado miocutâneo ou muscular
Suprimento vascular	Ramo descendente da artéria femoral circunflexa lateral, tipo II
Inervação	Nervo femoral
Tamanho máximo (comp. × largura)	20 × 8 cm
Indicação	Defeitos de tamanho médio a grande da vulva e da parte inferior da vagina, defeitos após cirurgia para neoplasia recorrente e radioterapia, complicações extensas após outras reconstruções com retalhos

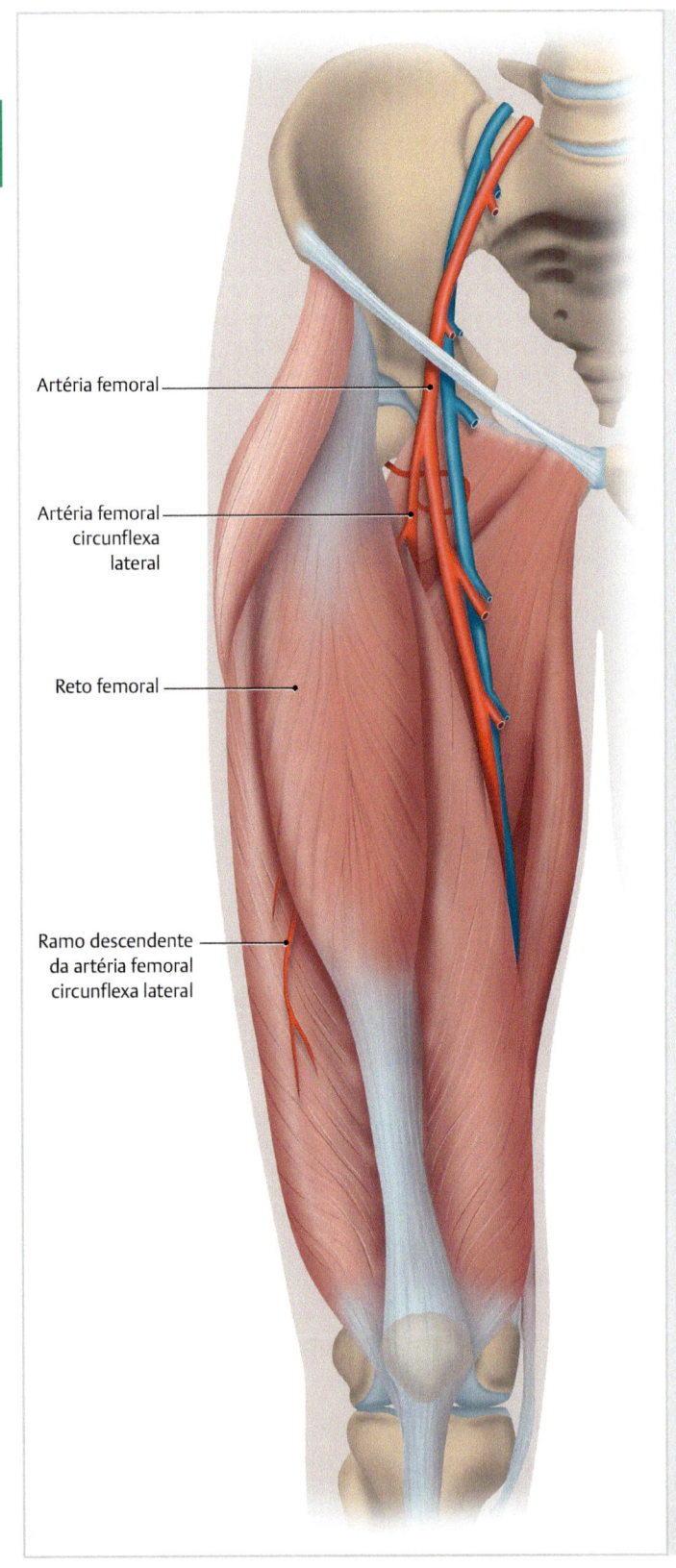

Fig. 2.56 Suprimento vascular para o retalho de músculo reto femoral.

- Artéria femoral
- Artéria femoral circunflexa lateral
- Reto femoral
- Ramo descendente da artéria femoral circunflexa lateral

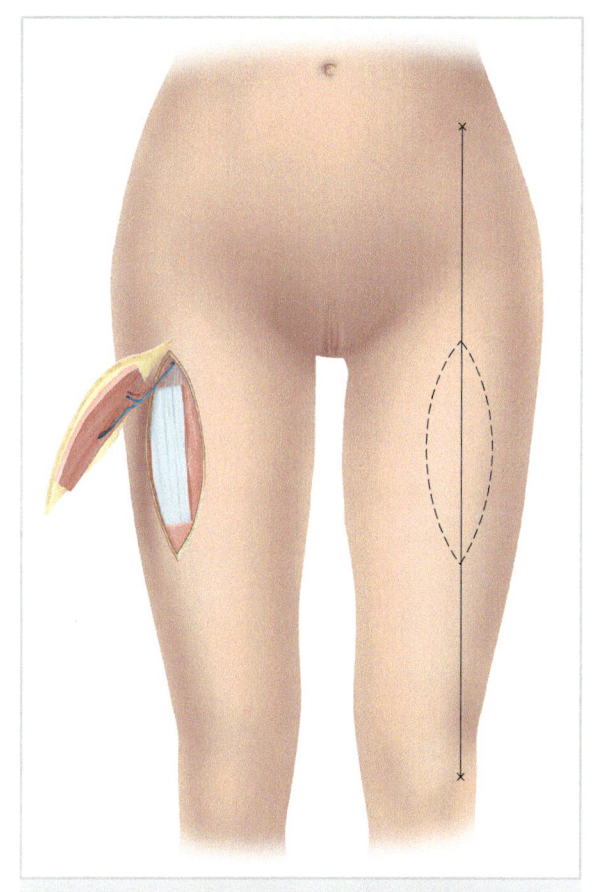

Fig. 2.57 Planejamento pré-operatório para retalho do músculo reto femoral (perna esquerda) e retalho levantado com o ramo descendente da artéria femoral circunflexa lateral como seu suprimento vascular.

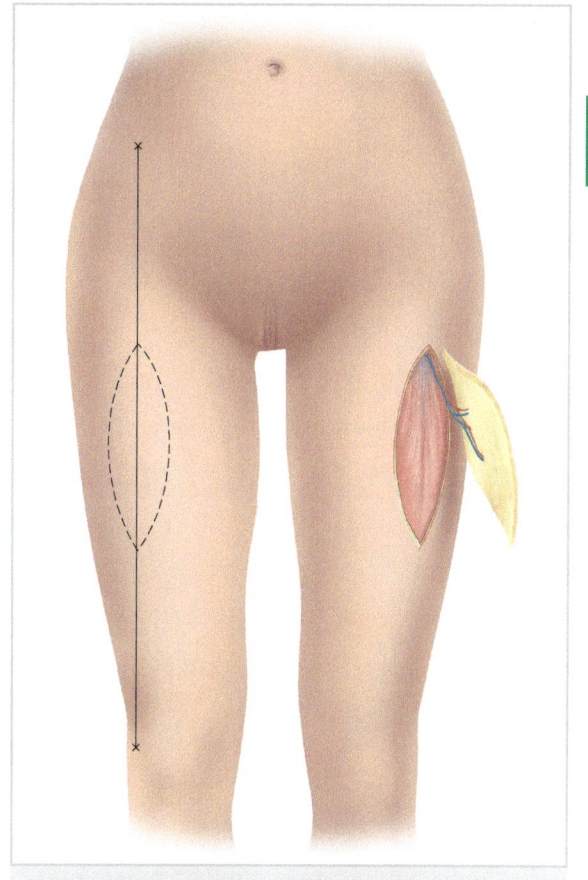

Fig. 2.58 Planejamento pré-operatório para retalho da coxa anterolateral (perna direita) e retalho levantado com as perfurantes do ramo descendente da artéria femoral circunflexa lateral.

Nota

Se o raio de rotação for muito curto, o músculo também poderá ser dividido em sentido proximal.

2.5.4 Retalho Perfurante de Coxa Anterolateral

P. H. Zeplin, D. Ulrich

Anatomia

O suprimento arterial ao retalho é fornecido pelo ramo descendente da artéria femoral circunflexa lateral. O feixe vascular arteriovenoso corre em sentido distal no vasto intermédio entre o reto femoral e o vasto lateral, dando origem a ambas as perfurantes septocutânea e miocutânea que podem ser usadas no desenho da ilha de pele.

Técnica

O eixo longitudinal do septo entre o vasto lateral e o reto femoral corresponde à linha que se estende desde a espinha ilíaca anterossuperior até a margem lateral da patela. O estudo pré-operatório por ultrassom com Doppler para identificar e marcar as perfurantes se baseia em um círculo com raio de 3 cm a partir do meio dessa linha. Localizadas na junção entre o terço proximal e o médio do músculo estão as perfurantes que podem ser usadas para o retalho do músculo tensor da fáscia lata (TFL). Recomenda-se incluir também essas perfurantes no planejamento, caso as perfurantes distais a elas não possam ser suficientemente expostas ou estejam lesionadas. A largura do retalho fasciocutâneo deverá ser limitada a 8 a 10 cm (*pinch test*) para permitir o fechamento primário do defeito do sítio doador. O comprimento pode ser de até 25 cm (▶ Fig. 2.58).

A dissecção começa em sentido medial, movendo-se em direção ao septo e tentando expor e preservar todas as perfurantes miocutâneas superiores ao reto femoral.

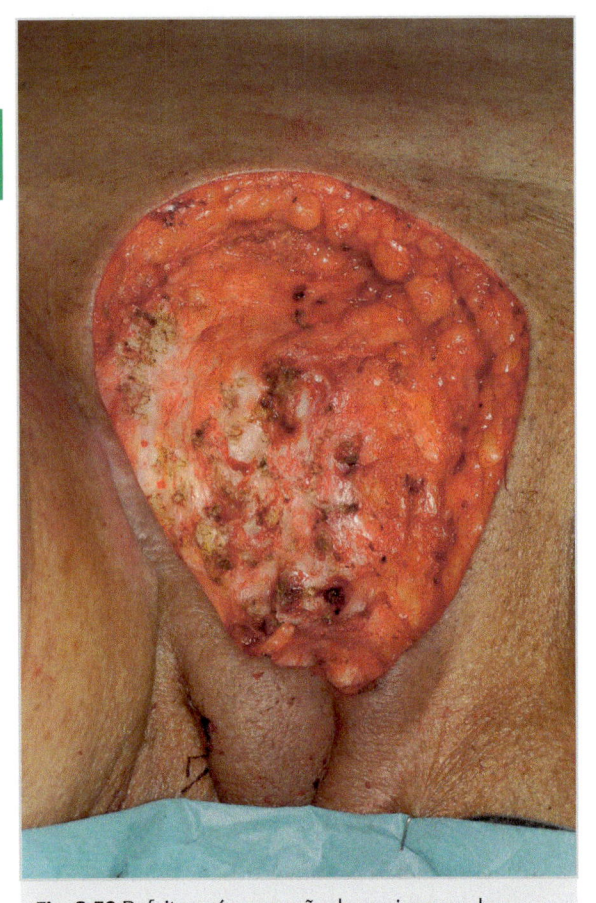

Fig. 2.59 Defeito após ressecção de carcinoma vulvar recorrente.

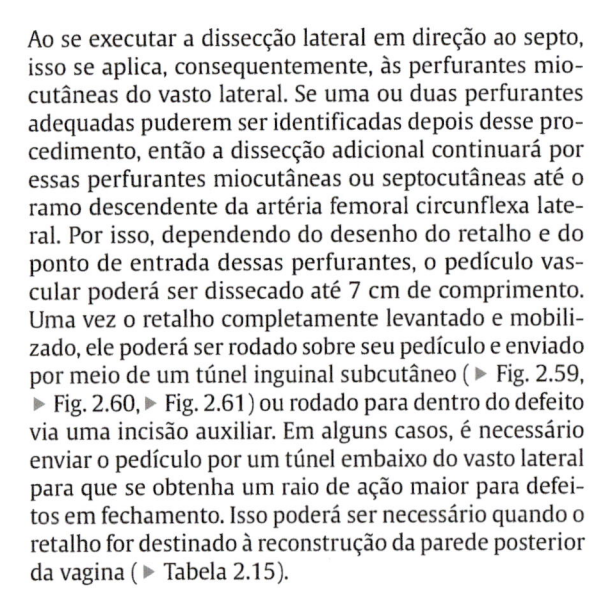

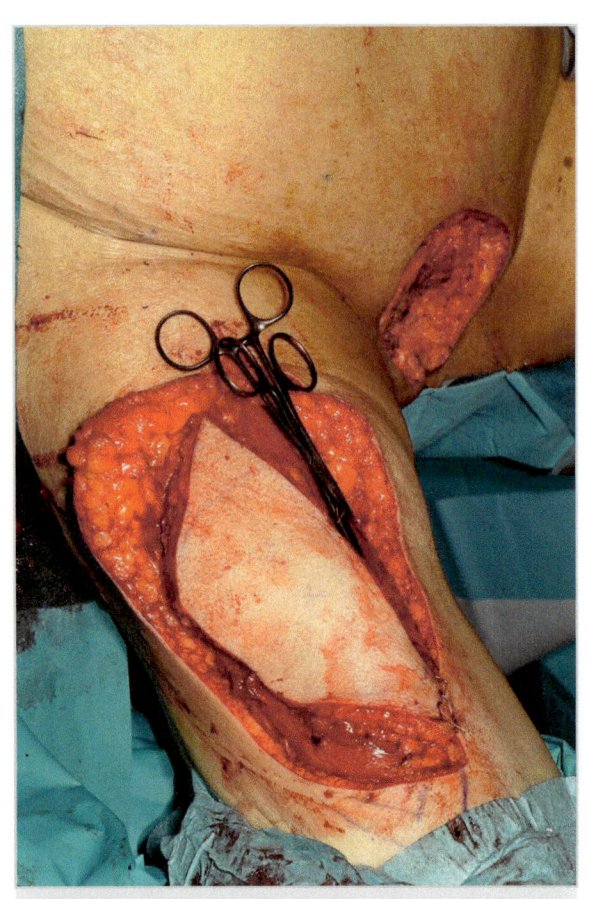

Fig. 2.60 Retalho de perfurante pediculado de coxa anterolateral com incisão proximal e enviado por meio de um túnel.

Ao se executar a dissecção lateral em direção ao septo, isso se aplica, consequentemente, às perfurantes miocutâneas do vasto lateral. Se uma ou duas perfurantes adequadas puderem ser identificadas depois desse procedimento, então a dissecção adicional continuará por essas perfurantes miocutâneas ou septocutâneas até o ramo descendente da artéria femoral circunflexa lateral. Por isso, dependendo do desenho do retalho e do ponto de entrada dessas perfurantes, o pedículo vascular poderá ser dissecado até 7 cm de comprimento. Uma vez o retalho completamente levantado e mobilizado, ele poderá ser rodado sobre seu pedículo e enviado por meio de um túnel inguinal subcutâneo (▶ Fig. 2.59, ▶ Fig. 2.60, ▶ Fig. 2.61) ou rodado para dentro do defeito via uma incisão auxiliar. Em alguns casos, é necessário enviar o pedículo por um túnel embaixo do vasto lateral para que se obtenha um raio de ação maior para defeitos em fechamento. Isso poderá ser necessário quando o retalho for destinado à reconstrução da parede posterior da vagina (▶ Tabela 2.15).

Tabela 2.15 Técnica para retalho de perfurante de ALT

Princípio	Retalho de perfurante fasciocutâneo
Suprimento vascular	Ramo descendente da artéria femoral circunflexa lateral
Inervação	Nervo cutâneo femoral lateral
Tamanho máximo (comp. × largura)	25 × 10 cm
Indicação	Consultar Seção 2.5.3 Retalho de Músculo Reto Femoral

Abreviação: ALT, coxa anterolateral.

2.5 Retalhos da Coxa

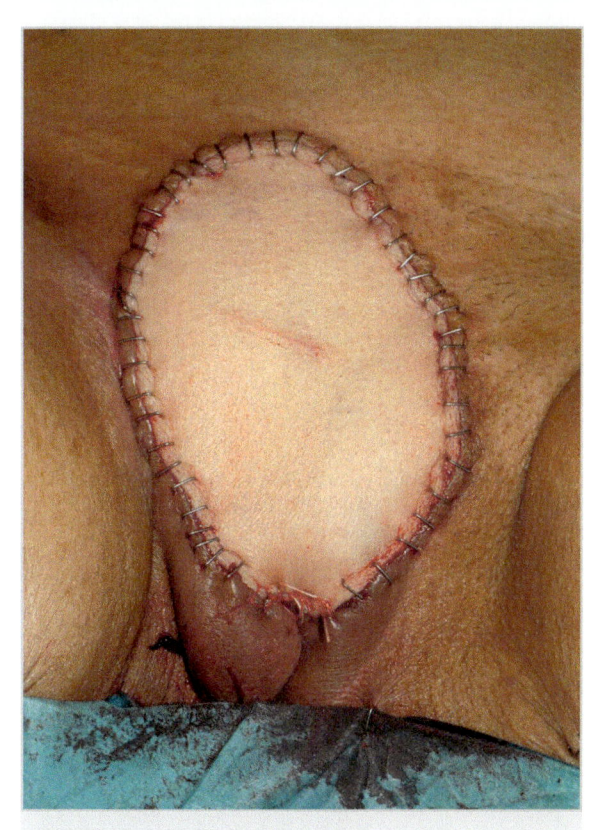

Fig. 2.61 Resultado pós-operatório.

Tabela 2.16 Técnica do retalho de TFL

Princípio	Retalho pediculado miocutâneo ou muscular
Suprimento vascular	Ramo ascendente da artéria femoral circunflexa lateral, tipo I
Inervação	Nervo cutâneo femoral lateral
Tamanho máximo (comp. × largura)	40 × 10 cm
Indicação	Consultar Seção 2.5.3 Retalho do Músculo Reto Femoral

Abreviação: TFL, tensor da fáscia lata.

Complicações Possíveis

Além dos hematomas, infecções e cicatrização prejudicada da ferida, problemas do sítio doador podem ocorrer com retalhos muito grandes (> 11 cm), os quais demandam enxertos de pele para fechamento. A necrose parcial na região da ilha de pele também pode ser observada em casos raros ou em problemas de cicatrização tardia, com estenose do introito.

2.5.5 Retalho do Músculo Tensor da Fáscia Lata

P. H. Zeplin

Anatomia

O músculo tensor da fáscia lata (TLF) surge da espinha ilíaca anterossuperior e funde-se com a fáscia lata e o trato iliotibial, que se insere no côndilo tibial lateral. O suprimento arterial do músculo é fornecido pelo ramo ascendente da artéria femoral circunflexa lateral (▶ Fig. 2.62, ▶ Fig. 2.63).

Técnica

Como acontece com o retalho de coxa anterolateral (ALT), a linha que vai da espinha ilíaca anterossuperior até a margem lateral da patela ajuda na orientação. Entretanto, no retalho de TFL, ela define a borda anterior. O fêmur limita a extensão posterior do retalho. Quando a artéria nutriente entra no músculo, na junção entre seu terço proximal e medial, esse é o sítio onde o ultrassom com Doppler, antes e durante a operação, deverá ser usado para localizar e marcar as perfurantes. O retalho é elevado de distal para proximal. Após incisar a pele, a fáscia e o trato iliotibial, o cirurgião identifica o ramo descendente da artéria femoral circunflexa medial entre o músculo vasto lateral e o músculo reto femoral. A dissecção continua então em sentido superior ao longo desse vaso e até o ponto de entrada do ramo ascendente. A identificação confiável e a dissecção do pedículo vascular torna possível incisar e mobilizar a ilha de pele e levar o retalho através de um túnel subcutâneo ou com uma incisão auxiliar na região inguinal. Em geral, o defeito do sítio doador pode ser fechado com sutura primária. Quando esse não for o caso, o defeito poderá ser fechado com enxerto de pele de espessura parcial (▶ Tabela 2.16).

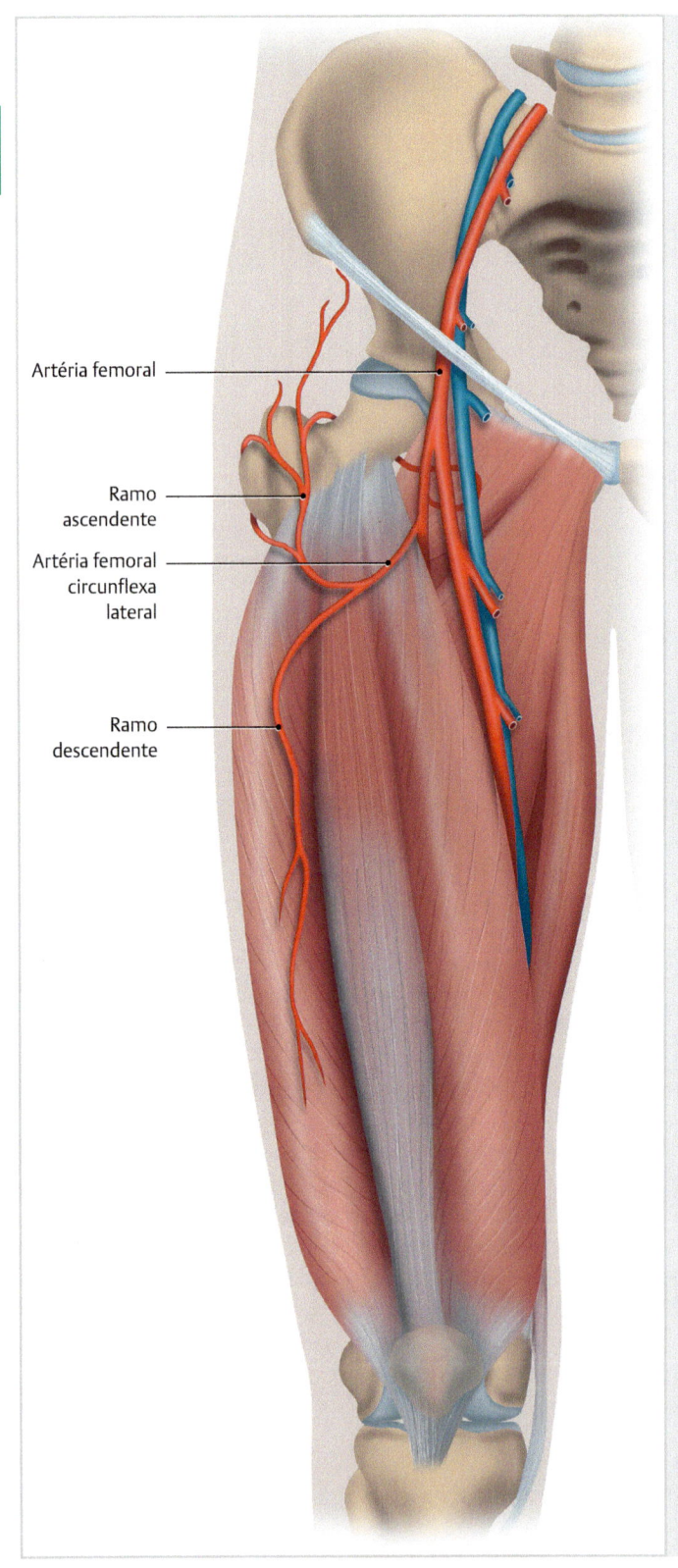

Fig. 2.62 Suprimento vascular para o retalho de músculo tensor da fáscia lata.

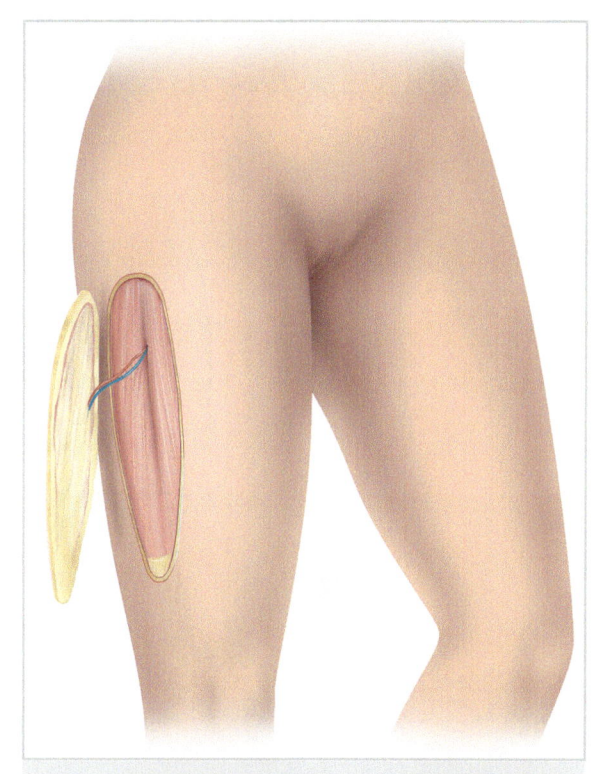

Fig. 2.63 Princípio do retalho do tensor da fáscia lata: retalho levantado com perfurantes expostas do ramo ascendente da artéria femoral circunflexa lateral.

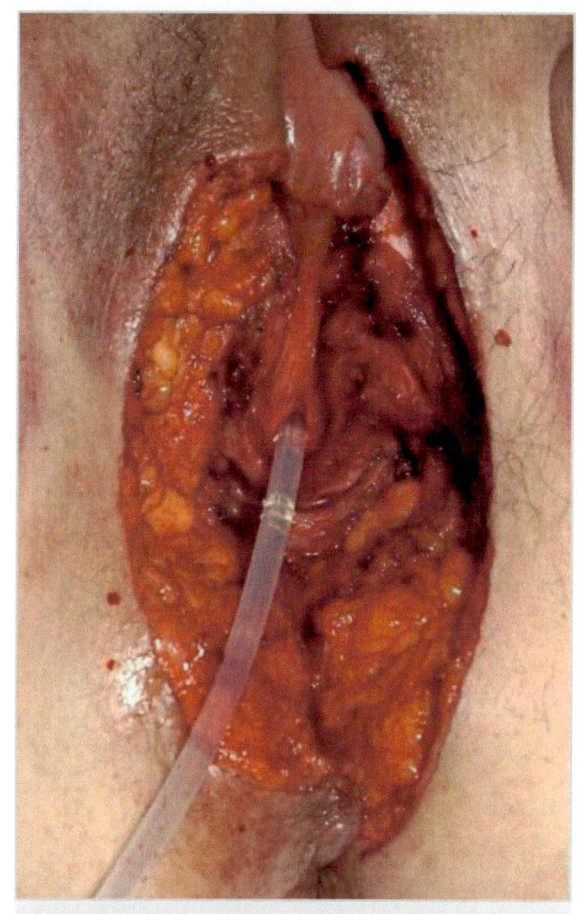

Fig. 2.64 Defeito secundário à exenteração posterior e vulvectomia.

2.6 Combinação de Retalhos

D. Ulrich

Muitos defeitos demandam uma combinação de retalhos para fechamento da ferida sem tensão. Tais combinações podem incluir qualquer um dos retalhos descritos nas seções anteriores. Por exemplo, após exenteração posterior e vulvectomia total extensiva, um retalho VRAM pode ser combinado com um retalho de coxa do pudendo (▶ Fig. 2.64, ▶ Fig. 2.65, ▶ Fig. 2.66), retalho em V-Y (▶ Fig. 2.67, ▶ Fig. 2.68) ou um retalho miocutâneo do grácil (▶ Fig. 2.69, ▶ Fig. 2.70).

As combinações de retalhos podem geralmente fechar até os defeitos vulvares e vaginais mais extensos. Retalhos livres são indicados somente em casos extremamente raros. Uma dessas opções que merece menção é o retalho livre do latíssimo do dorso, que forma anastomose com a artéria epigástrica inferior e suas veias acompanhantes.

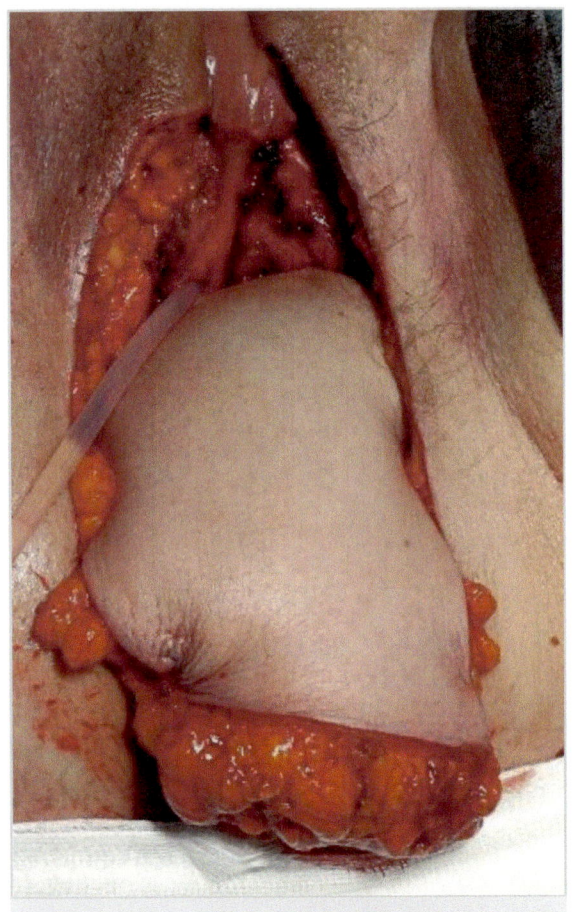

Fig. 2.65 Retalho vertical pediculado do músculo reto abdominal para reconstrução da parede vaginal posterior. Parte da ilha de pele foi submetida à remoção do epitélio.

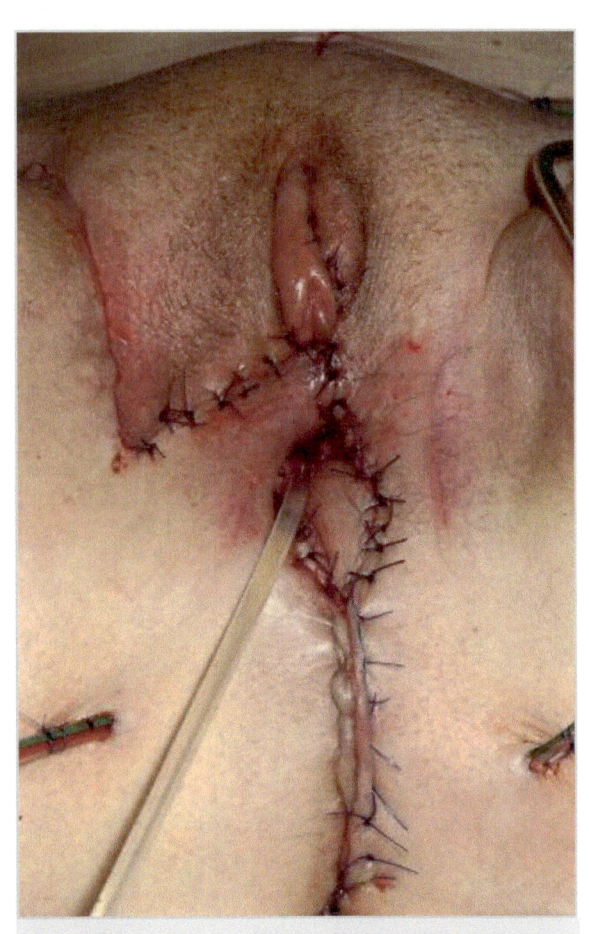

Fig. 2.66 O retalho pudendo de coxa é usado também para reconstruir a parede vaginal anterior. Resultado imediato após a operação.

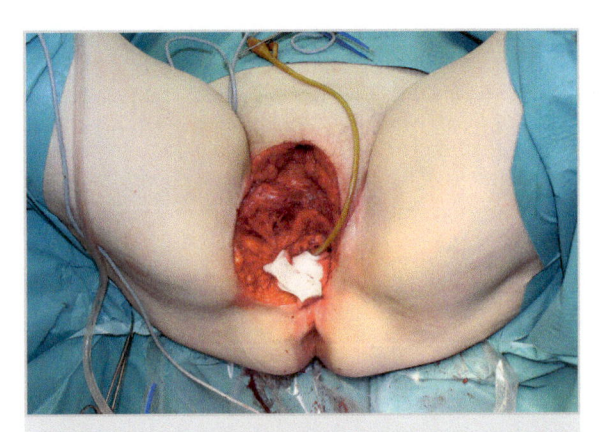

Fig. 2.67 Defeito após ressecção de um carcinoma vulvar recorrente.

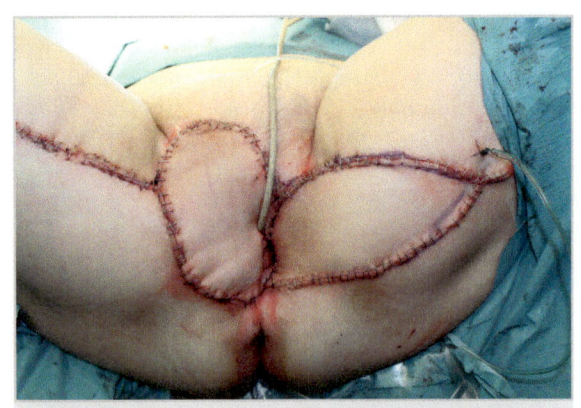

Fig. 2.68 O defeito foi fechado com retalho miocutâneo do grácil a partir da direita e com retalho V-Y a partir da esquerda.

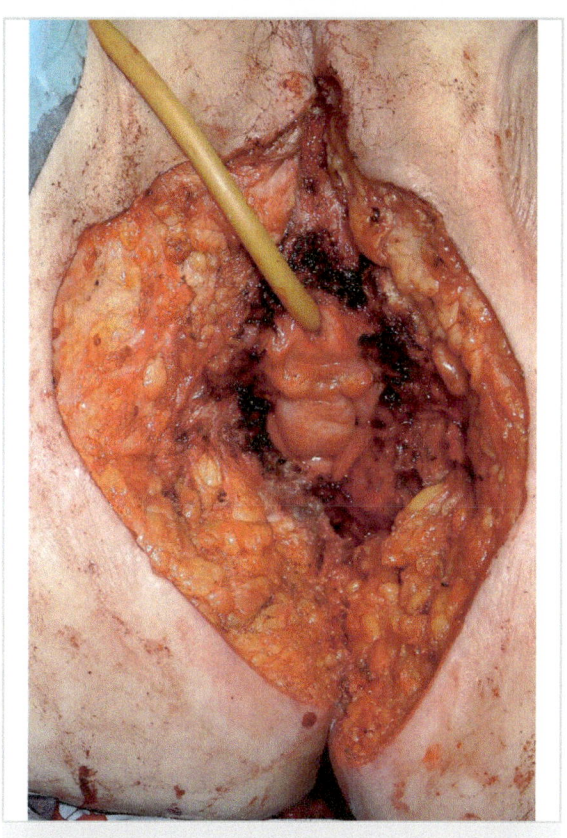

Fig. 2.69 Defeito secundário à exenteração posterior e vulvectomia.

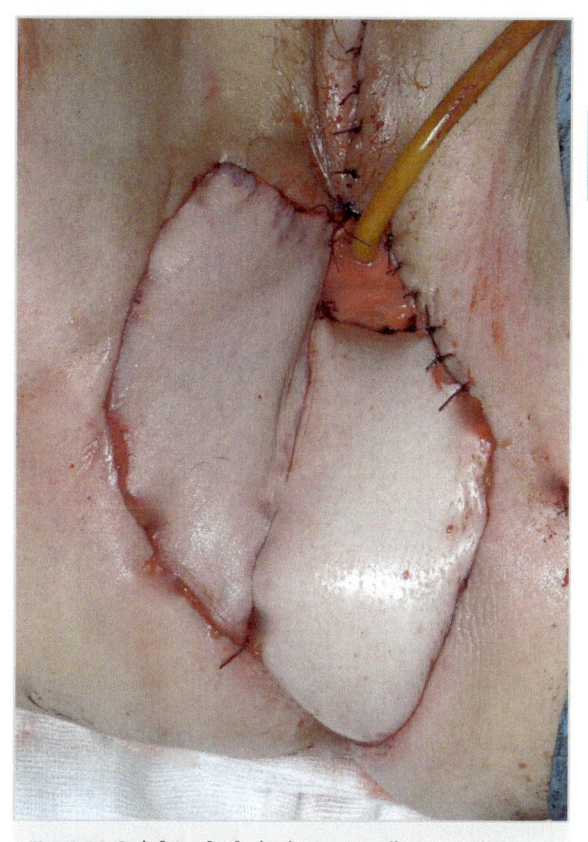

Fig. 2.70 O defeito foi fechado com retalho vertical miocutâneo do reto abdominal para reconstruir a parede vaginal posterior e um retalho miocutâneo do grácil a partir da direita.

2.7 Tratamento de Complicações

D. Ulrich

A região vulvar exibe secreções características das glândulas exócrinas vaginais que podem contaminar a ferida. As infecções com deiscência são comuns após reconstruções com retalhos nessa parte do corpo (▶ Fig. 2.71).

A necrose parcial ou total de retalhos também pode ocorrer (▶ Fig. 2.72). Estudos mostram que o índice de cicatrização prejudicada de feridas em reconstruções após carcinoma primário ou recorrente é significativamente mais alto em pacientes tratados com retalhos cutâneos ou fasciocutâneos, em comparação com os pacientes que recebem retalhos musculocutâneos.

As causas para a cicatrização prejudicada de feridas após enxertos de pele de espessura parcial são:

- Acúmulo de fluidos ou hematomas embaixo do enxerto.
- Movimentos de cisalhamento por causa da imobilização insuficiente.
- Necrose do leito da ferida, com chances de aumentar em enxertos em tecido adiposo subcutâneo.
- Infecções.

As complicações dos procedimentos com retalhos resultam, quase sempre, do excesso de tensão da sutura, quando se fecha o ferimento, e da colonização bacteriana das superfícies da ferida pós-cirurgia. A cicatrização também é, com frequência, mais prejudicada ainda pelos seguintes fatores:

- Idade avançada dos pacientes.
- Diabetes melito.
- Alterações vasculares.
- Radioterapia.
- Susceptibilidade geral à infecção.

Hospitalização prolongada, desenvolvimento de cicatrizes doloridas e prejuízos à micção e à defecação podem ser devidos à cicatrização secundária. As condições são geralmente menos favoráveis quando existem edemas persistentes e doloridos após a radioterapia na vulva e recorrência local. Nesses casos, a cicatrização de feridas, mesmo pequenas, fica prejudicada.

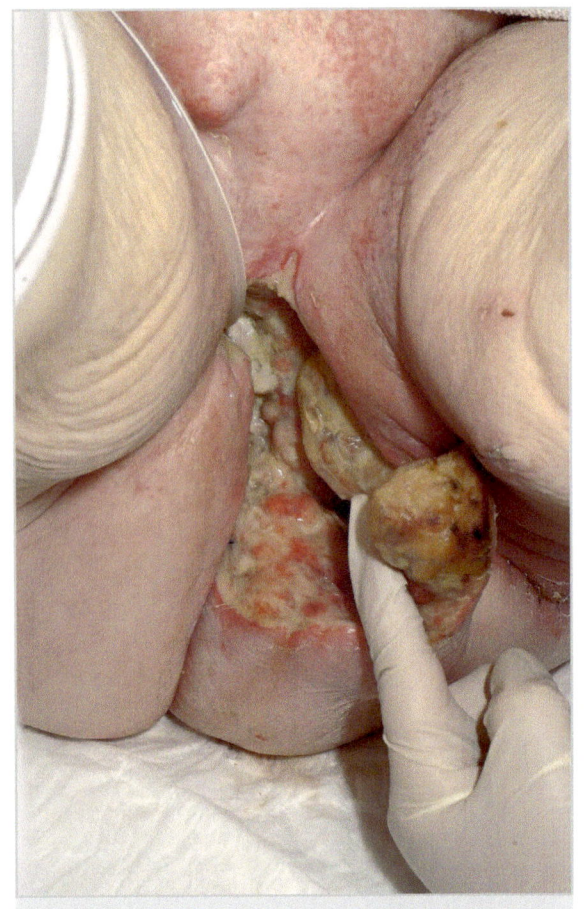

Fig. 2.71 Deiscência de ferida após reconstrução com retalho em folha de lótus em paciente que já tinha passado por radioterapia e múltiplas recorrências de carcinoma vulvar.

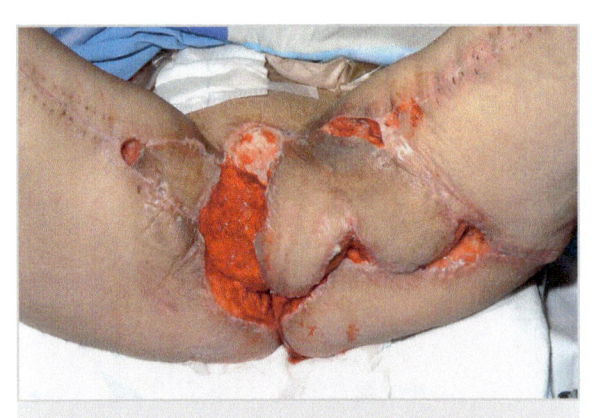

Fig. 2.72 Necrose parcial de uma reconstrução com retalhos miocutâneos bilaterais do grácil após exenteração total.

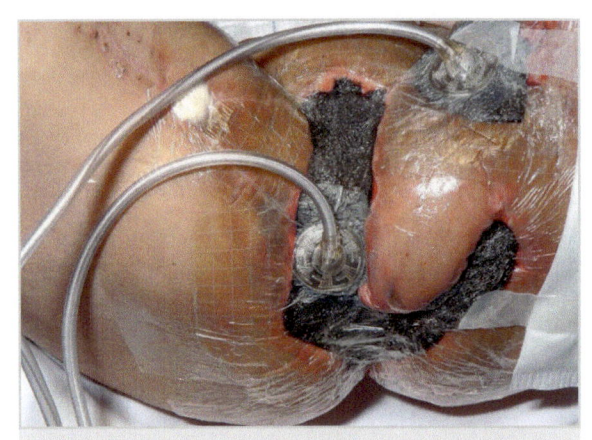

Fig. 2.73 Tratamento com dispositivo de fechamento a vácuo após necrosectomia.

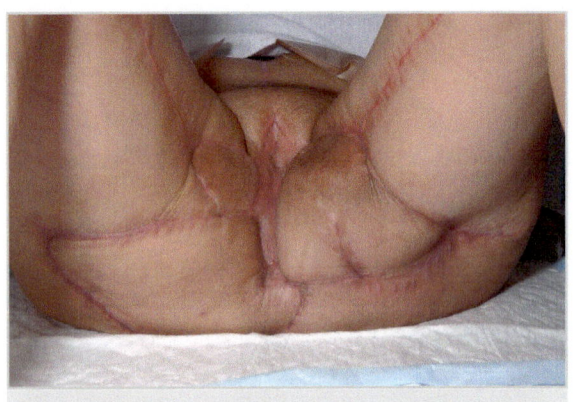

Fig. 2.74 O defeito foi fechado com enxerto secundário de pele de espessura parcial e com um retalho em V-Y a partir da direita. Resultado um ano após a operação.

Se a necrose ocorrer no retalho, será melhor esperar vários dias para que a demarcação nítida apareça. O desbridamento da ferida poderá então ser executado e o ferimento poderá ser tratado com agentes antissépticos ou com um dispositivo de fechamento a vácuo (▶ Fig. 2.73). O tratamento com oxigênio hiperbárico também pode ser considerado. O fechamento secundário da ferida poderá ser obtido mobilizando-se novamente o retalho ou inserindo-se um enxerto de pele de espessura parcial (▶ Fig. 2.74).

Outros impedimentos que reduzem substancialmente a habilidade da paciente em manter relações sexuais são causados pela cura extensivamente prejudicada da ferida com cicatrização secundária (▶ Fig. 2.75).

A cicatrização pode causar estenose do introito vaginal que, por sua vez, pode levar à dispareunia e impedimento da sensação sexual em geral. Essa estenose pode ser corrigida com um retalho bilobado bilateral com base na IPA (▶ Fig. 2.76, ▶ Fig. 2.77, ▶ Fig. 2.78, ▶ Fig. 2.79).

2.7 Tratamento de Complicações

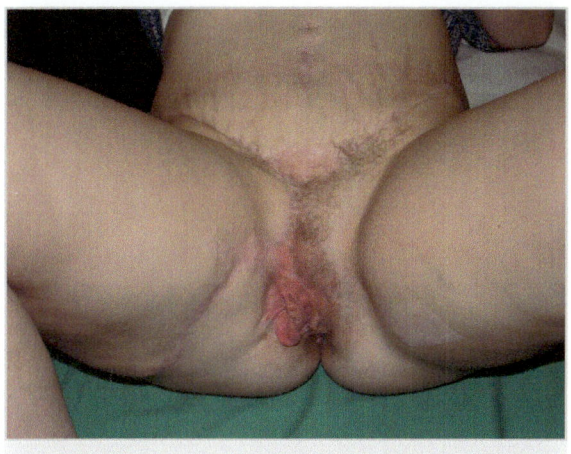

Fig. 2.75 Cicatrização do introito vaginal após fechamento de defeito por fasciíte necrosante com retalho posterior de coxa a partir da direita.

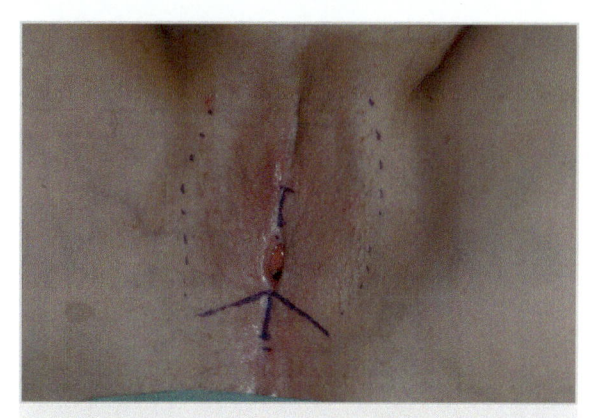

Fig. 2.76 Estenose do introito após reconstrução de defeito por líquen escleroso. A linha de incisão para abrir o introito está marcada.

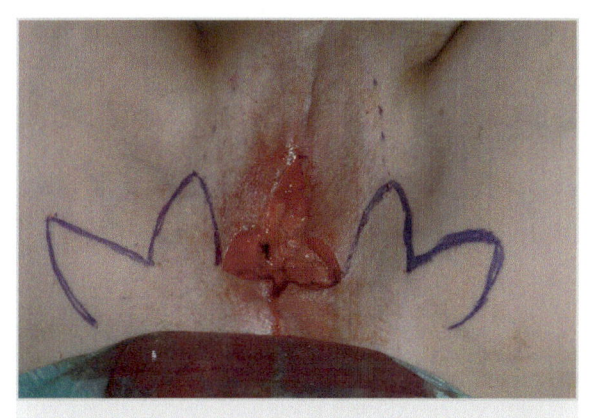

Fig. 2.77 Planejamento de retalho bilobado bilateral com base na artéria pudenda interna.

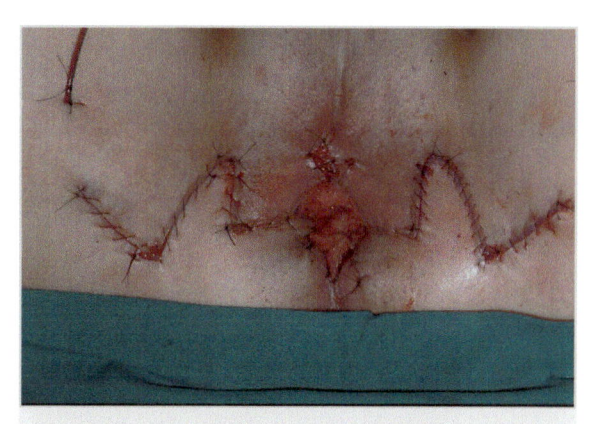

Fig. 2.78 Resultado imediato após a operação.

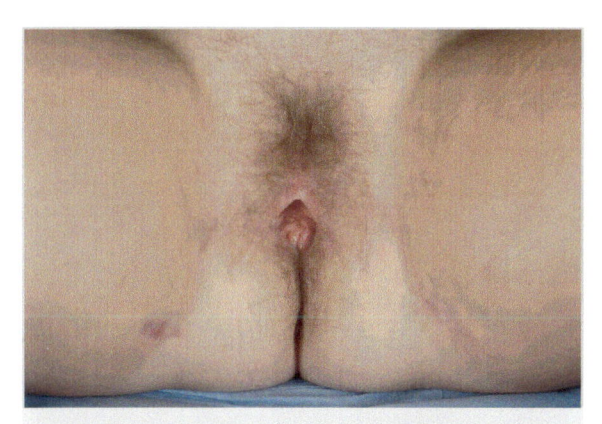

Fig. 2.79 Resultado quatro anos após a operação.

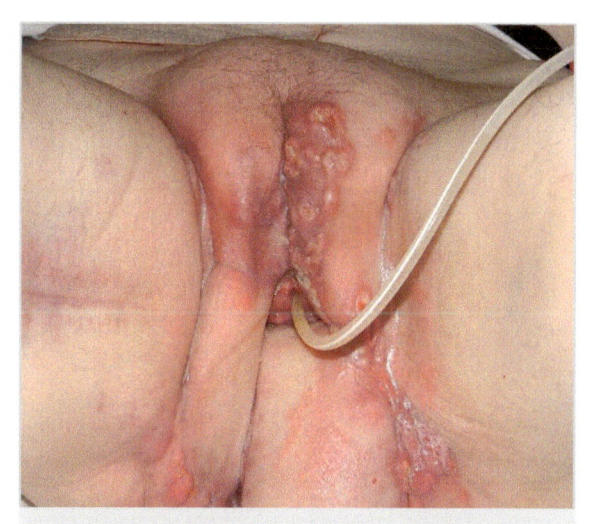

Fig. 2.80 Recorrência local extensa de carcinoma vulvar após reconstrução anterior.

Em uma reconstrução com retalho que falha em cicatrizar, os ferimentos também podem ser o primeiro sinal de recorrência local. Nesses casos, uma biópsia pode ser recomendada para confirmar o diagnóstico. Recorrências locais extensas, por outro lado, são em geral clinicamente óbvias (▶ Fig. 2.80).

Leitura Complementar

[1] Achauer BM, Turpin IM, Furnas DW. Gluteal thigh flap in reconstruction of complex pelvic wounds. Arch Surg. 1983;118(1):18-22.
[2] Ando H, Ito K, Torii S, Kasai Y, Akiyama S, Nakao A. Pedicle myocutaneous flaps for reconstruction following total pelvic exenteration of intrapelvic recurrent rectal cancer: report of a case. Surg Today. 2001;31(4):363-366.
[3] Bhagwat BM, Pearl RM, Laub DR. Uses of the rectus femoris myocutaneous flap. Plast Reconstr Surg. 1978;62(5):699-701.
[4] Burke TW, Morris M, Roh MS, Levenback C, Gershenson DM. Perineal reconstruction using single gracilis myocutaneous flaps. Gynecol Oncol. 1995;57(2):221-225.
[5] Cardosi RJ, Hoffman MS, Greenwald D. Rectus femoris myocutaneous flap for vulvoperineal reconstruction. Gynecol Oncol. 2002;85(1):188-191.
[6] Carramaschi F, Ramos ML, Nisida AC, Ferreira MC, Pinotti JA. V-Y flap for perineal reconstruction following modified approach to vulvectomy in vulvar cancer. Int J Gynaecol Obstet. 1999;65(2):157-163.
[7] Chafe W, Fowler WC, Walton LA, Currie JL. Radical vulvectomy with use of tensor fascia lata myocutaneous flap. Am J Obstet Gynecol. 1983;145(2):207-213.
[8] Chen HC, Tang YB. Anterolateral thigh flap: an ideal soft tissue flap. Clin Plast Surg. 2003;30(3):383-401.
[9] Chen SH, Hentz VR, Wei FC, Chen YR. Short gracilis myocutaneous flaps for vulvoperineal and inguinal reconstruction. Plast Reconstr Surg. 1995;95(2):372-377.
[10] Cormack GC, Lamberty BG. The blood supply of thigh skin. Plast Reconstr Surg. 1985;75(3):342-354.
[11] Hallock GG. Scrotal reconstruction following Fournier's gangrene using the medial thigh fasciocutaneous flap. Ann Plast Surg. 1990;24(1):86-90.
[12] Har-Shai Y, Hirshowitz B, Marcovich A, Eliachar I, Peretz BA. Blood supply and innervation of the supermedial thigh flap employed in one-stage reconstruction of the scrotum and vulva–an anatomical study. Ann Plast Surg. 1984;13(6):504-510.
[13] Hirshowitz B, Moscona R, Kaufman T, Pnini A. One-stage reconstruction of the scrotum following Fournier's syndrome using a probable arterial flap. Plast Reconstr Surg. 1980;66(4):608-612.
[14] Hirshowitz B, Peretz BA. Bilateral superomedial thigh flaps for primary reconstruction of scrotum and vulva. Ann Plast Surg. 1982;8(5):390-396.
[15] Hsu H, Chien SH, Wang CH, et al. Expanding the applications of the pedicled anterolateral thigh and vastus lateralis myocutaneous flaps. Ann Plast Surg. 2012;69(6):643-649.
[16] Huang LY, Lin H, Liu YT, ChangChien CC, Chang SY. Anterolateral thigh vastus lateralis myocutaneous flap for vulvar reconstruction after radical vulvectomy: a preliminary experience. Gynecol Oncol. 2000;78(3 Pt 1):391-393.
[17] Hurwitz DJ, Swartz WM, Mathes SJ. The gluteal thigh flap: a reliable, sensate flap for the closure of buttock and perineal wounds. Plast Reconstr Surg. 1981;68(4):521-532.
[18] Koshima I, Fukuda H, Utunomiya R, Soeda S. The anterolateral thigh flap; variations in its vascular pedicle. Br J Plast Surg. 1989;42(3):260-262.
[19] Kuhn W, Lüscher NJ, de Roche R, Krupp S, Zäch GA. The neurosensory musculocutaneous tensor fasciae latae flap: long term results. Paraplegia. 1992;30(6):396-400.
[20] Lee PK, Choi MS, Ahn ST, Oh DY, Rhie JW, Han KT. Gluteal fold V-Y advancement flap for vulvar and vaginal reconstruction: a new flap. Plast Reconstr Surg. 2006;118(2):401-406.
[21] McCraw JB, Massey FM, Shanklin KD, Horton CE. Vaginal reconstruction with gracilis myocutaneous flaps. Plast Reconstr Surg. 1976;58(2):176-183.
[22] McDougal WS. Scrotal reconstruction using thigh pedicle flaps. J Urol. 1983;129(4):757-759.
[23] Murthy V, Gopinath KS. Reconstruction of groin defects following radical inguinal lymphadenectomy: an evidence based review. Indian J Surg Oncol. 2012;3(2):130-138.
[24] Nahai F, Mathes SJ. Musculocutaneous flap or muscle flap and skin graft? Ann Plast Surg. 1984;12(2):199-203.
[25] Nakajima H, Imanishi N, Fukuzumi S. Vaginal reconstruction with the femoral veno-neuroaccompanying artery fasciocutaneous flap. Br J Plast Surg. 1999;52(7):547-553.
[26] Ng RW, Chan JY, Mok V, Li GK. Clinical use of a pedicled anterolateral thigh flap. J Plast Reconstr Aesthet Surg. 2008;61(2):158-164.
[27] Peled IJ. Reconstruction of the vulva with V-Y advanced myocutaneous gracilis flap. Plast Reconstr Surg. 1990;86(5):1014-1016.
[28] Peters W, Cartotto R, Morris S, Jewett M. The rectus femoris myocutaneous flap for closure of difficult wounds of the abdomen, groin, and trochanteric areas. Ann Plast Surg. 1991;26(6):572-576.
[29] Saadeh FA, Haikal FA, Abdel-Hamid FAM. Blood supply of the tensor fasciae latae muscle. Clin Anat. 1998;11(4):236-238.
[30] Salgarello M, Farallo E, Barone-Adesi L, et al. Flap algorithm in vulvar reconstruction after radical, extensive vulvectomy. Ann Plast Surg. 2005;54(2):184-190.
[31] Santanelli F, Berlin O, Fogdestam I. The combined tensor fasciae latae/ rectus femoris musculocutaneous flap: a possibility for major soft tissue reconstruction in the groin, hip, gluteal, perineal, and lower abdominal regions. Ann Plast Surg. 1993;31(2):168-174.
[32] Spyropoulou GA, Jeng SF, Demiri E, Dionyssopoulos A, Feng KM. Reconstruction of perineoscrotal and vaginal defects with pedicled anterolateral thigh flap. Urology. 2013;82(2):461-465.
[33] Staiano JJ, Wong L, Butler J, Searle AE, Barton DP, Harris PA. Flap reconstruction following gynaecological tumour resection for advanced and recurrent disease–a 12 year experience. J Plast Reconstr Aesthet Surg. 2009;62(3):346-351.
[34] Taylor GI. The angiosomes of the body and their supply to perforator flaps. Clin Plast Surg. 2003;30(3):331-42.
[35] Ulrich D, Roos J, Jakse G, Pallua N. Gracilis muscle interposition for the treatment of recto-urethral and rectovaginal fistulas: a retrospective analysis of 35 cases. J Plast Reconstr Aesthet Surg. 2009;62(3):352-356.
[36] Vyas RM, Pomahac B. Use of a bilobed gracilis myocutaneous flap in perineal and genital reconstruction. Ann Plast Surg. 2010;65(2):225-227.
[37] Wang X, Qiao Q, Burd A, et al. Perineum reconstruction with pedicled anterolateral thigh fasciocutaneous flap. Ann Plast Surg. 2006;56(2):151-155.
[38] Wei FC, Jain V, Celik N, Chen HC, Chuang DC, Lin CH. Have we found an ideal soft-tissue flap? An experience with 672 anterolateral thigh flaps. Plast Reconstr Surg. 2002;109(7):2219-2226, discussion 2227-2230.
[39] Weikel W, Schmidt M, Steiner E, Knapstein PG, Koelbl H. Reconstructive plastic surgery in the treatment of vulvar carcinomas. Eur J Obstet Gynecol Reprod Biol. 2008;136(1):102-109.
[40] Yousif NJ, Matloub HS, Kolachalam R, Grunert BK, Sanger JR. The transverse gracilis musculocutaneous flap. Ann Plast Surg. 1992;29(6):482-490.
[41] Yu P, Sanger JR, Matloub HS, Gosain A, Larson D. Anterolateral thigh fasciocutaneous island flaps in perineoscrotal reconstruction. Plast Reconstr Surg. 2002;109(2):610-616, discussion 617-618.
[42] Zhang R, Sun J, Wei X, et al. Reconstruction of defects with the posterior femoral fasciocutaneous flap after resection of malignant tumours of the femoral greater trochanter, sacrococcygeal region and knee. J Plast Reconstr Aesthet Surg. 2009;62(2):221-229.

2.8 Reconstrução de Pequenos Lábios

P. H. Zeplin, M. Nuwayhid

2.8.1 Etiologia de Defeitos dos Pequenos Lábios

Defeitos dos pequenos lábios podem ocorrer isolados ou em combinação com outros defeitos da região vulvogenital e são, com frequência, o resultado de trauma de parto ou de outros traumas, infecções, neoplasias ou intervenções cirúrgicas. Defeitos que causam assimetria são observados principalmente em pacientes mais jovens que tenham passado anteriormente por labioplastia. Como a reconstrução deverá utilizar, de preferência, tecido local, técnicas especiais como o retalho de lábio cruzado estão disponíveis complementando a técnica geral de um retalho em V-Y local.

2.8.2 Princípio de Retalho Y-V de Pequenos Lábios Anterior e Posterior

Os pequenos lábios são reconstruídos com tecido local da região dos pequenos lábios anterior e/ou posterior (▶ Fig. 2.81).

Indicação

Defeitos de tecido, uni e bilaterais, especialmente nos terços anterior e posterior dos pequenos lábios, após labioplastia cosmética ou trauma.

Técnica

Um retalho de avanço em forma de Y na base anterior ou posterior dos pequenos lábios é incisado, dissecado e mobilizado. Desse local é feita uma incisão longitudinal no defeito a ser coberto e o retalho é suturado nele, em configuração em forma de V, usando sutura com monofilamento absorvível 5-0.

2.8.3 Princípio de Retalho Labial Cruzado Anterior e Posterior

Procedimento em dois estágios para reconstrução unilateral dos pequenos lábios com tecido dos pequenos lábios contralaterais (▶ Fig. 2.82).

Indicação

Defeitos de tecido unilaterais nos pequenos lábios após labioplastia cosmética ou trauma.

Técnica

O retalho é desenhado na pele e a dissecação começa ou anteriormente (**retalho labial cruzado anterior**) ou posteriormente (**retalho labial cruzado posterior**). A pele é dissecada e isso envolve dissecar a túnica dartos para fora do tecido subjacente. A dissecção é então conduzida posterior ou anteriormente (dependendo do tipo) até que o retalho criado possa ser facilmente rodado para o defeito sem qualquer tensão. No retalho labial cruzado anterior, a base acaba ficando mais lateralmente e inferior à margem inferior do prepúcio. No retalho labial cruzado posterior, permanece dentro dos pequenos lábios posteriores. Cada retalho pode ser

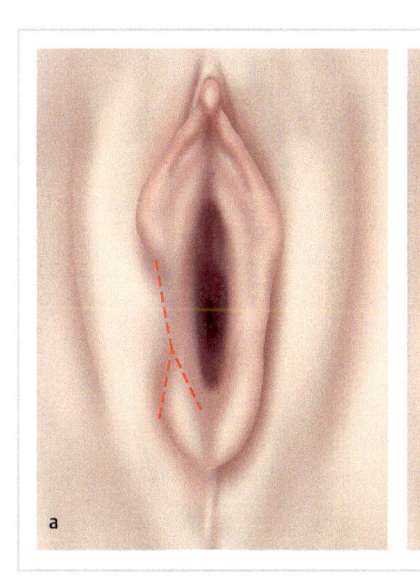

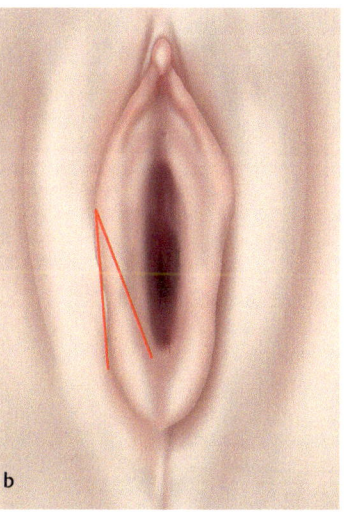

Fig. 2.81 Diagrama esquemático do retalho em Y-V de pequenos lábios: **(a)** Assimetria dos pequenos lábios com defeito de tecido no lado direito e retalho em Y dissecado posteriormente. **(b)** Achados após transposição e fixação em forma de V do retalho.

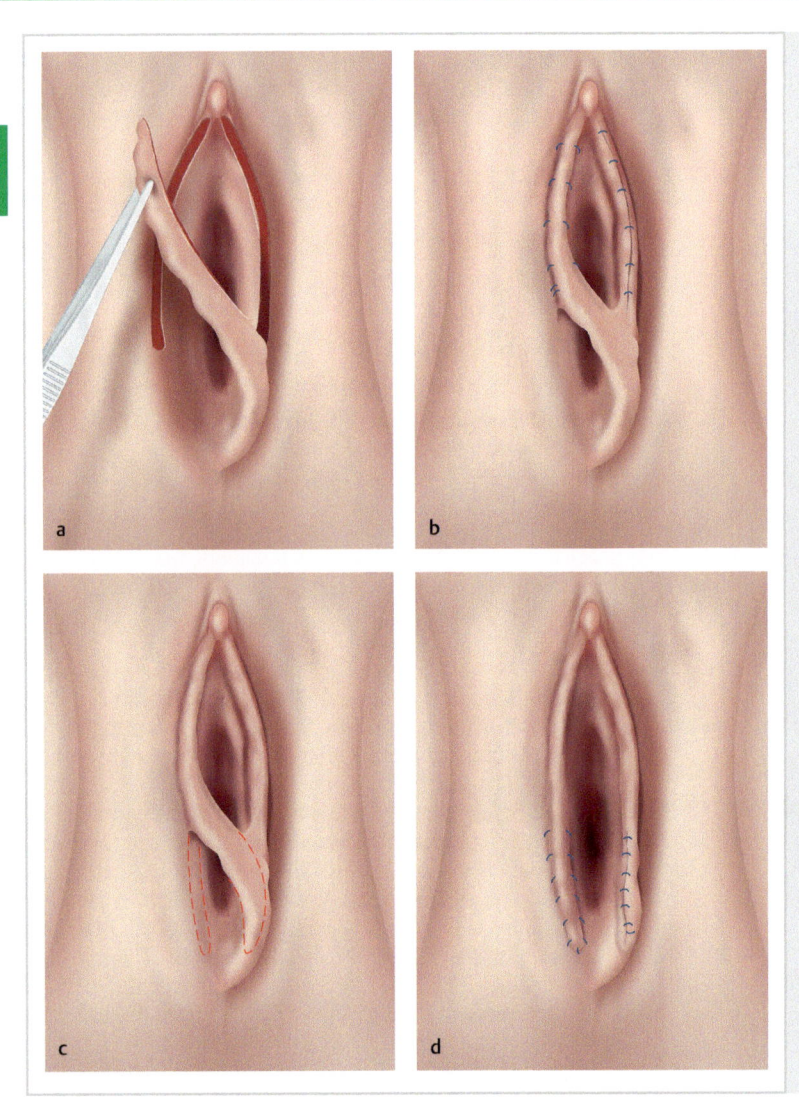

Fig. 2.82 Diagrama esquemático do retalho labial cruzado posterior: **(a)** Assimetria dos pequenos lábios com defeito de tecido no lado direito e retalho labial cruzado pediculado posteriormente à esquerda dissecado. **(b)** Achados após transposição e fixação do retalho e fechamento do defeito do sítio doador. **(c)** Ilustração das incisões para colocação definitiva do retalho. **(d)** Achados após divisão do pedículo do retalho e colocação definitiva do retalho no defeito.

confiavelmente criado até um tamanho de aproximadamente 0,75 × 5 cm (largura × comprimento). A seguir, a pele dos pequenos lábios a serem reconstruídos é incisada. A incisão deverá ser da profundidade apropriada de modo que o retalho nem desapareça inferiormente nem se projete sobre a superfície.

Depois que a melhor aproximação tenha sido feita, o retalho é suturado no local e o sítio doador é fechado onde possível em camadas com sutura de monofilamento absorvível 0-5. Após três semanas, o retalho é dividido em uma segunda intervenção e o pedículo é colocado em sua posição definitiva. O retalho labial cruzado anterior pode envolver oclusão parcial da abertura da uretra, e o retalho posterior pode causar oclusão parcial da vagina. Portanto, a paciente deverá ser completamente instruída sobre medidas higiênicas necessárias após os cuidados iniciais.

Leitura Complementar

[1] Alter GJ. Aesthetic labia minora and clitoral hood reduction using extended central wedge resection. Plast Reconstr Surg. 2008;122(6):1780-1789.
[2] Alter GJ. Labia minora reconstruction using clitoral hood flaps, wedge excisions, and YV advancement flaps. Plast Reconstr Surg. 2011;127(6):2356-2363.
[3] Hwang WY, Chang TS, Sun P, Chung TH. Vaginal reconstruction using labia minora flaps in congenital total absence. Ann Plast Surg. 1985;15(6):534-537.
[4] Nguyen AT, Ramsden AJ, Corrigan BE, Ritz M. Labial reconstruction with a cross-labial flap. J Plast Reconstr Aesthet Surg. 2011;64(10):1383-1385.
[5] Zeplin PH, Nuwayhid R, Nuwayhid M. Two-stage posterior crosslabial transposition flap: a novel technique for labium minus reconstruction. Aesthetic Plast Surg. 2014;38(5):930-932.

2.9 Reconstrução de Pênis e de Escroto

G. Djedovic, U. M. Rieger

2.9.1 Reconstrução de Pênis

Defeitos na região do pênis demandam, invariavelmente, análise das estruturas envolvidas. Os achados podem variar do envolvimento de apenas uma estrutura isolada ou superficial (como a pele ou a uretra) até a perda total do pênis.

Perda Parcial do Pênis

De modo geral, os defeitos isolados de pele no pênis meramente demandam cobertura com enxertos de pele de espessura total ou parcial. Para um resultado cosmético melhor, os enxertos de pele de espessura parcial deverão ser escarificados só com a ponta do bisturi quando forem aplicados. Por causa do risco de decapagem, o enxerto nesse local deverá ser fixo no lugar com a ajuda de bandagens a vácuo. O leito da ferida pode ser preparado para o enxerto de pele planejado com matrizes acelulares. Essas também oferecem a vantagem de aumentar a elasticidade dos enxertos nessa região, pois essa área é passível de estresse mecânico aumentado por causa da ereção e da relação sexual.

Os retalhos locais para cobrir defeitos do pênis só são possíveis até certo ponto. Defeitos menores na base do órgão podem ser cobertos com retalhos em V-Y obtidos do abdome. Em casos de impotência ou em pacientes mais velhos, existe também a opção de manobra de túnel escrotal na qual o escroto é tunelizado e o defeito da diáfise do pênis é coberto com tecido puxado pelo túnel.

Perda Total do Pênis

A perda total do pênis é, usualmente, o resultado de trauma ou de remoção cirúrgica de uma neoplasia. Entretanto, as amputações penianas ocorrem não só como resultado de violência doméstica e automutilação em certas práticas sexuais, como também por causa de transtornos psiquiátricos como a esquizofrenia. Nos casos em que o pênis foi amputado e limpo, e ainda esteja disponível, o reimplante microcirúrgico levará, invariavelmente, aos melhores resultados.

Reconstrução Total do Pênis com Retalhos Locais

Os retalhos locais para reconstrução do pênis são, usualmente, retalhos de pele das regiões abdominal ou inguinal. Retalhos musculares do músculo reto abdominal e do grácil também já foram descritos. A integração de uma neouretra é, em geral, malsucedida, o que representa mais uma desvantagem decisiva dessas técnicas.

Reconstrução Total de Pênis com Retalhos Livres

Em razão das desvantagens de retalhos locais mencionadas anteriormente, os retalhos livres ganharam popularidade e são considerados como o método de escolha para a reconstrução de pênis atualmente. O retalho ideal deverá ter inervação sensorial, sem pelos e com um pedículo vascular longo como conexão. Além disso, o retalho deverá fornecer tecido e espaço suficientes para a criação de uma neouretra.

Retalho Radial Livre

Esse é o retalho mais comum atualmente usado para a reconstrução de pênis. As vantagens do retalho radial livre estão em seu pedículo vascular longo, tecido relativamente fino e no fato de os sítios doador e receptor poderem ser dissecados simultaneamente, o que ganha tempo.

Retalho Livre de Coxa Anterolateral (ALT)

Embora o retalho ALT já seja usado relativamente com frequência para reconstrução de pênis e construção de um penoide, a disseminação da microcirurgia está tornando esse retalho cada vez mais popular que os retalhos livres. Suas vantagens estão em um sítio doador facilmente oculto e bons resultados cosméticos. A coaptação do nervo cutâneo femoral lateral aos ramos posteriores do pênis fornece suprimento sensorial suficiente ao retalho. A quantidade de tecido que pode ser colhido do sítio doador é suficiente para permitir colocação adicional de uma prótese peniana em um segundo procedimento. Entretanto, a gordura subcutânea adicional em pacientes obesos pode dificultar a reconstrução de uma neouretra.

Retalho Fibular Livre

O retalho fibular osteocutâneo livre para a reconstrução de pênis foi descrito pela primeira vez por Sadove et al.[8] em 1992. As vantagens desse retalho são seu pedículo vascular longo e sítio doador facilmente oculto. Além disso, o fragmento de osso integrado dá a esse retalho a rigidez que permite o contato sexual sem colocação de prótese peniana. Em comparação com o retalho radial, suas desvantagens incluem: suprimento sensorial diminuído, índice aumentado de complicações uretrais e a "ereção" permanente do pênis reconstruído. Por causa de um sítio doador facilmente ocultável, esse retalho é, em geral, preferido por pacientes que vão querer evitar a cicatriz de antebraço relativamente visível no sítio doador do retalho radial.

2.9.2 Reconstrução do Escroto

Os defeitos na região escrotal podem incluir perda parcial ou total do escroto e exposição completa dos testículos. Na fase aguda após um trauma ou desbridamento, os testículos podem ser transferidos temporariamente para a coxa medial, abdome ou região inguinal. A temperatura não fisiológica mais alta pode levar a problemas com a espermatogênese, resultando em infertilidade. Portanto, a reconstrução do escroto deverá ser tentada durante o curso adicional do tratamento pelas seguintes razões:

- Normalizar a temperatura ambiente.
- Evitar atrofia do testículo.
- Restaurar a aparência externa normal.
- Proteger os testículos sensíveis.

Geralmente, os defeitos menores podem ser fechados diretamente em virtude da capacidade de expansão satisfatória do escroto residual. O próximo degrau da escada de reconstrução é a opção de fechar defeitos com enxerto de pele de espessura parcial. Bandagens temporárias a vácuo são usadas com frequência para superar as dificuldades na fixação nessa região (▶ Fig. 2.83a,b).

Uma vez que os enxertos de pele não possuem tecido subcutâneo, eles não conseguem fornecer estofamento suficiente. Por essa razão, retalhos miocutâneos locais são, em geral, os preferidos. Normalmente, esses retalhos são elevados das regiões abdominal, inguinal ou da coxa. Reconstruções de escroto usando retalhos livres (tais como os retalhos de omento livres com enxertos de pele de espessura parcial) também já foram descritas na literatura, mas em vista da boa disponibilidade do tecido local, permanecem como exceção. Como resultado, a reconstrução usa, na maioria das vezes, os seguintes retalhos locais:

- Elevação da coxa medial (▶ Fig. 2.84a,b).
- Retalho pudendo da coxa (Seção 2.3.1, Retalhos de Artéria Pudenda Interna).
- Retalho inguinal.
- Retalho pediculado do grácil com enxerto de pele de espessura parcial (▶ Fig. 2.85a,b).
- Retalho pediculado miocutâneo do reto do abdome.

Complicações

Além dos riscos gerais de cirurgia, tais como infecção, sangramento, cicatrização prejudicada da ferida e lesões de decúbito, os aspectos a seguir deverão ser discutidos com os pacientes:

- Necrose parcial ou completa do retalho.
- Resultado cosmético não satisfatório exigindo correção cirúrgica.

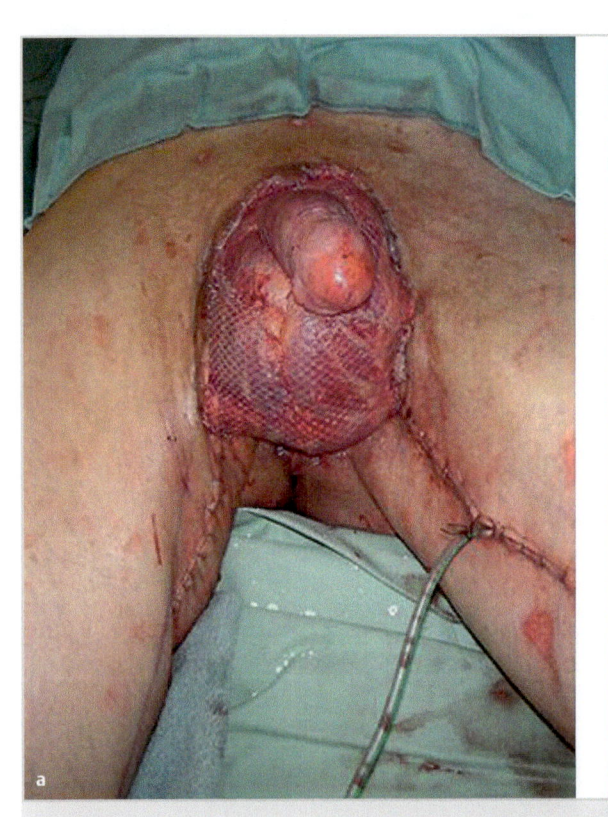

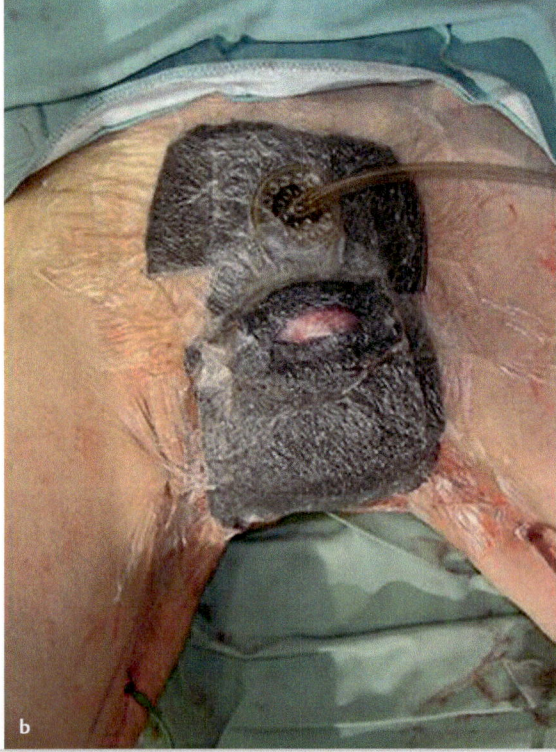

Fig. 2.83 Reconstrução de escroto. **(a)** Paciente com 58 anos de idade com perda do escroto após quadro de gangrena de Fournier. Após o tratamento da ferida, o escroto foi reconstruído com dois retalhos pediculados do grácil e enxertos de pele de espessura parcial. **(b)** Os enxertos de pele de espessura parcial foram fixados temporariamente com bandagens a vácuo, durante cinco dias.

2.9 Reconstrução de Pênis e de Escroto

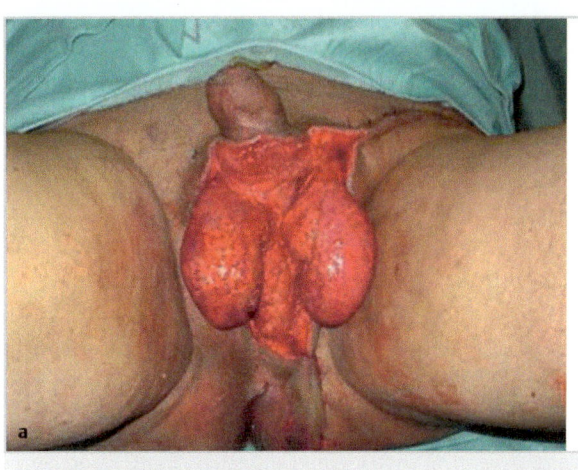

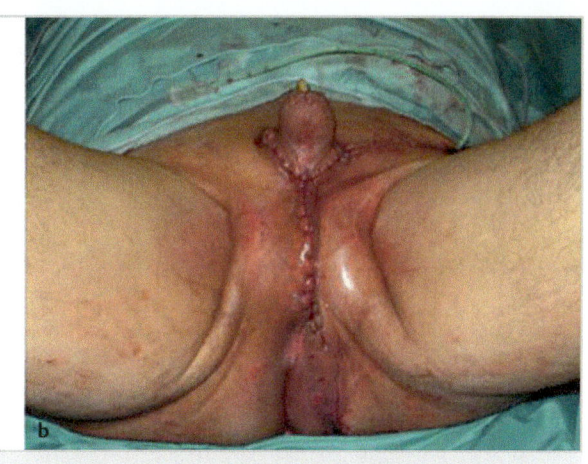

Fig. 2.84 Paciente com 48 anos de idade com perda do escroto após quadro de gangrena de Fournier. **(a)** Desbridamento e tratamento da ferida. **(b)** Defeito fechado com tecido da coxa medial.

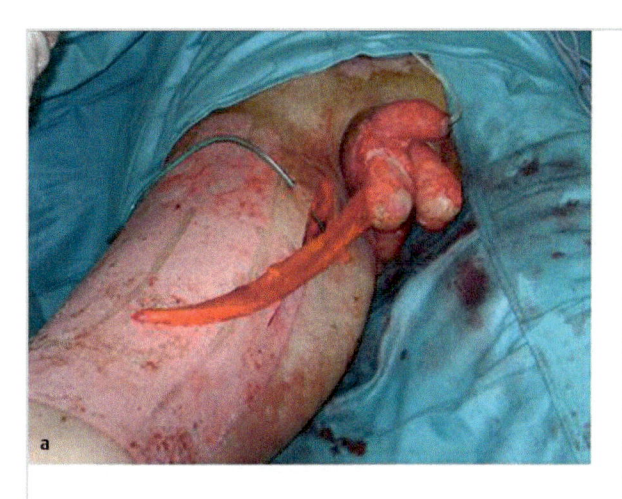

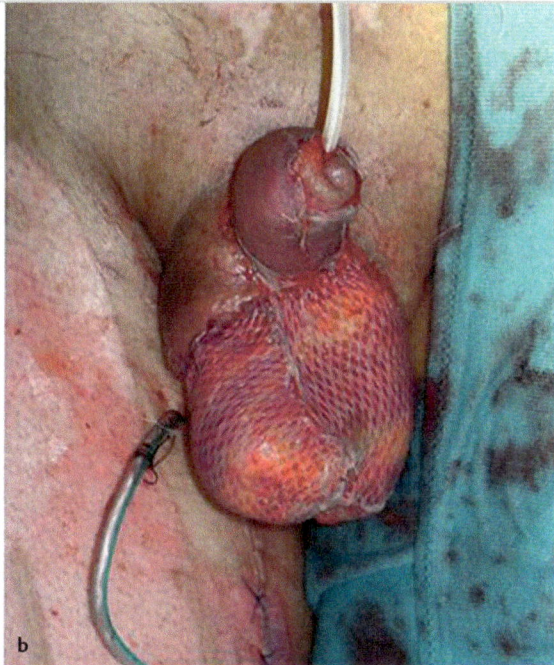

Fig. 2.85 Paciente com 50 anos de idade com perda do escroto após quadro de gangrena de Fournier. **(a)** O escroto foi reconstituído em estágios com dois retalhos pediculados do grácil, e **(b)** enxerto de pele de espessura parcial.

- Lesão de nervo com déficits sensoriais e motores (p. ex., paralisia do nervo peroneiro em um retalho fibular livre).
- Isquemia com o risco de perda da extremidade no sítio doador (cuidado: o teste de Allen é absolutamente indicado quando se considera um retalho radial livre, e a perfusão da perna deverá ser avaliada quando se considera um retalho fibular livre).
- Estenose meatal.
- Crescimento de pelos no pênis reconstruído e na uretra reconstruída (é recomendada a remoção pré-operatória permanente de pelos por *laser* no sítio doador).
- Fístulas uretrais.

Leitura Complementar

[1] Chang AJ, Brandes SB. Advances in diagnosis and management of genital injuries. Urol Clin North Am. 2013;40(3):427-438.
[2] Chang TS, Hwang WY. Forearm flap in one-stage reconstruction of the penis. Plast Reconstr Surg. 1984;74(2):251-258.
[3] Djedovic G, Rieger UM, Skradski V, Pierer G. Re: Scrotal reconstruction by testicular apposition and wrap-around skin grafting. J Plast Reconstr Aesthet Surg. 2011;64(10):1392-1393.
[4] Djedovic G, Kronberger P, Pierer G, Rieger UM. Technical note on vacuum assisted closure-basket fixation of scrotal skin grafts. Arch Plast Surg. 2013;40(5):641-642.
[5] Iblher N, Fritsche H-M, Katzenwadel A, et al. Refinements in reconstruction of penile skin loss using intra-operative prostaglandina injections, postoperative tadalafil application and negative pressure dressings. J Plast Reconstr Aesthet Surg. 2012;65(10):1377-1383.
[6] Kolehmainen M, Suominen S, Tukiainen E. Pelvic, perineal and genital reconstructions. Scand J Surg. 2013;102(1):25-31.
[7] Ng D, Tang CB, Kadirkamanathan SS, Tare M. Scrotal reconstruction with a free greater omental flap: A case report. Microsurgery. 2010;30(5):410-413.
[8] Sadove RC, McRoberts JW. Total phallic reconstruction with the free fibula osteocutaneous flap. Plast Reconstr Surg. 1992;89(5):1001.
[9] Salgado CJ, Chim H, Tang JC, Monstrey SJ, Mardini S. Penile reconstruction. Semin Plast Surg. 2011;25(3):221-228.

2.10 Tratamento de Quadros Clínicos Específicos

2.10.1 Cirurgia Reconstrutora após Mutilação Genital Feminina

R. B. Karim, J. J. Dekker

Definição e Histórico

A Organização Mundial da Saúde (WHO) descreve a mutilação genital feminina (FGM) como todos os procedimentos envolvendo remoção parcial ou completa dos genitais femininos externos ou outras lesões aos órgãos sexuais femininos por motivos não clínicos. O ritual de circuncisão culturalmente sancionado é praticado principalmente na África e em menor escala na Ásia, Oriente Médio e também em comunidades migratórias na Europa. A prática é geralmente realizada sem anestesia por parteiras, médicos, mulheres mais velhas, curandeiros tradicionais, cuidadores, barbeiros ou membros da família, com faca ou lâmina de barbear. A idade das meninas varia da infância à puberdade. A prática envolve um ou mais métodos que variam dependendo da região geográfica (▶ Tabela 2.17).

Assume-se que mais de 125 milhões de jovens e de mulheres na África e no Oriente Médio tenham sido circuncisadas. Em países onde a mutilação genital é praticada, ela recebe apoio extensivo de homens e mulheres. E mais, são as mulheres que se consideram como guardiãs da tradição e iniciadoras de um ritual que elas consideram como fonte de honra e autoridade, assim como parte da formação de suas filhas.

Tabela 2.17 Formas de circuncisão genital de acordo com a classificação da OMS

Tipo		Procedimento
I Clitoridectomia	A	Remoção do prepúcio do clitóris
	B	Remoção parcial ou completa do clitóris e do prepúcio do clitóris
II Excisão	A	Remoção dos pequenos lábios
	B	Remoção parcial ou completa do clitóris e dos pequenos lábios
	C	Remoção parcial ou completa do clitóris e dos pequenos e grandes lábios
III Infibulação	A	Constrição da abertura vaginal com formação de um fechamento de cobertura pela remoção e sutura dos pequenos lábios, com ou sem remoção do clitóris
	B	Constrição da abertura vaginal com formação de um fechamento de cobertura pela remoção e sutura dos grandes lábios, com ou sem remoção do clitóris
IV		Práticas que não podem ser classificadas sob nenhum dos outros três tipos, como perfuração, *piercing*, incisão, abrasão e cauterização

Abreviação: OMS, Organização Mundial da Saúde.

Sequelas de Mutilação Genital

Por definição, a mutilação genital não visa nenhum propósito médico. Como resultado, as complicações agudas e tardias dependem de vários fatores:

- Tipo de mutilação.
- Condições nas quais o procedimento foi executado.
- Treinamento médico da pessoa que executou o procedimento.
- Uso de instrumentos cirúrgicos esterilizados.
- Uso de sutura cirúrgica em vez de materiais como espinhos.
- Disponibilidade de antimicrobianos.
- Tamanho da abertura deixada para a passagem de urina e sangue menstrual.

As complicações agudas incluem:

- Sangramento.
- Infecções.
- Retenção de urina.
- Infecções locais.
- Sepse.
- Tétano.
- Transmissão natural de hepatite e do vírus da imunodeficiência humana.

Não se sabe quantas mulheres afetadas podem ir a óbito por causa dessas complicações agudas. As **complicações tardias** mais usualmente observadas são estenose ou obstrução em virtude da cicatrização e da formação de queloides. O dano à uretra e à bexiga pode causar infecções crônicas, incontinência ou, em casos mais graves, fístulas vesicovaginais ou retovaginais. O dano ao trato genital leva, com frequência, à inflamação vaginal e pélvica, dismenorreia, dispareunia ou infertilidade. Complicações adicionais que têm sido descritas incluem cistos epidermoides e neuromas. As complicações tardias podem dificultar a gravidez e induzir complicações obstétricas. Transtornos emocionais, como depressão ou síndrome do estresse pós-traumático, são frequentemente observados. Sentimentos de vergonha tendem a aumentar, com mais frequência, quando as mulheres descobrem que sua condição não é a norma. Embora a dor na relação sexual e redução das sensações sexuais sejam comuns, a mutilação genital não necessariamente impede o desejo sexual por si só.

Anatomia

O clitóris exibe dois pilares, continuações bilaterais do corpo cavernoso até 13 cm de comprimento e anexos ao arco púbico. Os pilares juntam-se antes do ligamento arqueado em uma diáfise curta, o corpo do clitóris, que primeiro se estende para cima (*pars ascendens*), a seguir

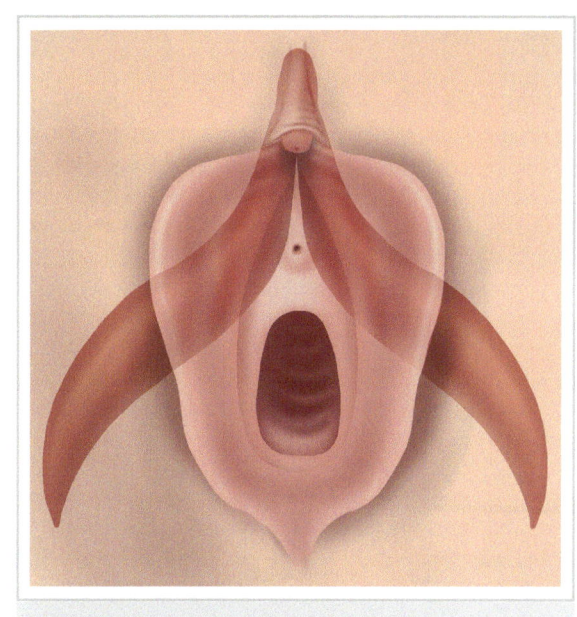

Fig. 2.86 Anatomia do clitóris.

refletem para baixo (*pars descendens*), terminando na glande do clitóris que é coberta pelo prepúcio do clitóris. O ligamento suspensor do clitóris ancora o órgão na margem inferior da sínfise púbica. Os pilares são cercados pela túnica albugínea, que une o prepúcio em direção à glande. O clitóris recebe sua inervação sensorial do seu nervo dorsal que surge do nervo pudendo (▶ Fig. 2.86).

História

A história da paciente tem papel crucial no tratamento de pacientes expressando desejo de reconstrução após mutilação genital. Cada pedido deve receber considerações cuidadosas. Além dos sintomas físicos e impedimentos na vida diária, comorbidades emocionais resultantes do trauma (como a síndrome do estresse pós-traumático) deverão ser detectadas e tratadas precocemente. Geralmente, isso significa que perguntas explícitas sobre experiências sexuais traumáticas no passado são inevitáveis. A viabilidade das expectativas da paciente sobre um procedimento deve ser discutida honestamente. Quando certos sintomas e suas sequelas não podem ser resolvidos apenas por cirurgia, pode ser aconselhável buscar a ajuda de um terapeuta sexual. Os cuidados psicológicos concomitantes também podem contribuir para identificar caminhos alternativos para lidar com as sequelas da mutilação genital.

Exame Físico

O exame físico é conduzido de modo a ser acompanhado pela paciente com um espelho de mão. Como essa pode ser a primeira vez que algumas mulheres examinam seus genitais externos ou permitam que eles sejam examinados de maneira tão completa, o exame deverá ser acompanhado por uma descrição explícita do dano existente. Os achados do exame físico são então discutidos extensivamente, e seus efeitos físicos e emocionais na vida diária são resumidos. Essa abordagem fornece o ponto de partida para a seleção individualizada do tratamento apropriado. A questão-chave é saber se uma operação pode contribuir para a solução do problema. Recomenda-se programar pelo menos duas consultas antes da tentativa de se chegar a uma decisão. Antes de qualquer decisão sobre realizar a reconstrução cirúrgica, a paciente deverá ser completamente informada sobre a técnica, resultados e possíveis complicações desse procedimento. Para fins de planejamento e documentação do procedimento, recomenda-se fotografar os achados imediatamente antes da operação e seis meses depois.

Contraindicações

Como regra, tanto o procedimento cosmético como o reconstrutivo na região genital só deverão ser realizados em adultos, ou seja, em pessoas com 18 anos ou mais. O desejo de uma paciente de realizar a cirurgia antes de atingir a idade mínima só deverá ser concedido em consulta com um psicólogo. A intervenção cirúrgica não deverá ser realizada onde houver discrepância entre a extensão, gravidade ou tipo de sintomas e os achados do exame físico.

Técnica

A intervenção pode ser realizada como um procedimento de ambulatório. Entretanto, ela será mais bem conduzida com a paciente mediante anestesia geral para evitar o risco de ela experimentar de novo o episódio traumático original. Recomenda-se também a profilaxia antimicrobiana com dose única. A paciente é colocada inicialmente na posição de litotomia e uma incisão longitudinal de 3 cm é feita no osso púbico. Após a remoção do tecido da cicatriz, o *genu* do corpo do clitóris na camada profunda é identificado e dissecado (▶ Fig. 2.87, ▶ Fig. 2.88).

A seguir, o ligamento suspensor que se estende desde o *genu* até o osso púbico é dividido. O *genu* pode então ser mobilizado, com o cuidado de poupar o feixe neurovascular contendo a artéria dorsal e o nervo do clitóris. Uma vez a estrutura totalmente mobilizada, o músculo bulbocavernoso é identificado. O corpo mobilizado do clitóris é então ancorado a ele com sutura absorvível trançada 4-0. Os ventres musculares são então suturados juntos para evitar que o clitóris ou as glandes reconstruídas do clitóris deslizem para trás. As glandes reconstruídas também deverão ser ancoradas à pele para obter uma supercorreção, com projeção de pelo menos 5 mm. Isso serve para compensar a redução secundária em projeção que ocorrerá nas semanas a seguir (▶ Fig. 2.89).

Onde for viável o fechamento primário da ferida, ele será feito com sutura absorvível. Por fim, a glande reconstruída poderá ser coberta com enxerto autólogo da mucosa vaginal ou a ferida poderá ser deixada para cicatrização secundária, que leva geralmente duas semanas (▶ Fig. 2.90, ▶ Fig. 2.91).

Os pequenos lábios podem ser reconstruídos na mesma sessão. Defeitos de tecido na região da sínfise púbica podem ser tratados com enxertos autólogos de gordura em um segundo procedimento.

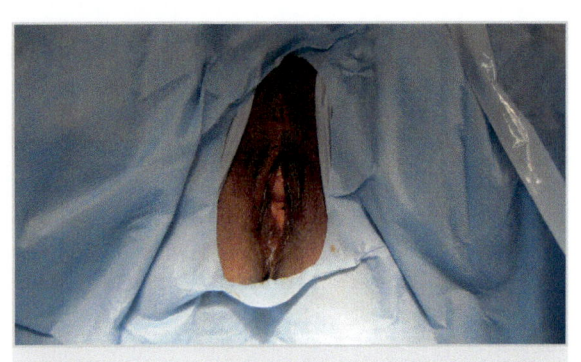

Fig. 2.87 Achados pré-operatórios em mutilação genital do tipo III.

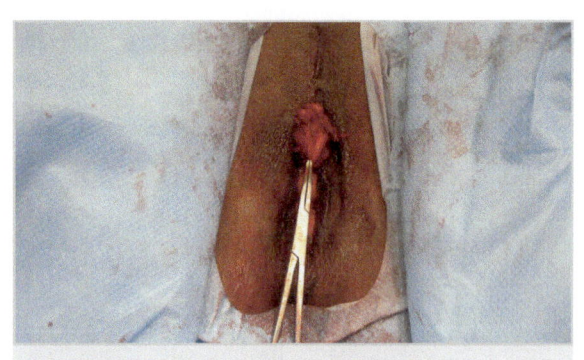

Fig. 2.88 Dissecção do *genu* do corpo do clitóris.

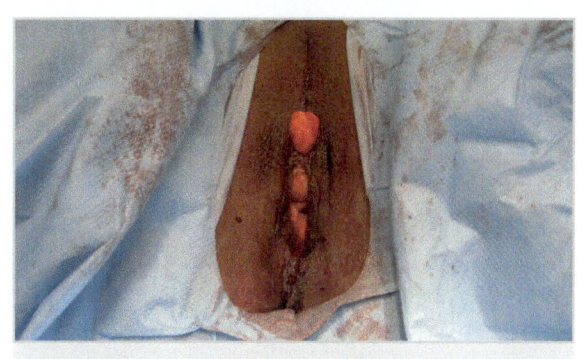

Fig. 2.89 Glande reconstruída após fixação.

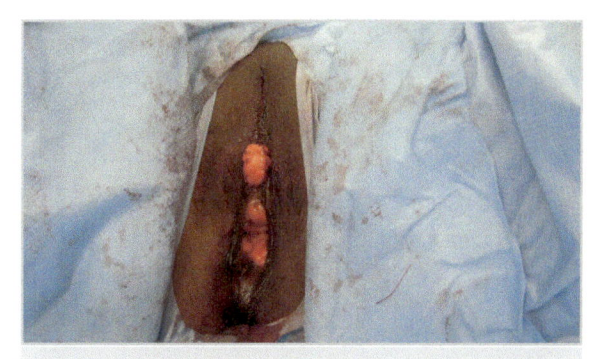

Fig. 2.90 A glande reconstruída é coberta com enxerto da mucosa vaginal.

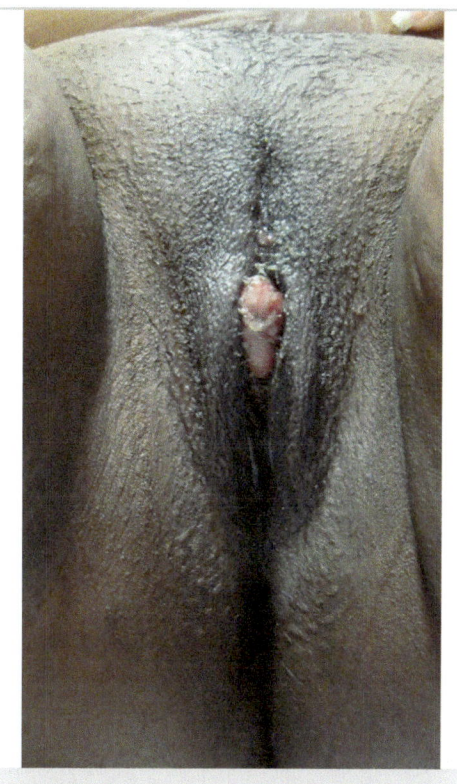

Fig. 2.91 Achados pós-operatórios após cicatrização completa.

Complicações Pós-Operatórias

As seguintes complicações podem ocorrer:

- Infecções do ferimento, cicatrização prejudicada.
- Dor (dispareunia), hipersensibilidade do clitóris reconstruído.
- Complicações emocionais pela nova experiência de episódios traumáticos.
- Complicações psicossociais (como falta de aceitação no próprio grupo cultural).

Cuidados Posteriores

A cicatrização completa da ferida leva de seis a 12 semanas. Por isso, a paciente deverá evitar esforço físico, não fumar e limpar regularmente a ferida nas semanas seguintes ao procedimento. Dor e infecção local podem ser tratadas com medidas conservadoras (como resfriamento) e também com cremes contendo lidocaína, cremes vaginais contendo estriol e amoxicilina com clavulanato 500/125 durante 3-5 dias. Além disso, o cirurgião deverá realizar exames de seguimento regulares durante o primeiro ano após a cirurgia.

Nota

De maneira geral, as informações sobre sequelas emocionais de mutilação e reconstrução genital são muito poucas. Entretanto, a experiência indica que a sensibilidade sexual e a autoestima melhoraram em 80% das pacientes que se submeteram à cirurgia reconstrutora após mutilação genital.

Leitura Complementar

[1] Foldès P. Reconstructive plastic surgery of the clitoris after sexual mutilation. Prog Urol. 2004;14(1):47-50.
[2] Foldès P. Reconstructive surgery of the clitoris after ritual excision. J Sex Med. 2006;3(6):1091-1094.
[3] Foldès P, Cuzin B, Andro A. Reconstructive surgery after female genital mutilation: a prospective cohort study. Lancet. 2012;380(9837):134-141.
[4] Krause E, Brandner S, Mueller MD, Kuhn A. Out of Eastern Africa: defibulation and sexual function in woman with female genital mutilation. J Sex Med. 2011;8(5):1420-1425.
[5] Ouédraogo CM, Madzou S, Touré B, Ouédraogo A, Ouédraogo S, Lankoandé J. [Practice of reconstructive plastic surgery of the clitoris after genital mutilation in Burkina Faso. Report of 94 cases]. Ann Chir Plast Esthet. 2013;58(3):208-215.
[6] Quilichini J, Burin Des Roziers B, Daoud G, Cartier S. [Clitoridal reconstruction after female circumcision]. Ann Chir Plast Esthet. 2011;56(1):74-79.

2.10.2 Doença de Peyronie

A. El-Seweifi

Técnica de Incisão com Enxerto Autólogo de Mucosa Oral

Definição e Histórico

Na doença de Peyronie (também conhecida como *induratio penis plastica*), a microvasculite profunda à túnica albugínea leva à formação de uma placa endurecida e palpável no pênis causando uma contratura endurecida (induração) quando na ereção do órgão. O desvio resultante pode produzir ereções intensamente dolorosas que causam sofrimento imenso ao paciente afetado. O tratamento cirúrgico da doença de Peyronie pode ser ou reconstrutivo ou sintomático.

Por si sós os procedimentos de reconstrução envolvendo a remoção completa da placa causadora do problema teriam as melhores chances de sucesso. Entretanto, essas medidas não ganharam popularidade disseminada por causa da complexidade do tratamento exigido. Por essa razão, tratamentos sintomáticos são significativamente mais comuns.

A técnica de Nesbit, um dos tratamentos sintomáticos, envolve deixar a placa *in situ* e encurtar o lado contralateral do pênis. Essa técnica elimina a curvatura da ereção, mas o faz à custa da redução no comprimento geral do órgão.

Outra técnica é incisar a placa e formar uma ponte do defeito resultante da túnica albugínea na ereção com enxerto fascial ou enxerto de tecido da veia safena maior ou da mucosa oral. Isso representa, também, um tratamento sintomático, mas é considerado como de menor risco de encurtamento subsequente do pênis.

Indicação

O tratamento da doença de Peyronie é recomendado para deformidades com desvio do pênis ereto em 30 graus ou mais. O desvio é medido como o ângulo entre duas linhas desenhadas desse ponto no eixo longitudinal do pênis onde os arcos, normal e deformado, da curvatura divergem (▶ Fig. 2.92).

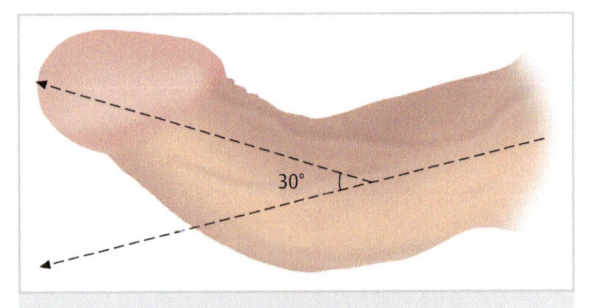

Fig. 2.92 Calculando o ângulo de curvatura.

Técnica

Recomenda-se administrar anestesia geral por meio de um tubo nasotraqueal para o procedimento. Uma incisão circular é feita cerca de 1 cm proximal à coroa da glande. A seguir, a túnica albugínea é exposta dissecando-se a pele e a fáscia profunda do pênis (fáscia de Buck).

Isso revela a extensão total da curvatura. Se a curvatura estiver localizada anteriormente, então o corpo esponjoso deve obrigatoriamente ser dissecado de seu leito ao longo da curvatura. Aqui, uma medida auxiliar é fazer um suporte para a uretra com um cateter 16 French para evitar que ela seja lesionada (▶ Fig. 2.93a-c, ▶ Fig. 2.94a-d).

Em uma curvatura posterior, o feixe neurovascular deve ser dissecado da área da curvatura. A placa causadora da curvatura agora deve ser incisada em sentido transversal. Depois da separação da curvatura, são feitas duas incisões adicionais de 2 mm de extensão. À medida que a correção vai sendo feita, cria-se um defeito retangular.

As calcificações marginais agora podem ser removidas, se necessário. A seguir, as bordas da ferida são dissecadas em cerca de 1 mm para assegurar fixação suficiente do enxerto da mucosa oral. Essa mucosa é colhida da bochecha após infiltração submucosal. As bordas da ferida no sítio doador são aproximadas com sutura contínua (p. ex., sutura 5-0 Vicryl Rapide). A seguir, o enxerto é colocado no defeito da túnica albugínea e suturado com a superfície mucosa voltada para fora (p. ex. sutura 4-0 Vicryl Rapide; ▶ Fig. 2.93a-c).

Uma ereção artificial é induzida para verificar a integridade das suturas. O feixe neurovascular ou o corpo esponjoso é então devolvido à posição original, a fáscia de Buck e a pele são colocadas novamente sobre o sítio e a ferida é fechada em camadas.

Onde presente, o prepúcio é fixado à diáfise do pênis com uma tira de fita hipoalergênica para evitar o movimento ou estrangulamento em decorrência do edema. Então, o pênis é envolvido com bandagem de compressão com a glande deixada livre para verificar a perfusão própria.

Complicações

Infecções pós-operatórias e deiscência da ferida no sítio doador geralmente se resolvem com tratamento conservador. A colheita correta do enxerto de mucosa não levará à obstrução do ducto da parótida. Caso, porém, ocorra a formação de um cisto, isso exigirá tratamento cirúrgico. A curvatura posterior recorrente do pênis pode ser contra-atacada pela colocação de um enxerto de mucosa suficientemente grande. De qualquer maneira, a correção exagerada obterá um resultado melhor e mais duradouro que a inserção de um enxerto com medidas perfeitas. A curvatura recorrente leve pós-operatória pode ser tratada com uma segunda incisão transversa da túnica albugínea. Entretanto, o paciente deverá ser informado com antecedência de que o implante de uma prótese peniana pode se tornar necessário, caso todas as outras medidas não tenham sucesso.

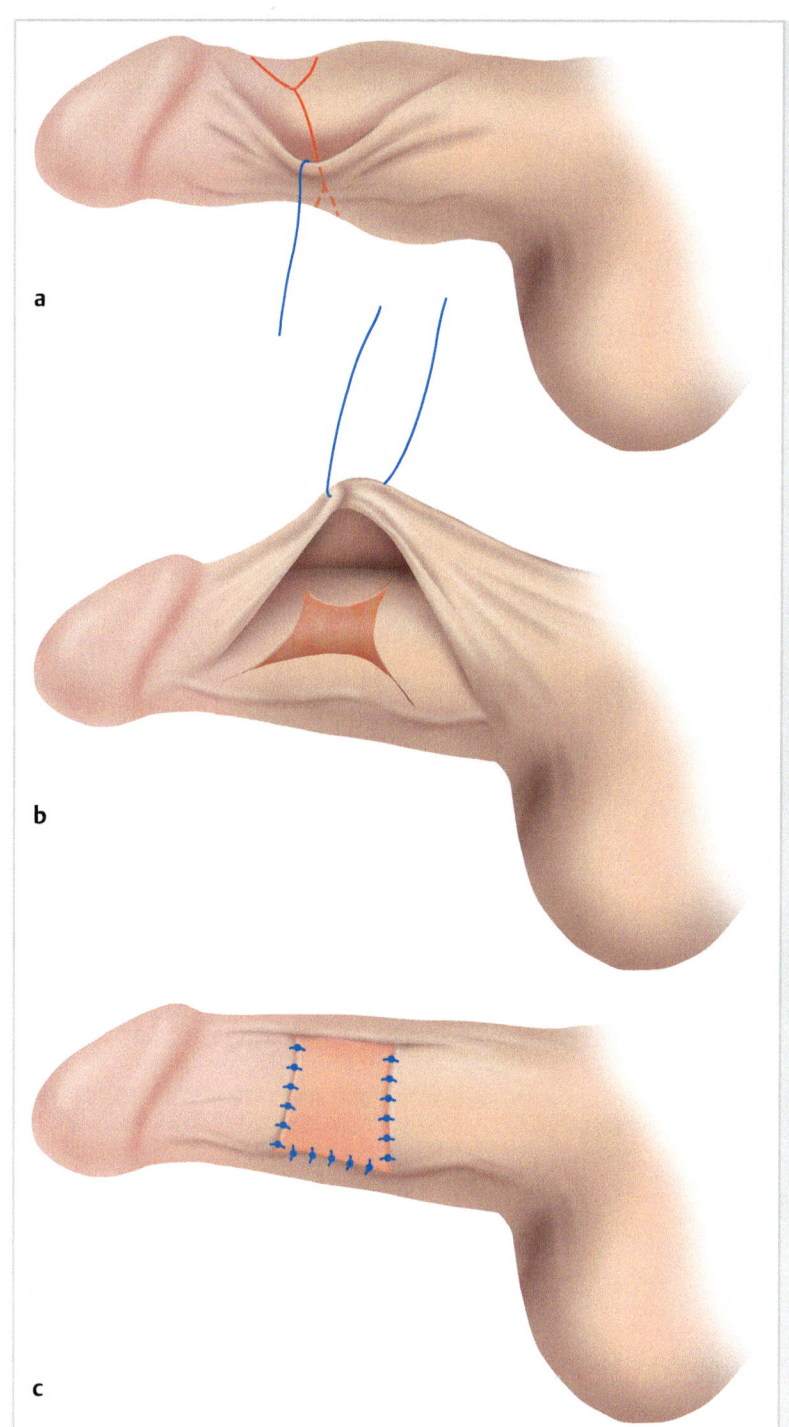

Fig. 2.93 Diagrama esquemático da correção cirúrgica da doença de Peyronie. **(a)** Incisão geométrica. **(b)** Extensão da incisão e plicatura do pênis. **(c)** O ferimento é coberto com enxerto de mucosa oral.

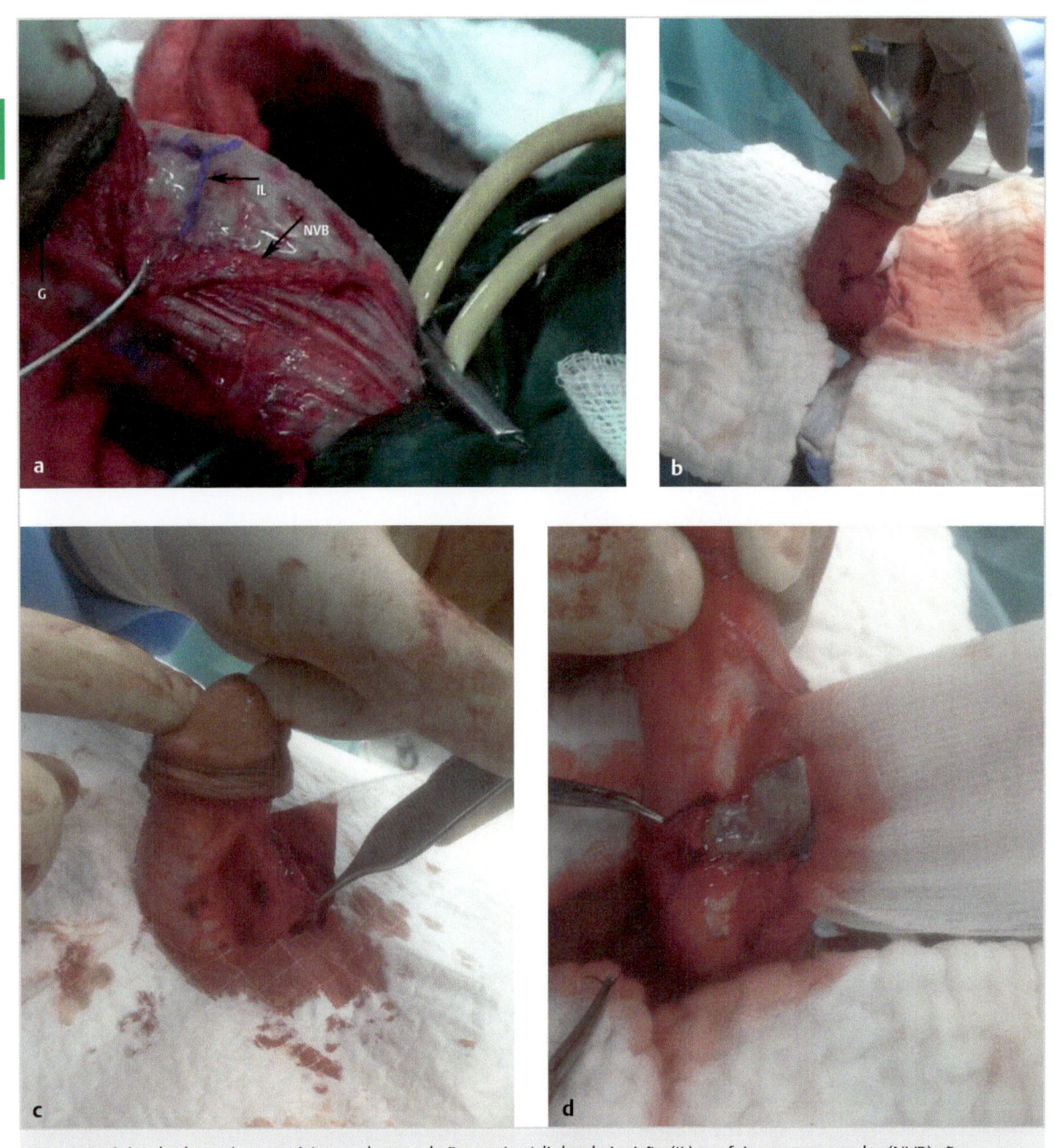

Fig. 2.94 (a) Achados pré-operatórios na doença de Peyronie. A linha de incisão (IL) e o feixe neurovascular (NVB) são marcados. Enxerto de mucosa oral. **(b)** Achados pré-operatórios. **(c)** Após dissecção do corpo esponjoso. **(d)** Após colocação de enxerto da mucosa oral.

Leitura Complementar

[1] Alizadeh M, Karimi F, Fallah MR. Evaluation of verapamil efficacy in Peyronie's disease comparing with pentoxifylline. Glob J Health Sci. 2014;6(7 Spec No):23-30.
[2] Carson CC, Levine LA. Outcomes of surgical treatment of Peyronie's disease. BJU Int. 2014;113(5):704-713.
[3] Coyne KS, Currie BM, Thompson CL, Smith TM. The test-retest reliability of the Peyronie's disease questionnaire. J Sex Med. 2015;12(2):543-548.
[4] Hauptmann A, Diemer T, Weidner W. [Peyronie's disease: diagnostics and therapy]. Urologe A. 2011;50(5):609-620.
[5] He ZH, Lu YP. [Application of traction therapy for Peyronie's disease: present and prospect]. Zhonghua Nan Ke Xue. 2014;20(1):78-82.
[6] Langston JP, Carson CC, III. Peyronie's disease: review and recent advances. Maturitas. 2014;78(4):341-343.
[7] Levine LA, Larsen SM. Surgery for Peyronie's disease. Asian J Androl. 2013;15(1):27-34.
[8] Martinez D, Ercole CE, Hakky TS, Kramer A, Carrion R. Peyronie's disease: still a surgical disease. Adv Urol. 2012;2012:206-284.
[9] Nelson CJ, Mulhall JP. Psychological impact of Peyronie's disease: a review. J Sex Med. 2013;10(3):653-660.
[10] Segal RL, Burnett AL. Surgical management for Peyronie's disease. World J Mens Health. 2013;31(1):1-11.
[11] Tal R, Hall MS, Alex B, Choi J, Mulhall JP. Peyronie's disease in teenagers. J Sex Med. 2012;9(1):302-308.
[12] Trost LW, Ates E, Powers M, Sikka S, Hellstrom WJ. Outcomes of intralesional interferon-α2B for the treatment of Peyronie disease. J Urol. 2013;190(6):2194-2199.
[13] Zaid UB, Alwaal A, Zhang X, Lue TF. Surgical management of Peyronie's disease. Curr Urol Rep. 2014;15(10):446.

2.10.3 Fasciíte Necrosante

G. Djedovic, U. M. Rieger

Definição e Histórico

A fasciíte necrosante é uma infecção bacteriana local, destrutiva e de progresso rápido das partes moles que, na ausência de intervenção cirúrgica e tratamento antimicrobiano, está associada a índices elevados de mortalidade e morbidade. O transtorno, geralmente, afeta as fáscias musculares e seu tecido adiposo de cobertura, quase sempre poupando a musculatura bem vascularizada. Os casos raros nos quais a musculatura também está envolvida são conhecidos como **miosite necrosante**. Apesar da infecção rapidamente progressiva ao longo da fáscia muscular, o tecido de cobertura acessível ao exame clínico mostra-se, de início, assintomático, complicando assim o diagnóstico.

Os fatores predisponentes são:

- Abuso de drogas.
- Diabetes melito.
- Paciente obeso.
- Imunossupressão.
- Ferimentos cirúrgicos ou traumáticos.

O transtorno foi descrito pela primeira vez por Jones, em 1897, como "gangrena de hospital" e, em 1924, Meleney[6] identificou o estreptococo hemolítico-β como o patógeno causador. Nós diferenciamos **dois tipos de fasciíte necrosante** com base no espectro causativo de patógenos:

- **Tipo I:** infecção polimicrobiana com anaeróbios obrigatórios ou facultativos (como *Escherichia coli, Bacteroides fragilis, Proteus mirabilis* etc.) e estreptococos não do grupo A.
- **Tipo II:** infecção monomicrobiana, frequentemente, com estreptococos β-hemolíticos do grupo A (GAS), em geral, em combinação com *Staphylococcus aureus* ou *S. epidermidis*.

Nota

A gangrena de Fournier com infecção e perda de pele e de partes moles na região genital e perineal representa uma forma especial de fasciíte necrosante.

Achados Clínicos

A fasciíte necrosante é um cenário clínico caracterizado por início agudo com discrepância significativa entre os achados locais geralmente não expressivos e a dor informada pelo paciente muito doente. Os achados locais incluem os seguintes **sintomas:**

- Inchaço edematoso.
- Eritema difuso.
- Pele brilhante e esticada.
- Petéquias.
- Enfisema de partes moles com envolvimento de patógenos produtores de gás.

À medida que o transtorno progride, os sintomas incluem, com frequência, bolhas, necrose, febre e sinais de sepse.

> **Cuidado**
>
> Sem um diagnóstico imediato o transtorno leva à destruição rápida de tecidos, à perda de extremidades ou ao óbito.

Exame Minucioso Diagnóstico

Os **achados de laboratório** não são específicos e geralmente incluem:

- Leucocitose com desvio à esquerda.
- Lactato elevado.
- Creatina cinase.
- Creatinina.

A investigação por imagens de ressonância magnética mostra, com frequência, fáscia espessada com inchaço de partes moles adjacentes e achados não específicos que são sempre observados após cirurgia ou trauma. Inclusões aéreas na camada fascial são altamente específicas, mas infelizmente não são muito sensíveis para a presença de fasciíte necrosante. Os diagnósticos radiológicos não deverão atrasar a intervenção cirúrgica onde houver suspeita clínica de fasciíte necrosante. Entretanto, estudos de imagem ajudam a quantificar o envolvimento da musculatura subjacente no quadro da miosite necrosante. A exploração cirúrgica representa, por isso, a única oportunidade para confirmar o diagnóstico. Corantes de Gram de biópsias de tecido durante a cirurgia fornecem confirmação microbiológica imediata do diagnóstico. Culturas de sangue são, na maior parte, positivas. Entretanto, a espera pelos resultados laboratoriais nunca deverá retardar a intervenção cirúrgica.

Os **diagnósticos diferenciais** mais comuns de fasciíte necrosante são:

- Trombose venosa profunda.
- Artrite séptica.
- Erisipela.
- Abscesso.
- Hematoma com necrose secundária de pele.
- Abuso de drogas com substâncias localmente necrosantes.

Tratamento

O tratamento de fasciíte necrosante consiste no **desbridamento cirúrgico** imediato e agressivo do tecido necrótico, terapia simultânea com **antimicrobianos de amplo espectro** (carbapenema ou inibidores de β-lactam β-lactamase mais clindamicina mais um antimicrobiano efetivo contra *S. aureus* resistente à meticilina, MRSA), e tratamento em **unidade de terapia intensiva**. O tratamento de fasciíte necrosante só com antimicrobianos tem índice de mortalidade de quase 100%.

O sucesso na administração de imunoglobulinas em conjunto com a terapia simultânea hiperbárica de oxigênio já foi informado na literatura. A **intervenção cirúrgica** é invariavelmente indicada na presença dos seguintes fatores:

- Dor intensa.
- Febre.
- Crepitação.
- Sepse.
- Níveis elevados de creatina cinase.

A presença ou ausência de sinais radiológicos na fasciíte não é critério para a intervenção cirúrgica (▶ Fig. 2.95). O desbridamento deverá ser estendido para o tecido não afetado até que se atinja o tecido sadio e hemorrágico. Após 24 horas, o curativo deverá ser trocado e o ferimento desbridado novamente, se indicado. Esse regime deverá ser mantido até que todo o tecido necrótico tenha sido removido. A cobertura dos defeitos é feita nos intervalos ditados pela escada de cirurgia plástica e segue as estruturas envolvidas (▶ Fig. 2.96, ▶ Fig. 2.97, ▶ Fig. 2.98).

Prognóstico e Complicações

Mesmo com a melhor terapia possível, a fasciíte necrosante tem índice de mortalidade significativo flutuando entre 20 e 34%. Na gangrena de Fournier, esse índice é mencionado como 20 a 40%, um pouco mais elevado. Pacientes que já experimentaram a síndrome do choque tóxico por estreptococos têm índice de mortalidade ainda mais elevado.

As complicações que ocorrem após quadros de fasciíte necrosante e gangrena de Fournier não deverão, com frequência, ser consideradas como complicações somente da doença, mas também do tratamento.

As seguintes **complicações** são possíveis:

- Sepse.

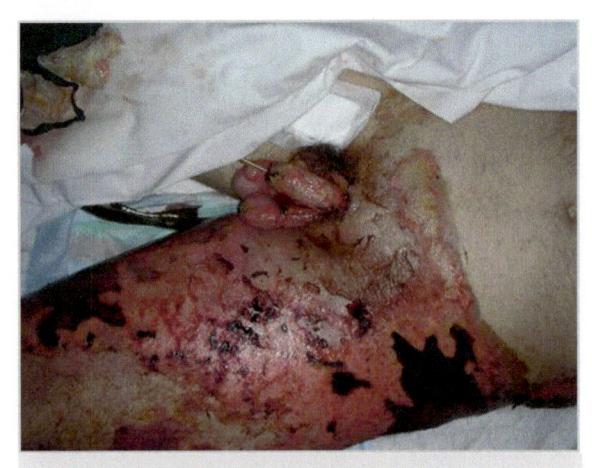

Fig. 2.95 Paciente com 50 anos de idade e fasciíte necrosante grave da coxa direita, e gangrena de Fournier concomitante da região penoescrotal.

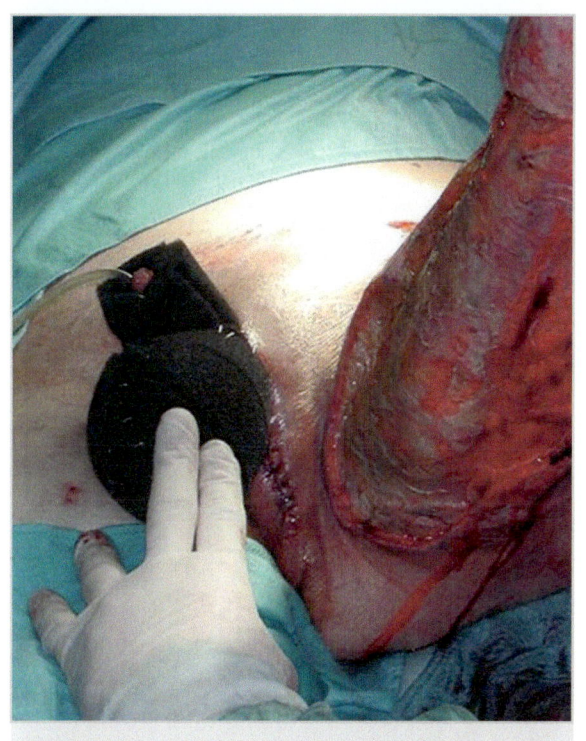

Fig. 2.96 Colocação de bandagem a vácuo após desbridamento.

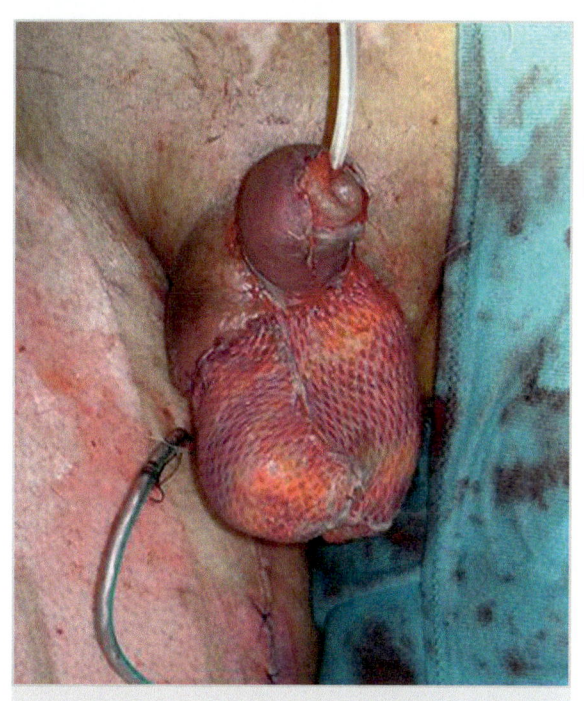

Fig. 2.97 Reconstrução do escroto com retalhos pediculados do grácil de ambas as coxas e enxertos de pele de espessura parcial.

- Insuficiência de múltiplos órgãos.
- Drenagem linfática prejudicada.
- Amplitude de movimento reduzida.
- Cicatrização maciça.
- Perda das extremidades ou dos genitais.

Nota

Um quadro de **síndrome de compartimento** ocorrendo no cenário desse transtorno pode levar ao dano irreversível aos nervos e músculos.

Leitura Complementar

[1] Anaya DA, Dellinger EP. Necrotizing soft-tissue infection: diagnosis and management. Clin Infect Dis. 2007;44(5):705-710.
[2] Giuliano A, Lewis F, Jr, Hadley K, Blaisdell FW. Bacteriology of necrotizing fasciitis. Am J Surg. 1977;134(1):52-57.
[3] Gozal D, Ziser A, Shupak A, Ariel A, Melamed Y. Necrotizing fasciitis. Arch Surg. 1986;121(2):233-235.
[4] Haywood CT, McGeer A, Low DE. Clinical experience with 20 cases of group A streptococcus necrotizing fasciitis and myonecrosis: 1995 to 1997. Plast Reconstr Surg. 1999;103(6):1567-1573.
[5] Jallali N, Withey S, Butler PE. Hyperbaric oxygen as adjuvant therapy in the management of necrotizing fasciitis. Am J Surg. 2005;189(4):462-466.
[6] Meleney FL. Hemolytic streptococcus gangrene. Arch Surg. 1924;9:317.

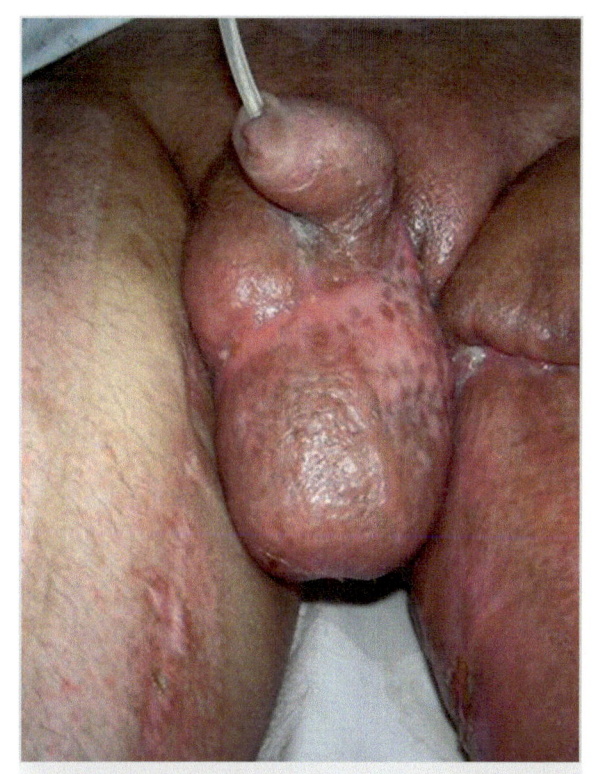

Fig. 2.98 Resultados após seis meses.

[7] Rieger UM, Gugger CY, Farhadi J, et al. Prognostic factors in necrotizing fasciitis and myositis: analysis of 16 consecutive cases at a single institution in Switzerland. Ann Plast Surg. 2007;58(5):523-530.
[8] Simonart T, Simonart JM, Derdelinckx I, et al. Value of standard laboratory tests for the early recognition of group A beta-hemolytic streptococcal necrotizing fasciitis. Clin Infect Dis. 2001;32(1):E9-E12.
[9] Stevens DL, Tanner MH, Winship J, et al. Severe group A streptococcal infections associated with a toxic shock-like syndrome and scarlet fever toxin A. N Engl J Med. 1989;321(1):1-7.
[10] Stevens DL, Bisno AL, Chambers HF, et al. Infectious Diseases Society of America. Practice guidelines for the diagnosis and management of skin and soft tissue infections: 2014 update by the Infectious Diseases Society of America. Clin Infect Dis. 2014;59(2):e10-e52.
[11] Yaghoubian A, de Virgilio C, Dauphine C, Lewis RJ, Lin M. Use of admission serum lactate and sodium levels to predict mortality in necrotizing soft-tissue infections. Arch Surg. 2007;142(9):840-846, discussion 844-846.

2.10.4 Líquen Escleroso

P. Stosius

Definição e Histórico

Líquen escleroso é uma erupção localizada de dermatite que afeta mais frequentemente as mulheres que os homens. O diagnóstico é confirmado por biópsia. A incidência do transtorno é de 14/100.000 casos por ano. A idade típica de manifestação é aos 50 anos, mas até crianças podem ser afetadas. O curso da doença é crônico e progressivo. Os sintomas clínicos da doença incluem a ocorrência de pápulas liquenoides nitidamente demarcadas e de coloração marfim ou rosa forte ou máculas da pele e da mucosa que coalescem em áreas finas, semelhantes a pergaminho, sendo comum a ocorrência do transtorno na região genital externa.

Os grandes lábios aparecem esbranquiçados, com elasticidade reduzida. O encolhimento progressivo dos pequenos lábios e até do clitóris é observado frequentemente no curso da doença. Com frequência, o introito vaginal torna-se constrito. Nos casos em que a vulva é envolvida, a cicatrização, a atrofia e o aumento da sensibilidade levam à destruição significativa da anatomia e, por isso, à morbidade significativa. A vagina nunca é envolvida. Pacientes sofrem de coceira, dor e dispareunia intensas resistentes ao tratamento.

Em meninas mais novas, diagnóstico de líquen escleroso é um diagnóstico diferencial importante de abuso sexual e os dois casos podem ter distinção difícil em termos clínicos. O hímen intacto na presença de lesões cutâneas na região genital externa sugere diagnóstico de líquen escleroso.

> **Nota**
>
> A etiologia do líquen escleroso ainda não está totalmente esclarecida. Como resultado, medidas tópicas, sistêmicas e mesmo cirúrgicas se apresentam como tratamento somente sintomático.

Tratamento

Faixas cicatriciais no introito vaginal podem ser frequentemente eliminadas mediante anestesia local com uma simples incisão longitudinal e sutura transversa. Entretanto, essa manobra encurta a vagina (▶ Fig. 2.99).

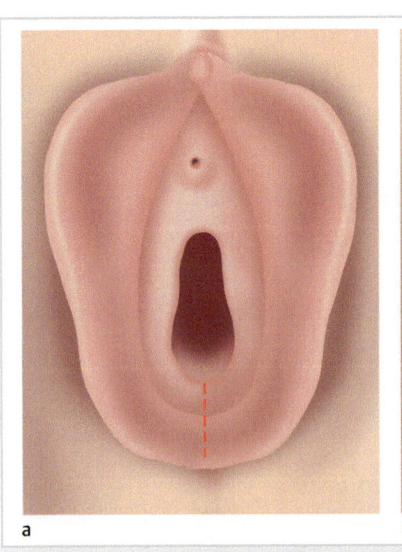

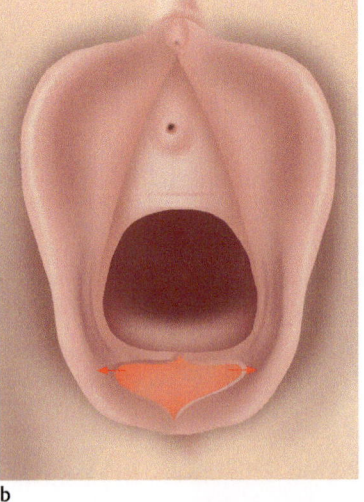

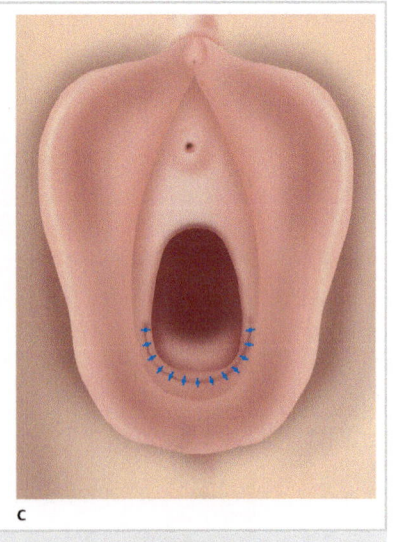

Fig. 2.99 Incisão longitudinal e sutura transversa para alargar o introito. **(a)** Diagrama esquemático da incisão longitudinal. **(b)** As bordas são mobilizadas para criar uma ferida transversal. **(c)** Aproximação oblíqua das bordas da ferida.

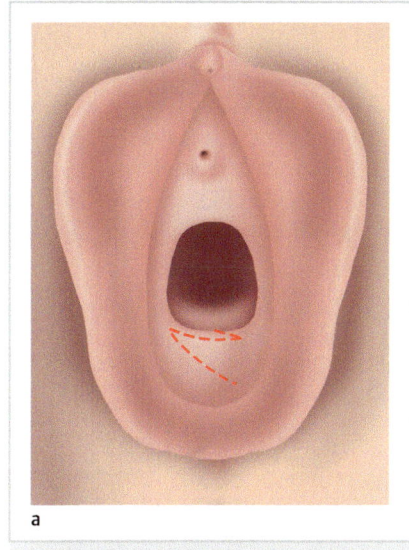

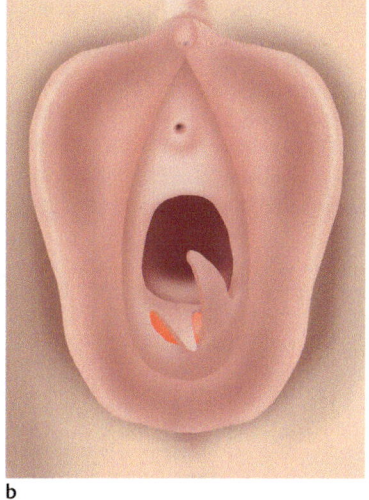

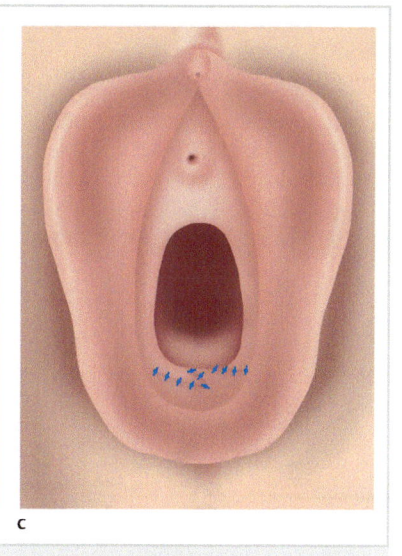

Fig. 2.100 Zetaplastia para ampliar o introito. **(a)** Diagrama esquemático da incisão em forma de Z. **(b)** Retalhos de pele são dissecados e movidos em direções opostas. **(c)** Resultados após aproximação dos retalhos de pele.

Se esse procedimento simples de liberação não for suficiente, então uma perineotomia deverá ser realizada para mobilizar mais tecido e ampliar definitivamente o introito.

Perineotomia e Procedimento de Fenton

A incisão longitudinal da **perineotomia** começa 2 cm proximal à comissura através da vagina e estende-se por cerca de 2 cm para dentro do períneo. O passo seguinte é mobilizar o tecido da parede vaginal e a pele do períneo com dissecção cortante com um bisturi. Se necessário, a incisão pode ser aprofundada para se estender para baixo até as fibras musculares do reto. Isso causa a retração dos músculos superficiais do assoalho pélvico, ampliando permanentemente o introito vaginal. A ferida é então fechada com sutura transversal.

No **procedimento de Fenton**, uma modificação da perineotomia, uma incisão transversal é feita na região da comissura posterior, e a parede vaginal posterior é mobilizada até uma extensão de cerca de 2 cm acima do introito, formando um retalho. Agora, uma incisão é feita ao longo da musculatura perineal até as fibras musculares externas do reto. Essa manobra divide a musculatura superficial do assoalho pélvico, cujas terminações se retraem levemente. Esse procedimento amplia permanentemente o introito vaginal. Por fim, a ferida é fechada com suturas transversas interrompidas simples.

Nota
Apesar do índice de sucesso satisfatório, uma faixa de cicatrização pode-se desenvolver ao longo da linha de sutura transversal e, mais tarde, causar dor durante as relações sexuais.

Especialmente no caso de constrição plicada do introito vaginal, a Zetaplastia pode ser usada como um procedimento de expansão.

Zetaplastia

Na presença de estenose falciforme na região do introito vaginal, a Zetaplastia, posicionada no meio da faixa cicatricial, atinge um bom ganho de distância sem encurtamento longitudinal significativo. A incisão em forma de Z forma os lados de dois triângulos equiláteros. As suturas são passadas por seus ápices e os triângulos são dissecados do tecido subjacente. Após transposição dos retalhos, as bordas da ferida são aproximadas com suturas simples interrompidas. Se o ganho de distância não for suficiente, então incisões adicionais em forma de Z poderão ser acrescentadas (▶ Fig. 2.100).

Avanço em Y-V

As estruturas ou faixas cicatriciais na região vulvar posterior podem ser tratadas com um avanço em Y-V. A estritura é dividida medialmente e a linha da incisão na comissura posterior é estendida levemente para cima à esquerda e à direita (formato Y). A seguir, o retalho de tecido triangular central é avançado para baixo e suturado à extremidade da incisão vertical (formato V) e as bordas da ferida são aproximadas com suturas simples interrompidas.

Nota
As desvantagens dessa técnica incluem o encurtamento da vagina e um índice relativamente elevado de recorrência.

Retalhos de Transposição, Romboides e Miocutâneos

A ressecção extensiva de cicatrizes profundas ou amplas na região perineal ou no terço inferior da parede vaginal lateral ou posterior deixa atrás de si um defeito de tecido considerável. O fechamento primário da pele promoverá a estenose recorrente no introito. Esse problema pode ser evitado elevando-se **retalhos de transposição ou romboides** e rodando-os no defeito (▶ Fig. 23.101). É possível tratar defeitos na região da parede vaginal anterior com um retalho de transposição. Entretanto, a rotação de um retalho elevado na região dos lábios anteriores comprometeria seriamente a aparência da vulva. Consequentemente, retalhos em ilha são usualmente aplicados nesses casos. No caso de um defeito maior, pode ser necessário cobri-lo com um **retalho miocutâneo**. Retalhos do abdome

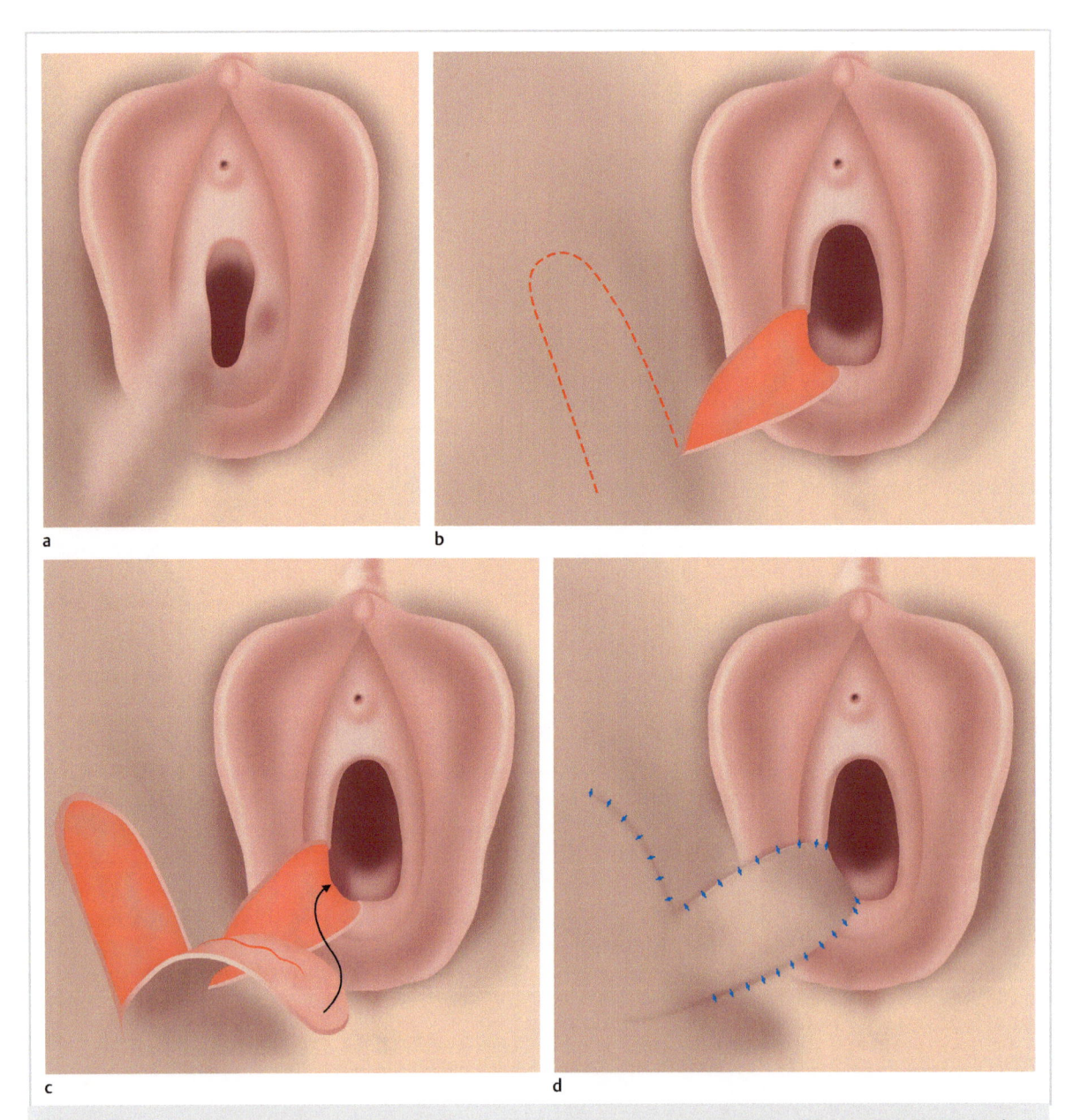

Fig. 2.101 Retalho de transposição local para ampliar o introito. **(a)** Resultados pré-operatórios de uma estritura cicatrizada em posição de 7 horas. **(b)** Resultados após excisão da estritura mostrando a incisão para levantar um retalho de transposição local. **(c)** Dissecção e rotação do retalho. **(d)** Resultados pós-operatórios após sutura do retalho e fechamento primário de defeito do sítio doador.

(retalho do reto do abdome, VRAM, consultar Capítulo 2.2.1, Retalhos Miocutâneos do Reto do Abdome [VRAM, TRAM]) ou da coxa (retalho do grácil, Capítulo 2.5.2, Retalhos do Grácil) são os recomendados nesses casos.

Retalhos de Pele Livres

No caso de uma vagina cicatrizada e com estenose, pode ser necessário ressecar a vagina por inteiro. Nesses casos, o novo revestimento pode ser reconstruído usando-se um **enxerto em malha.** Esse enxerto é colhido de um sítio adequado, como a coxa medial, preparado de acordo (proporção de expansão de 1:1,5), colocado na cavidade pré-formada sobre um *stent* de espuma de borracha e fixado no local por suturas em suas bordas. Após cerca de sete dias, o *stent* inicial é removido e o paciente instruído para manter o *stent* no local continuamente, de início por 24 horas por um período de três meses e mais tarde somente à noite por outros três meses para evitar contração do enxerto.

O **enxerto de pele de espessura parcial** livre é simples. O risco cirúrgico é aumentado por negligência pelo procedimento de enxertia.

> **Cuidado**
>
> A desvantagem desse método, caso o enxerto não consiga ser tomado completamente, levará à atrofia parcial ou, com frequência, até total da vagina.

Cicatrizações e estrituras de ocorrência frequente que levam ao encolhimento do terço proximal da vagina e à obliteração parcial ou completa podem necessitar da colocação de uma prótese permanente. Se a estenose envolver primariamente grandes partes do introito e da metade inferior da vagina, então **enxertos de pele de espessura total** de um sítio doador adequado poderão ser usados. Comparados com os enxertos de pele de espessura parcial, os enxertos de espessura total são significativamente menos susceptíveis à contração e, por isso, apresentam índice mais alto de sucesso quando usados em defeitos localizados nessa região.

Leitura Complementar

[1] Abramov Y, Elchalal U, Abramov D, Goldfarb A, Schenker JG. Surgical treatment of vulvar lichen sclerosus: a review. Obstet Gynecol Surv. 1996;51(3):193-199.
[2] Berth-Jones J, Graham-Brown RA, Burns DA. Lichen sclerosus et atrophicus – a review of 15 cases in young girls. Clin Exp Dermatol. 1991;16(1):14-17.
[3] Morley GW, DeLancey JO. Full-thickness skin graft vaginoplasty for treatment of the stenotic or foreshortened vagina. Obstet Gynecol. 1991;77(3):485-489.
[4] Powell JJ, Wojnarowska F. Lichen sclerosus. Lancet. 1999;353(9166):1777-1783.
[5] Reid R. Local and distant skin flaps in the reconstruction of vulvar deformities. Am J Obstet Gynecol. 1997;177(6):1372-1383.
[6] Schlosser BJ, Mirowski GW. Lichen sclerosus and lichen planus in women and girls. Clin Obstet Gynecol. 2015;58(1):125-142.

2.10.5 Cicatrizes e Neuromas

D. Ulrich

Etiologia e Princípio

Cicatrizes e neuromas doloridos na região vaginal e na vulvoperineal podem resultar das lacerações do períneo ou de episiotomias. Ocorrendo com frequência em combinação com dispareunia, os sintomas podem representar um sério problema para a paciente afetada. Uma explicação sugere que o trauma ou incisão resulta em uma lesão de um fino nervo que mais tarde se torna o sítio de uma proliferação não organizada do coto proximal do nervo. A intervenção cirúrgica é geralmente recomendada em casos nos quais a dor atribuível ao neuroma persista por mais de três a seis meses. A ressecção simples do tecido no sítio mais dolorido geralmente leva à recorrência dos sintomas por causa da cicatrização pós-operatória. O tratamento da cicatriz com *lipofilling* é recomendado nesses casos. Essa técnica foi descrita pela primeira vez para tratamento de neuromas nas extremidades e é também adequada para problemas comparáveis na região vulvovaginal.

Técnica

A operação é realizada com a paciente em posição supina ou de litotomia, podendo ser usada anestesia geral ou espinal. Após infiltração com solução tumescente, cerca de 20 mL de gordura são colhidos da região periumbilical ou da coxa medial usando lipoaspiração. A seguir, a gordura é centrifugada por 3 minutos, a 3.000 rpm usando-se a técnica de Coleman. O material sobrenadante e a camada mais inferior da gordura centrifugada são removidos. O tecido da cicatriz é liberado com a ajuda de um Dissector em V especial (▶ Fig. 2.102). Cerca de 5 a 10 cm^3 da gordura processada são injetados por meio de túneis paralelos em diferentes camadas do tecido da cicatriz. Quando corrigindo cicatrizes na parede vaginal

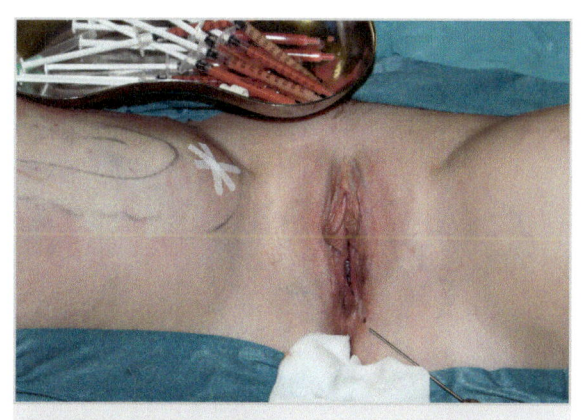

Fig. 2.102 *Lipofilling* de uma cicatriz de episiotomia dolorosa. O tecido da cicatriz foi liberado com a ajuda de um dissector em V. A gordura foi colhida da coxa medial direita.

posterior, uma técnica comprovada para evitar perfurações do reto é manter um dedo no reto para verificar a posição da cânula enquanto se injeta a gordura. As pequenas incisões para lipoaspiração e *lipofilling* podem ser fechadas com Steri-Strips.

As pacientes geralmente descrevem sensações de dor alteradas nos primeiros dias após a operação. Entretanto, o alívio significativo ocorre nas semanas que se seguem à intervenção. Em casos de persistência da dor, um segundo tratamento com *lipofilling* pode ser tentado após cerca de três meses.

Complicações Possíveis

Alguns casos isolados de hematomas e infecções foram observados na região vaginal e na vulvoperineal após o tratamento com *lipofilling*.

Leitura Complementar

[1] Coleman SR. Structural fat grafting: more than a permanent filler. Plast Reconstr Surg. 2006;118(3)Suppl:108S-120S.
[2] Dharmarathna HM, Tripathi N, Atkinson P. Painful, traumatic neuroma of an episiotomy scar: a case report. J Reprod Med. 2007;52(5):456-457.
[3] Ulrich D, van Doorn L, Hovius S. Fat injection for treatment of painful neuroma after episiotomy. Int J Gynaecol Obstet. 2011;115(3):290-291.
[4] Ulrich D, Ulrich F, van Doorn L, Hovius S. Lipofilling of perineal and vaginal scars: a new method for improvement of pain after episiotomy and perineal laceration. Plast Reconstr Surg. 2012;129(3):593e-594e.
[5] Vaienti L, Merle M, Villani F, Gazzola R. Fat grafting according to Coleman for the treatment of radial nerve neuromas. Plast Reconstr Surg. 2010;126(2):676-678.

3 Cirurgia Genital em Crianças

3.1 Correção de Malformações Congênitas Urogenitais ou Anorretais em Crianças

Th. Meyer

> **Nota**
>
> A correção de malformações congênitas urogenitais e/ou anorretais em crianças só deverá ser conduzida em centros cirúrgicos pediátricos reconhecidos, com alto nível de expertise. O tratamento dessas malformações se concentra inicialmente na reconstrução e função primárias. Entretanto, à medida que o paciente cresce e desenvolve-se, o cirurgião genital estético pode ser confrontado com vários cenários clínicos e suas complicações tardias. Este capítulo visa unicamente a fornecer uma introdução a muitas malformações pediátricas e sua terapia.

3.1.1 Malformações Anorretais

Fundamentos

As malformações anorretais ocorrem em cerca de 1 em 5.000 nascidos vivos e os meninos são afetados mais frequentemente que as meninas (homem:mulher = aproximadamente 1,3:1). Os achados incluem malformações anais, retais ou colônicas de várias extensões. Essas malformações podem terminar em um *cul-de-sac* ou fístula comunicando-se com o períneo ou trato urogenital (▶ Fig. 3.1).

A etiologia desses transtornos permanece obscura. Em termos embriológicos, o crescimento do septo urorretal contra a membrana da cloaca fica prejudicado, o que normalmente ocorre dentro de 4 a 8 semanas de gestação. Entretanto, esses defeitos blastogênicos geralmente incluem duas ou mais áreas, dando origem a fenótipos complexos de origem multifocal que incluem causas cromossômicas, monogenéticas e teratogênicas.[1,5]

Das anomalias cromossômicas associadas a malformações anorretais, a maioria é: trissomia 13, trissomia 18, trissomia 21 e trissomias parciais e monossomias, assim como outras anomalias cromossômicas. Outras síndromes familiares incluem: a síndrome do olho de gato, a síndrome de Townes-Brocks, a síndrome FG (conhecida também como síndrome de Opitz-Kaveggia), a síndrome de Pallister-Hall, a associação VACTERL (defeitos vertebrais, atresia anal, defeitos cardíacos, fístula traqueoesofágica, anomalias renais e anomalias dos membros), a sirenomelia, a síndrome da regressão caudal e a tríade de Currarino.[1,5]

Malformações Associadas

As malformações associadas ocorrem em 50 a 60% de pacientes com malformações anorretais e usualmente envolvem o trato urogenital. Elas são significativamente mais numerosas nos meninos (26%) que nas meninas (somente 5%). As malformações do trato urinário superior ocorrem em 50% dos meninos e em 30% das meninas. A prevalência dessas malformações urogenitais simultâneas depende da localização do transtorno anorretal. O índice com malformações da cloaca é de 90%, enquanto as formas leves de malformação anorretal com fístula perineal são de apenas 10%. Essas malformações urogenitais associadas podem incluir todo o espectro de malformações do trato urogenital e as mais comuns são: refluxo vesicoureteral, agenesia renal unilateral, megaureter e hipospadia.

As malformações esqueléticas associadas geralmente envolvem o sacro e a coluna vertebral. A combinação de malformação anorretal, malformação sacral e a presença de massa pré-sacral (como meningocele anterior, teratoma, cisto dermoide ou duplicação retal) é conhecida como tríade de Currarino e está associada a um prognóstico funcional ruim para pacientes jovens. Achados menos comuns incluem malformações gastrintestinais, encontradas em 10 a 25% de todos os casos, ou malformações cardíacas.

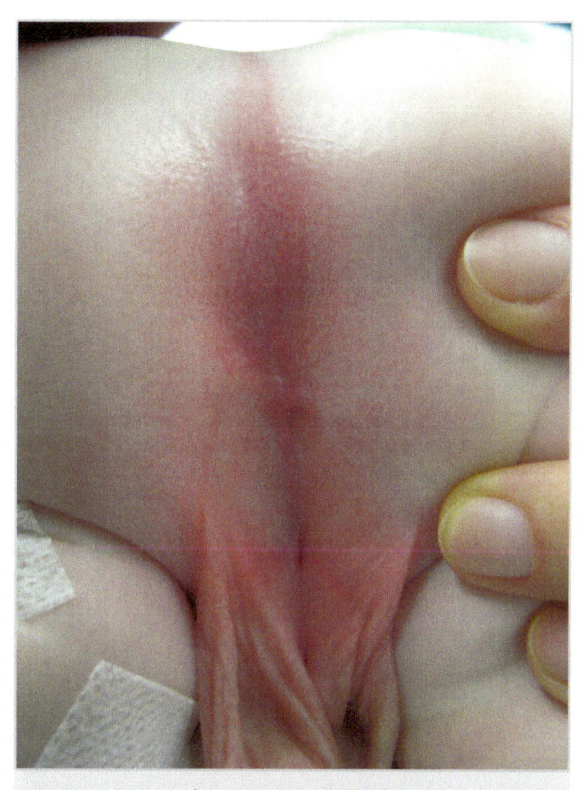

Fig. 3.1 Atresia anal em menino com fístula perianal pequena.

Tabela 3.1 Classificação internacional de Krickenbeck de malformação anorretal

Meninos do grupo principal	Meninas do grupo principal
Fístula perineal	Fístula perineal
Fístula retouretral • Bulbar • Prostática	Fistula vestibular
Fístula retovesical	Cloaca
Malformação anorretal sem fístula	Malformação anorretal sem fístula
Estenose anal	Estenose anal
Malformações raras • Atresia retal • Fístula retovaginal • Fístula tipo H	

A ocorrência simultânea de pelo menos duas das malformações associadas é conhecida como anomalia de VATER ou VACTERL.

Classificação

A variação ampla de malformações anorretais levou à proliferação de sistemas de classificação. O sistema de classificação mais comum é a classificação de Krickenbeck de acordo com a posição anatômica da fístula (▶ Tabela 3.1). As malformações comuns são encontradas no grupo principal; o grupo secundário inclui malformações menos comuns com suas diferenças regionais.

A classificação de Krickenbeck (▶ Tabela 3.1) também pode ser usada para determinar estratégias terapêuticas e prognósticos.[8]

Malformações Masculinas (▶ Fig. 3.2a-d)

▶ **Fístula perineal.** A parte mais inferior do reto fica anterior ao meio do esfíncter e a abertura do ânus é deslocada anteriormente. Ela é usualmente estreita e pode estar coberta por uma membrana. Esfíncter e sacro mostram-se normais (▶ Fig. 3.2b).

▶ **Fístula retouretral.** O reto abre-se na uretra posterior, geralmente a uretra bulbar (forma baixa: ▶ Fig. 3.2c A) ou, menos frequentemente, a uretra prostática (= forma alta; ▶ Fig. 3.2.c B). O reto e a uretra possuem uma parede comum proximal à fístula. Quanto mais alta a fístula, mais curta será a parede comum. Na forma baixa, o reto mostra-se parcialmente rodeado pela musculatura levantadora do ânus. O esfíncter fica abaixo do reto. A fístula retobulbar está associada à musculatura bem desenvolvida, a um sacro normal e a uma fossa anal claramente visível. A forma alta exibe musculatura mal desenvolvida, sacro anormal, períneo plano e ausência de fossa anal.

▶ **Fístula retovesical.** O reto abre-se no colo da bexiga. O músculo do esfíncter mostra-se mal desenvolvido, o períneo é plano, o sacro é hipoplásico e a pelve está subdesenvolvida (▶ Fig. 3.2d).

▶ **Malformação anorretal sem fístula.** O reto termina em um *cul-de-sac* cerca de 3 mm proximais à pele do períneo. Boa musculatura do esfíncter.

Formas Femininas (▶ Fig. 3.2e-h)

▶ **Fístula perianal.** A abertura do reto está deslocada anteriormente com uma fístula estreita entre os genitais femininos externos e o centro do esfíncter. Este último e o sacro estão normais (▶ Fig. 3.2f).

▶ **Fístula vestibular.** O reto abre-se para o vestíbulo da vagina, diretamente atrás do hímen. A extensão da fístula pode variar de poucos milímetros a vários centímetros. O reto e a vagina possuem uma parede comum proximal à fístula. A musculatura do esfíncter é, geralmente, muito bem desenvolvida e o sacro é normal (▶ Fig. 3.2g).

▶ **Malformação Cloacal.** A incidência é de 1 em 50.000 nascimentos. Esse quadro é definido como malformação severa que perde a separação do reto, vagina e uretra, resultando em um canal comum. A extensão do canal comum varia entre 1 e 10 cm e correlaciona-se com a gravidade da malformação e o prognóstico funcional (▶ Fig. 3.2h).[15] Em 1987, Pena classificou as seis formas mais comuns de malformação cloacal com extensão variável do canal comum e configuração variável da vagina (ou vaginas) e o reto. Hoje, a regra em vigor é a de que um canal comum com mais de 3,5 cm de extensão é sinal de defeito complexo.

▶ **Malformação anorretal sem fístula.** O reto termina, como nos meninos, em um *cul-de-sac* de cerca de 3 mm proximais à pele do períneo. Aqui também a musculatura do esfíncter está presente.

Exame Minucioso Diagnóstico

A atresia anal costuma ser detectada imediatamente após o nascimento, durante o exame do recém-nascido.

> **Nota**
> A estratégia de tratamento cirúrgico deve estar disponível dentro de 48 horas.

Após o exame físico com inspeção do períneo, um exame por ultrassom abdominal é realizado para avaliar o trato urinário. Uma ecocardiografia é também conduzida para

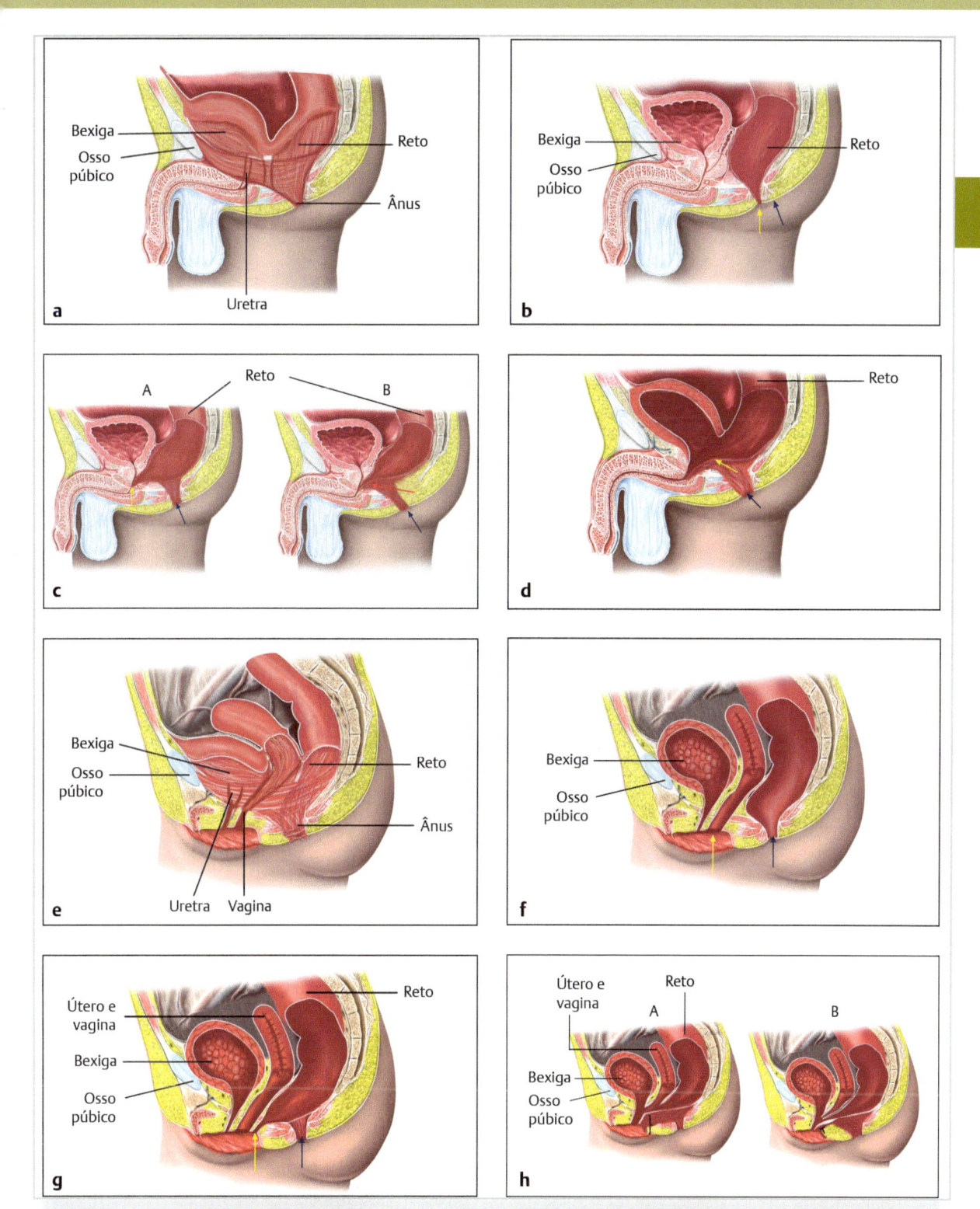

3.1 Correção de Malformações Congênitas Urogenitais ou Anorretais em Crianças

Fig. 3.2 Diagrama esquemático das várias formas de malformação anorretal em meninos (**b-d**) e meninas (**f-h**). Os achados normais são mostrados em **a** e **e**.

excluir malformação cardíaca e a continuidade do esôfago é verificada. O recém-nascido recebe inicialmente nutrição parenteral e é observado por 24 a 48 horas para determinar se as fezes passaram pela fístula ou ficaram na urina.

A fístula perianal pode ser cuidadosamente dilatada para melhorar a passagem das fezes, dependendo da natureza dessa passagem e da largura da fístula. Um enema de contraste do cólon fornecerá informações sobre uma possível dilatação intestinal. Se a passagem das fezes não mostrar complicações e não houver dilatação do intestino proximal à fístula, então a anorretoplastia sagital posterior, de acordo com Pena e deVries,[12] poderá ser planejada para quando a criança tiver 1 mês de vida. Entretanto, se houver dilatação intestinal e a passagem das fezes for difícil, então a colostomia inicial deverá ser realizada imediatamente. A anorretoplastia sagital posterior será então realizada quando o bebê tiver 1 ou 2 meses, após a obtenção de novos estudos de contraste visualizando o trato intestinal distal com a fístula. Se o mecônio passou pela uretra ou pelo trato genital feminino, então a colostomia deverá ser feita imediatamente e a anorretoplastia sagital posterior na idade de 1 ou 2 meses.

Se não houver fístula ou se os achados forem duvidosos, então a radiografia lateral do reto com o feixe horizontal e o paciente em posição prona e a pelve elevada deverá ser obtida após 24 a 48 horas. Se o ponto mais baixo do reto for visível distal ao cóccix, ou se a distância entre o reto e a pele for inferior a 1 cm, então a anorretoplastia sagital posterior primária poderá ser conduzida imediatamente. Se o reto estiver proximal ao cóccix, ou se a distância entre o reto e a pele for superior a 1 cm, então a colostomia inicial deverá ser executada. Neste caso, a anorretoplastia sagital posterior deverá ser conduzida como um procedimento secundário. Onde a cloaca estiver presente, um cistouretrograma de micção e um genitograma deverão ser realizados antes da execução da colostomia. Aos três meses, a reconstrução com anorretoplastia sagital posterior, vaginoplastia e uretroplastia será realizada.

Nota

Formas altas e complicadas de malformação anorretal deverão sempre ser corrigidas somente após a realização de uma colostomia protetiva.

Tratamento

Colostomia

A colostomia ideal na malformação anorretal está localizada na junção do cólon descendente e o sigmoide. Os dois estomas deverão ser separados por uma ponte de pele para evitar que as fezes penetrem no intestino distal. Caso contrário, isso poderia causar infecção urinária recorrente na qual uma fístula retouretral simultânea estivesse presente ou um quadro de megarreto pudesse se desenvolver. A ponte de pele também facilita os cuidados para a colostomia. Se a colostomia for criada muito distante em sentido proximal, haverá compressão insuficiente do intestino. Isso leva à dilatação do intestino distal com hipomotilidade irreversível e resultado insatisfatório no longo prazo.

Anorretoplastia Sagital Posterior de Acordo com Pena e deVries

Atualmente, a malformação anorretal é, em geral, corrigida por meio de anorretoplastia sagital posterior. Esse procedimento foi descrito pela primeira vez em 1982 por Pena e deVries. Trata-se de uma técnica que permite ao cirurgião expor todos os componentes anatômicos e puxar corretamente o reto pela musculatura existente no centro para atingir o melhor resultado funcional possível.[1,8]

Os passos importantes incluem: posicionar a criança em pronação, inserir um cateter urinário, estimular eletricamente o complexo muscular, realizar uma incisão cutânea longitudinal ou em forma de dragão superior à fossa anal ou à fístula e estender a incisão até o cóccix, se necessário. A porção superficial do esfíncter é seccionada medialmente e a fístula é mobilizada. A seguir, o reto é dissecado, com o devido cuidado para poupar a uretra. Uma vez obtida a extensão suficiente do reto (▶ Fig. 3.3), a musculatura é reconstruída e o reto é suturado ao esfíncter. Em seguida, executa-se a anoplastia e o reto é suturado na pele (▶ Fig. 3.4).

Se não houver fístula externa, então a dissecção se iniciará posteriormente. As fibras parassagitais do complexo muscular são divididas, o *cul-de-sac* retal é aberto em seu ponto mais inferior e a fístula é exposta pelo lúmen retal. A seguir, ela é exposta, mobilizada e ligada e o reto é mobilizado ainda mais. Em uma fístula retobulbar está uma longa parede comum entre o reto e a uretra, que deve ser dividida em duas camadas. A extensão dessa parede comum é mais curta na forma retoprostática, por isso todo cuidado deve ser tomado para evitar a denervação da bexiga ou prejudicar o ducto deferente ou as vesículas seminais. A fístula do colo da bexiga deverá ser exposta e ligada por laparoscopia. Nas meninas, a correção da fístula perianal ou da malformação anorretal é realizada da mesma maneira. A fístula retovestibular é também caracterizada por uma longa parede comum entre o reto e a vagina, a qual também deve ser dividida.

Se a malformação cloacal exibir um canal comum mais extenso que 3 cm, então a reconstrução sagital posterior com anorretoplastia, vaginoplastia e uretroplastia será realizada de maneira similar à anorretoplastia sagital posterior (discussão anterior). Neste caso, o reto também é exposto posteriormente e então aberto posteriormente para expor o canal comum. Após a colocação de um cateter transuretral, a vagina e o reto são separados. A seguir, todas as estruturas urogenitais são mobilizadas e movidas para baixo. Isso é feito sem separar a uretra e a vagina. Cerca de 60% de todas as malformações cloacais podem ser reconstruídas dessa maneira. Entretanto, se o canal

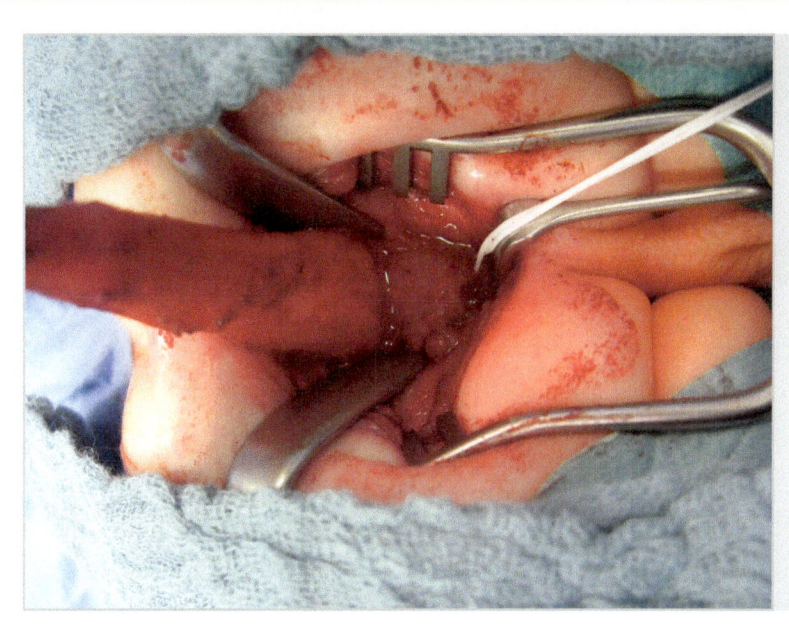

Fig. 3.3 Anorretoplastia sagital posterior de acordo com Pena e deVries: mobilização do reto poupando-se a uretra (fita branca).

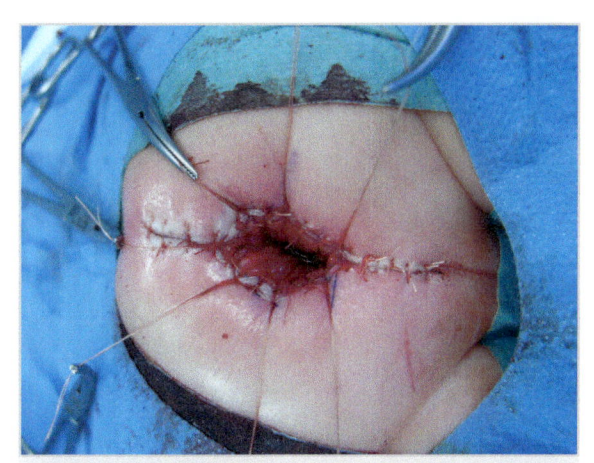

Fig. 3.4 Anorretoplastia sagital posterior de acordo com Pena e deVries: anoplastia na qual o reto é suturado na pele.

comum tiver mais de 3 cm de extensão, então a uretra e a vagina deverão ser separadas. Isso demanda experiência com os vários procedimentos reconstrutivos vaginais.

Cuidados Posteriores

O cateter urinário pode ser removido cinco dias após a operação ou, se a uretra foi reconstruída, depois de 10 dias. Após 14 dias, o novo ânus é calibrado e a terapia de dilatação segue-se imediatamente (▶ Fig. 3.5). A colostomia é geralmente fechada logo após três meses, ou antes, se a largura suficiente do canal anal foi obtida.

Complicações e Resultados no Longo Prazo

Felizmente, os avanços na técnica cirúrgica (anorretoplastia sagital posterior), nos últimos 20 anos, tornaram raras as complicações. As complicações intraoperatórias incluem lesão iatrogênica da uretra, do ducto deferente ou da bexiga e lesão da vagina nas meninas. As complicações pós-operatórias são infecções da ferida, paralisia do nervo femoral (lesões de decúbito), estenose do neoânus ou prolapso da mucosa ou do reto. Essas complicações também incluem fístulas retouretrais ou retovaginais recorrentes.

Além da *expertise* cirúrgica, a forma de malformação anorretal é a que determina o resultado posterior. Nas formas de malformação anorretal com prognóstico satisfatório, podemos assumir que a continência fecal pode ser obtida em três anos. Aqui, o tratamento cuidadoso da constipação é crucial para evitar incontinência fecal por fluxo exagerado. A regra é: quanto melhor o prognóstico para a continência, maior a incidência de constipação (▶ Tabela 3.2).

Nota

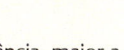

Quanto melhor o prognóstico para a continência, maior a incidência de constipação.

Naquelas formas com prognóstico ruim, o tratamento das fezes (irrigação do intestino, medidas dietéticas e medicamentos para regular as fezes) deverá começar aos três anos de idade para que se obtenha a continência social de mais de 24 horas para esses pacientes. Se os pais e o paciente desejarem mais independência, ela poderá ser obtida por lavagem intestinal anterógrada. Para facilitar isso, uma apendicostomia continente é realizada na vizinhança do umbigo, por meio da qual o paciente poderá efetuar a lavagem anterógrada do intestino grosso com a ajuda de um cateter.

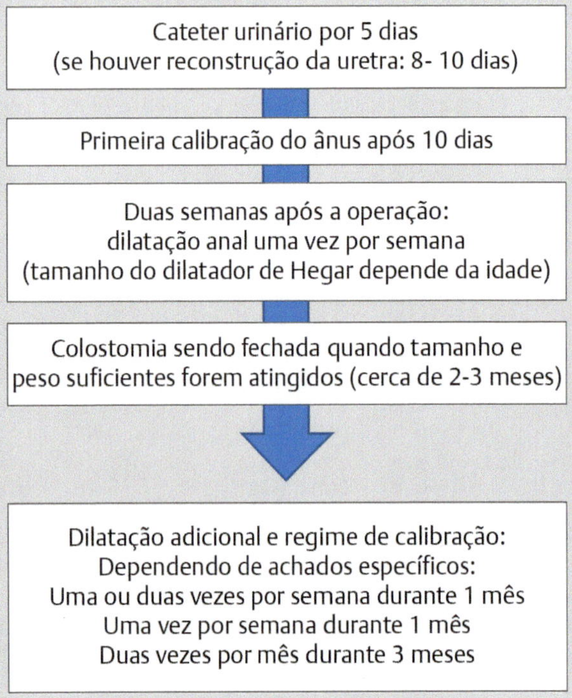

Cirurgia Genital em Crianças

Fig. 3.5 Cuidado pós-operatório após correção cirúrgica de malformação anorretal.

Idade	Dilatador de Hegar (mm)
1-4 meses	12
4-8 meses	13
8-12 meses	14
1-3 anos	15
3-12 anos	16
> 12 anos	17

Fluxograma:
- Cateter urinário por 5 dias (se houver reconstrução da uretra: 8-10 dias)
- Primeira calibração do ânus após 10 dias
- Duas semanas após a operação: dilatação anal uma vez por semana (tamanho do dilatador de Hegar depende da idade)
- Colostomia sendo fechada quando tamanho e peso suficientes forem atingidos (cerca de 2-3 meses)
- Dilatação adicional e regime de calibração: Dependendo de achados específicos: Uma ou duas vezes por semana durante 1 mês / Uma vez por semana durante 1 mês / Duas vezes por mês durante 3 meses

Tabela 3.2 Resultados funcionais após correção de malformação anorretal

	Fístula perianal (%)	Fístula vestibular (%)	Fístula bulbar (%)	Fístula prostática (%)	Cloaca < 3 cm (%)	Cloaca > 3 cm (%)
Defecação independente	100	92	82	73	71	44
Perda fecal	20	36	54	77	63	87
Incontinência fecal total	90	71	50	31	50	28
Constipação	56	61	64	75	40	35

Fonte: Adaptada de Levitt e Pena.[16]

Outras Malformações Complexas

▶ **Extrofia de bexiga.** A extrofia de bexiga é definida por um defeito congênito na bexiga, uretra (epispadia), na parede abdominal inferior e no anel pélvico (▶ Fig. 3.6). A incidência é de aproximadamente 1 em 30.000-50.000 e os meninos são mais afetados que as meninas. Em termos de etiologia, isso representa falha de crescimento de mesoderma entre o ectoderma da parede abdominal inferior anterior e o alantoide. O defeito na parede abdominal inferior é preenchido pela parede posterior da bexiga e ocorre a falha no fechamento dos músculos do reto, sínfise púbica e do pênis. Por essa razão, a extrofia da bexiga está invariavelmente associada a uma fenda no dorso do pênis ou um clitóris fendido. O tratamento cirúrgico envolve a reconstrução da bexiga e da uretra, assim como o fechamento da sínfise púbica.

▶ **Extrofia da cloaca.** Malformação complexa com extrofia de bexiga e clivagem do campo da bexiga em duas metades, epispadia ou clivagem do pênis em duas metades, separação da sínfise, onfalocele (não necessariamente presente), clivagem do períneo com extrofia dos órgãos da cloaca, cólon subdesenvolvido, atresia anal, hipoplasia de alto grau ou aplasia do assoalho pélvico com ausência das estruturas de continência (▶ Fig. 3.7). A reconstrução é difícil e só deverá ser conduzida em centros médicos especializados.

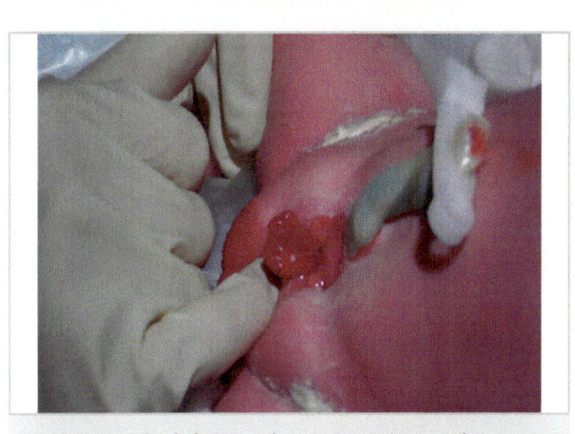

Fig. 3.6 Extrofia da bexiga: abertura congênita na bexiga, uretra (epispadia), parede abdominal inferior e anel pélvico.

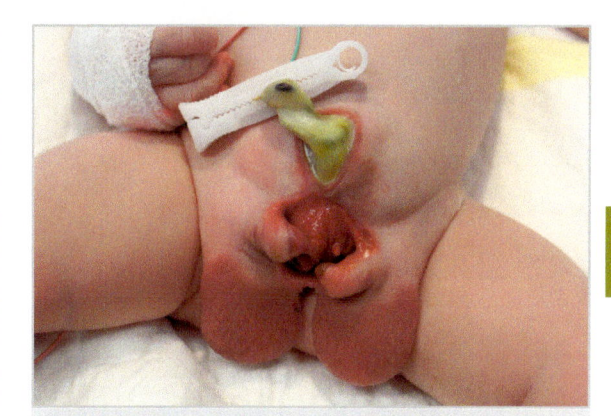

Fig. 3.7 Extrofia cloacal: malformação complexa com extrofia da bexiga, clivagem do pênis em duas metades, separação da sínfise, onfalocele pequena e malformação anorretal adicional.

morfológica clássica de teratomas coccígeos, de acordo com Altman *et al.*, divide essas malformações em quatro graus, conforme sua extensão e localização.[13]

A grande maioria dos teratomas coccígeos é de tumores benignos. Uma vez que tumores não ressecados completamente e teratomas coccígeos malignos apresentam risco aumentado de recorrência e metástases, a ressecção completa imediata do teratoma coccígeo é da maior importância.

A abordagem cirúrgica clássica é feita via uma incisão curva ou de Chevron inversa com o paciente em posição prona. O teratoma deverá ser removido com margem de tecido adjacente sadio sempre que possível.

> **Nota**
>
> Os teratomas coccígeos deverão ser ressecados *en bloc* incluindo o cóccix para prevenir a recorrência local.

Para minimizar o risco de sequelas patológicas, todo cuidado deve ser tomado para poupar a musculatura do assoalho pélvico, reto, bexiga, ureteres e plexo neural. Para evitar problemas de continência, esse assoalho deve ser reconstruído[3] com precisão (▶ Fig. 3.8, ▶ Fig. 3.9).

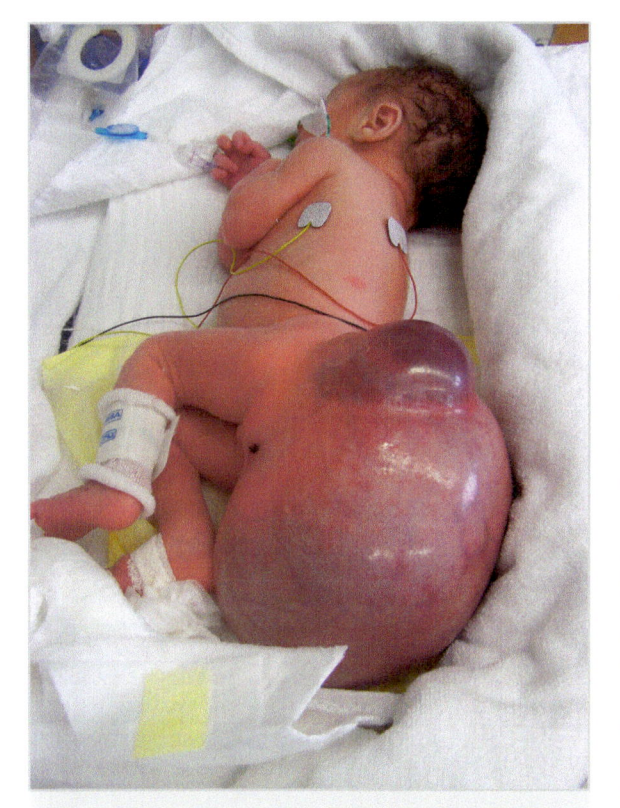

Fig. 3.8 Teratoma coccígeo de grande porte (primeiro dia de vida).

Tumores de Partes Moles Urogenitais

Tumores de partes moles (especialmente lipomas) podem ocorrer tanto em meninos quanto em meninas em formas de gravidade variável (▶ Fig. 3.10). Os lipomas são os tumores intraescrotais não testiculares mais comuns em meninos (▶ Fig. 3.11) e recorrências, incluindo degeneração maligna, já foram descritas.

▶ **Teratoma sacrococcígeo.** O teratoma sacrococcígeo é a localização mais comum dos teratomas fetais. A incidência é de aproximadamente 1 em 40.000 nascimentos e as meninas são afetadas quatro vezes mais que os meninos. Um diagnóstico diferencial deverá considerar mielomeningoceles lombossacrais, assim como tumores neurogênicos da pelve pequena. A classificação

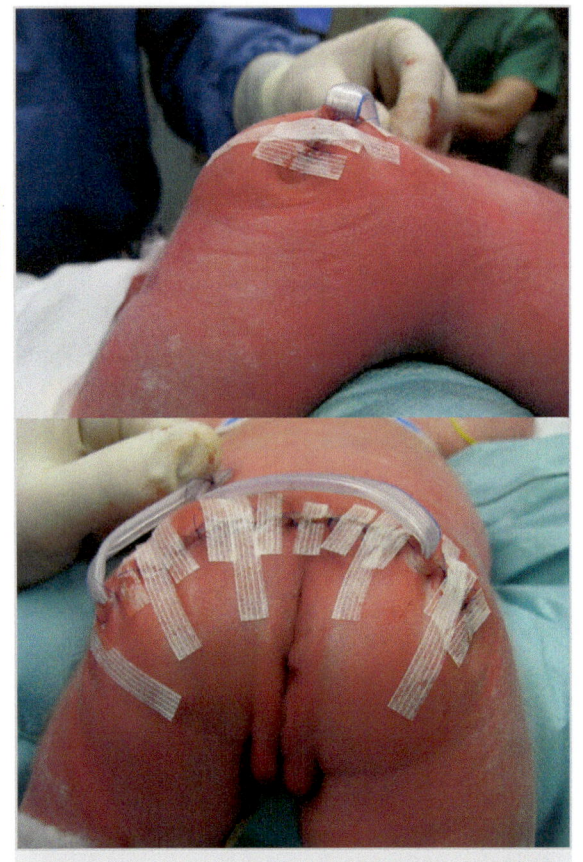

Fig. 3.9 Ressecção pós-natal de grande teratoma coccígeo e reconstrução do assoalho pélvico e do canal anal.

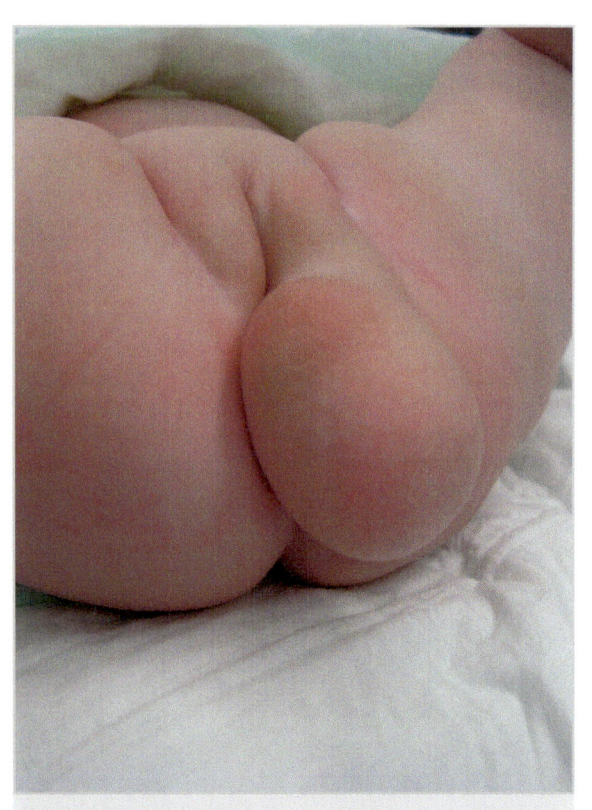

Fig. 3.10 Lipoma congênito de partes moles de grandes proporções no lábio esquerdo.

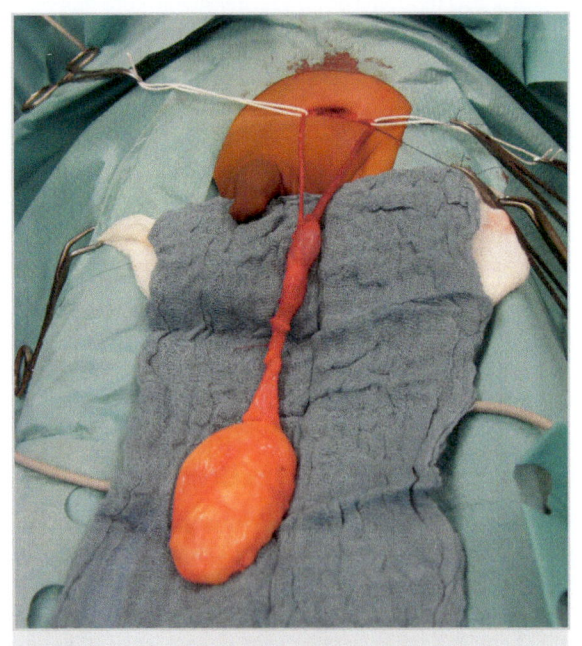

Fig. 3.11 Lipoblastoma intraescrotal de grandes proporções.

3.1.2 Malformações Urogenitais Congênitas em Meninos

Testículos Não Descidos

Fundamentos

Os testículos não descidos são a anomalia do trato urogenital mais comum, com incidência de 1 a 3% de todos os meninos a termo, significativamente mais alta em prematuros e a causa é multifatorial; vários fatores estão em discussão. Na maioria dos casos, essa anomalia deverá ser considerada como uma sequela de insuficiência do eixo hipotálamo-pituitária-gônada como uma endocrinopatia.

Formas e Termos Clínicos

O termo "testículo não descido" inclui os seguintes diagnósticos:

- **Testículo retrátil.** A posição do testículo altera-se entre inguinal, pré-escrotal e escrotal, dependendo da tensão no cremáster. Um testículo retrátil não demanda tratamento, mas deverá ser examinado regularmente.

- **Testículo deslizante.** Um testículo deslizante pode-se movimentar para dentro do escroto, mas desliza imediatamente de volta para sua posição inguinal inicial.

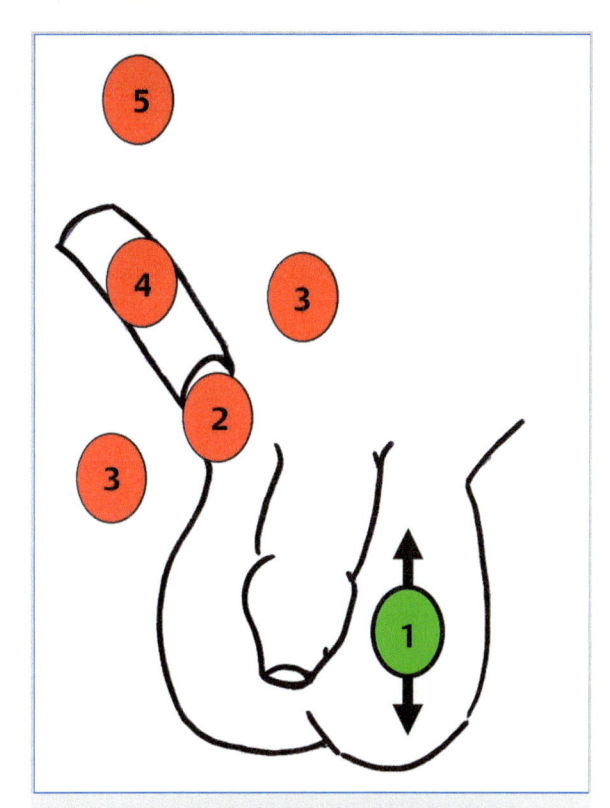

3.1 Correção de Malformações Congênitas Urogenitais ou Anorretais em Crianças

Fig. 3.12 Diagrama esquemático das várias posições do testículo: (1) testículo fisiológico descido, (2) testículo deslizante, (3) testículo ectópico, (4) testículo não descido inguinal e (5) testículo não descido abdominal.

▶ **Testículo ectópico.** O testículo desvia-se de sua via fisiológica quando desce e fica em sítio epifascial, femoral, suprapúbico ou peniano, ou na metade contralateral do escroto.

▶ **Testículo retido.** O testículo fica em algum ponto ao longo de sua linha fisiológica de descida no sulco urogenital (pode ficar retido na região abdominal ou inguinal: ▶ Fig. 3.12).

▶ **Testículo não descido secundário.** Um testículo não descido secundário deverá ser distinguido de um testículo retido primário. Aqui, um testículo inicialmente no escroto é retraído por causa do crescimento longitudinal inadequado ou por causa dos filamentos fibrosos do cordão espermático que o retêm.

Exame Minucioso Diagnóstico

O passo diagnóstico mais importante é o exame clínico com inspeção e palpação com as duas mãos. Um escroto hipoplásico pode ser sinal de testículo não descido. Exames repetidos são recomendados em situações difíceis (crianças obesas ou inquietas) se o local do testículo permanecer indefinido e, então, um exame por ultrassom deverá ser realizado após o exame clínico. Estudos endocrinológicos complementares são recomendados em casos nos quais não haja testículo palpável. Se o local do testículo continuar indefinido, então a laparoscopia será geralmente realizada de acordo com as diretrizes correntes. A localização intra-abdominal do testículo poderá então ser verificada e tratada durante a mesma operação.[11]

Tratamento

O objetivo do tratamento é o de mover permanentemente o testículo retido ou ectópico para o interior do escroto e fixá-lo nesse sítio. Esse objetivo deverá ser atingido durante o primeiro ano de vida. Em crianças prematuras, aplica-se a correção na idade apropriada.

> **Nota**
> O tratamento de testículo não descido deverá ser completado até o final do primeiro ano de vida.

O tipo de terapia depende tanto da idade da criança como da forma específica de testículo não descido. Nos primeiros seis meses, pode-se simplesmente observar o paciente e esperar para que o testículo desça espontaneamente. Se isso não ocorrer, uma terapia hormonal pré-operatória poderá ser iniciada (terapia de combinação com hormônio luteinizante-hormônio de liberação [LHRH] e β-HCG [gonadotropina coriônica humana]). Se isso não funcionar, o tratamento adicional terá de ser cirúrgico (▶ Fig. 3.13). No caso de testículo ectópico ou impedimento mecânico anatômico à descida (testículo não descido secundário, hérnia associada), a terapia hormonal pré-operatória não é recomendada, pois não terá nenhum efeito na posição do testículo.

O tratamento cirúrgico de um testículo ectópico palpável atualmente inclui a funiculolise e a orquidopexia padronizada do testículo mobilizado em uma bolsa de túnica dartos, como descrito por Schoemaker.[14] No caso de testículos inguinal e abdominal altos, a laparoscopia primária deverá ser preferida à exploração a partir de abordagem lateral. A laparoscopia não só dá ao cirurgião visão geral melhor da posição dos testículos, como também permite combinar um procedimento diagnóstico (busca laparoscópica pelo testículo) com um procedimento terapêutico (procedimento de Fowler-Stephen de um ou dois estágios no caso de testículo abdominal). Atualmente, o índice de sucesso para esse tipo de testículo não descido atingir posição permanente no escroto sem atrofia é de 70 a 80%.

O reposicionamento cirúrgico do testículo criptórquico tem efeito positivo na espermiogênese. Entretanto, ele não influi no risco aumentado de malignidade para o testículo comparado com a população normal (risco cinco a dez vezes mais alto). Portanto, meninos que tiveram testículos criptorquídicos anteriormente deverão ser aconselhados ao autoexame de seus testículos após os 15 anos de idade. Eles também deverão ser informados de que qualquer alteração indolor no tamanho ou consistência deverá ser observada e comunicada.[11]

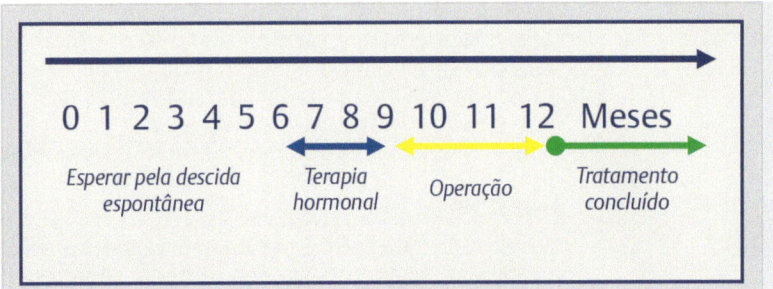

Fig. 3.13 Esquema de terapia para testículo não descido. Atualmente, a terapia deverá estar concluída por volta do primeiro aniversário da criança.

Terapia conservadora:
- GnRH (3 x 400 μg/dia como *spray* nasal durante 4 semanas)
- hCG (uma vez por semana 500 I.E. como injeção durante 3 semanas)
- Terapia combinada de GnRH seguida de hCG

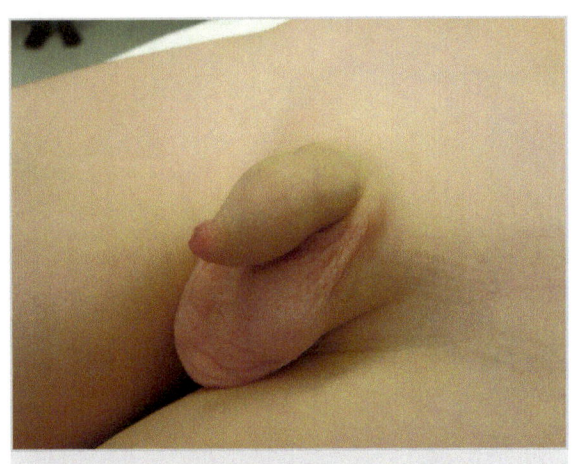

Fig. 3.14 Fotografia clínica de fimose.

Fimose

Fimose Fisiológica

A bolsa do prepúcio mostra-se com desenvolvimento incompleto em lactentes. O prepúcio adere à glande do pênis e só pode ser puxado para trás com dificuldade. Durante o primeiro ano de vida, o prepúcio separa-se. Com um ano de vida, ele pode ser puxado para trás com facilidade em 80% de todos os casos e, aos dois anos, em 90% de todos os casos. A aderência fisiológica do prepúcio deve ser diferenciada da constrição real do prepúcio, cuja incidência em 1% é relativamente rara.

Fimose Patológica

A fimose patológica pode ocorrer no quadro de balanite. A prática comum de puxar para trás repetidamente um prepúcio que ainda não está totalmente desenvolvido durante os primeiros meses de vida (período de fimose fisiológica) simplesmente piora a situação. Isso resulta em microtrauma que geralmente produz cicatrização e que constringe ainda mais o órgão. (▶ Fig 3.14)

Tratamento de Fimose

No caso de fimose com cicatrização mínima, pode-se tentar primeiramente a terapia conservadora com esteroides tópicos durante quatro a seis semanas. Em 70 a 80% dos casos o prepúcio se expande, diminuindo a necessidade de circuncisão cirúrgica. Se a fimose persistir apesar da terapia conservadora ou se envolver cicatrização intensa, a circuncisão radical deverá ser preferida a circuncisão subtotal "cosmética" que poupa o prepúcio (▶ Fig. 3.15a,b), pois o índice de recorrência é muito mais alto com esse segundo procedimento. O benefício frequentemente defendido de circuncisão preventiva para evitar doenças sexualmente transmissíveis infecciosas ou malignas não foi comprovado. A circuncisão completa também deverá ser executada na presença de suspeita de líquen escleroso e atrófico.[2]

Complicações

Na circuncisão, as complicações geralmente ocorrem por treinamento insuficiente ou técnica deficiente da parte do cirurgião e são evitáveis na maioria dos casos. As infecções pós-operatórias são raras e fáceis de tratar de modo conservador. O sangramento leve pode ser tratado por compressão, enquanto o sangramento pós-operatório genuíno, especialmente da artéria frenular, demanda revisão cirúrgica.

A remoção do prepúcio expõe a glande à urina alcalina. Isso pode causar a formação de ulcerações na região do meato uretral, que depois evolui para estenose, o que poderá demandar a meatotomia subsequente.

As complicações extremamente raras incluem lesão da glande, amputações parciais ou completas, linfedemas, cistos epidermoides, fístulas uretrais e gangrena de Fournier, e o tratamento depende da lesão. O objetivo é preservar o órgão.[9]

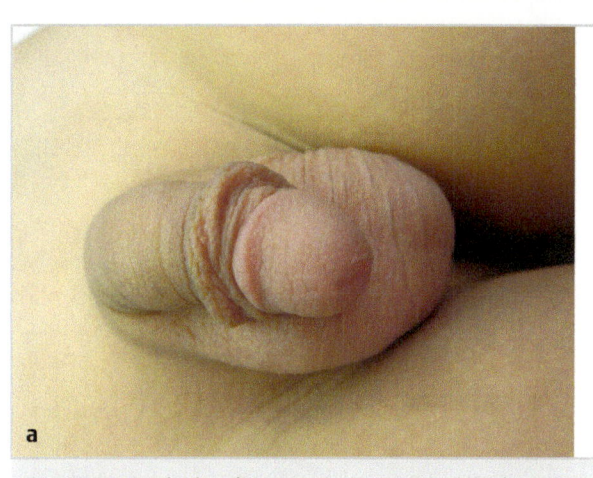

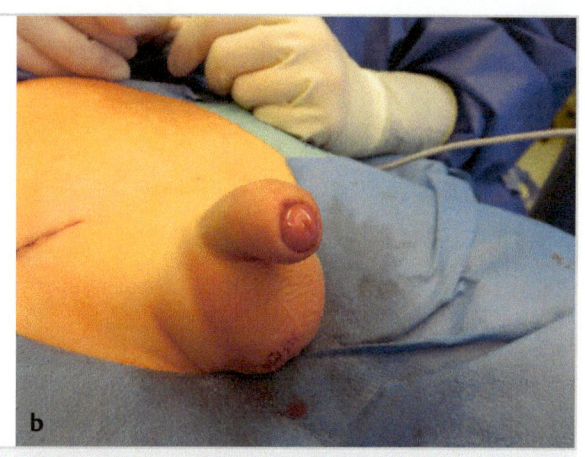

Fig. 3.15 (a) Achados clínicos após circuncisão completa. **(b)** Achados clínicos após circuncisão subtotal.

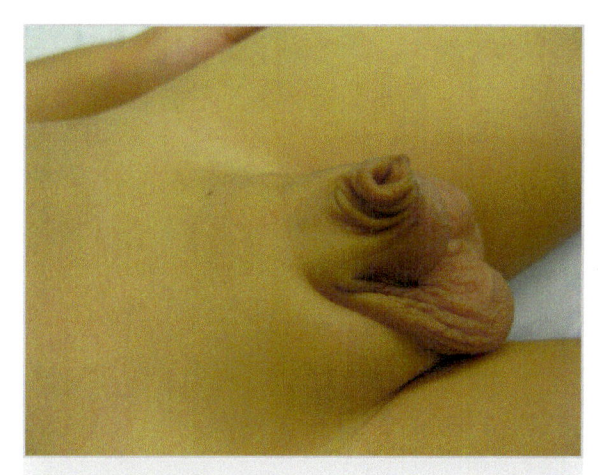

Fig. 3.16 Pênis enterrado.

Formas Especiais

- **Pênis enterrado (também conhecido como pênis oculto).** O pênis está enterrado no meio do escroto (▶ Fig. 3.16) e pode ser empurrado para fora após a retração do prepúcio. Em geral, a obesidade juvenil está presente. Além da perda de peso, o tratamento envolve reconstrução em triângulo ou o procedimento de dois estágios de Cecil modificado. Só a circuncisão é contraindicada e pode levar ao quadro de pênis oculto cicatrizado.

- **Micropênis.** A regra principal é a de que um pênis com menos de 2,5 vezes o desvio padrão abaixo da norma para a idade apropriada deverá ser considerado como micropênis (▶ Fig. 3.17). Isso ocorre invariavelmente como síndrome no quadro de transtorno sistêmico. As causas endocrinológicas incluem hipogonadismo hipogonadotrópico e pseudo-hermafroditismo masculino.

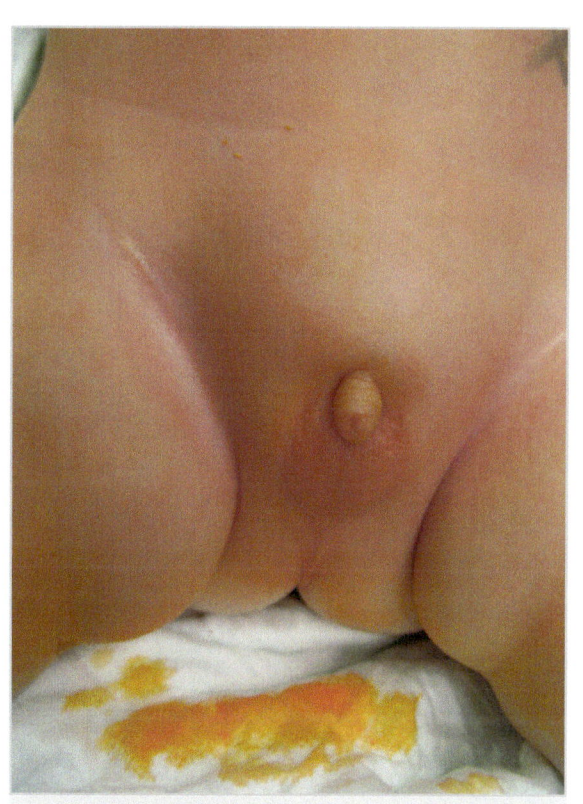

Fig. 3.17 Micropênis.

- **Torção peniana.** A torção peniana, usualmente em sentido anti-horário, pode chegar a 180 graus. Como se trata de um problema cosmético, a rotação superior a 90 graus deverá ser corrigida por contrarrotação em sentido horário após mobilização da pele peniana. A torção parcial é comum em hipospadia e deve ser corrigida como parte da operação para hipospadia.

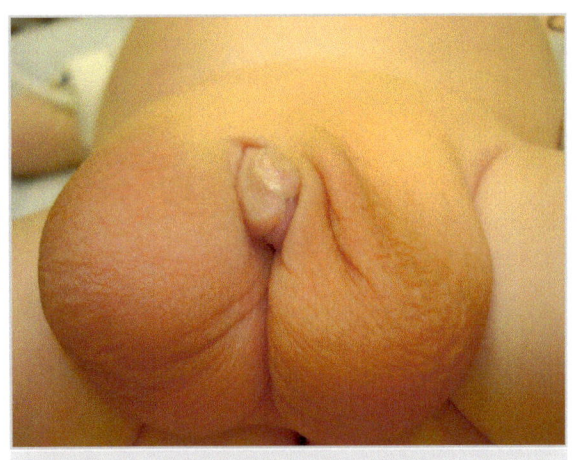

Fig. 3.18 Transposição penoescrotal incompleta.

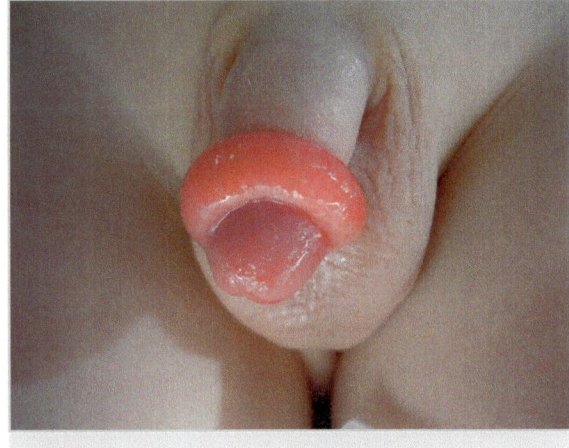

Fig. 3.19 Achados clínicos em parafimose.

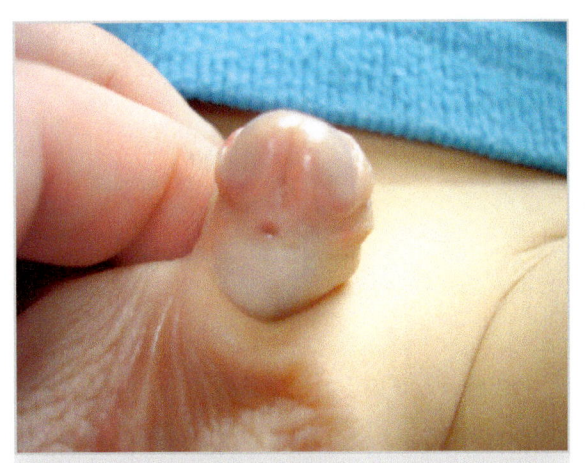

Fig. 3.20 Fotografia clínica de hipospadia coronária (forma anterior).

▶ **Transposição penoescrotal.** Trata-se de um quadro muito raro e que ocorre primariamente em combinação com malformações renais. A transposição penoescrotal incompleta (▶ Fig. 3.18) é um pouco mais comum e pode ocorrer no cenário de hipospadia. A correção cirúrgica envolve, essencialmente, a bissecção do escroto, efetuando a incisão ao redor da raiz do pênis, elevando o órgão e então suturando juntas as metades do escroto embaixo do pênis elevado.[7]

> **Nota**
> Nos casos de hipospadia e pênis enterrado, a circuncisão primária é contraindicada.

Parafimose

Quando o prepúcio constrito é retraído sobre a glande, pode ocorrer que o prepúcio fimótico não possa mais ser empurrado de volta sobre o sulco coronário. O resultado é o estrangulamento e a constrição da glande, conhecido como parafimose (▶ Fig. 3.19). A circulação prejudicada causa dor e inchaço edematoso crescentes da glande e do prepúcio. A estase venosa causa descoloração lívida da glande. A redução deve ser tentada inicialmente aplicando-se pressão à glande mediante anestesia local. Se não der certo, o prepúcio dorsal deve ser incisado com o paciente em anestesia geral. A circuncisão geralmente deverá ser conduzida mediante intervalo apropriado após a parafimose.

Hipospadia

A hipospadia do pênis (▶ Fig. 3.20) é também uma malformação congênita comum nos meninos. A incidência hoje é de aproximadamente 4,7 a 8 por 1.000 meninos recém-nascidos. O transtorno caracteriza-se por meato uretral proximal distrófico, curvatura anterior do pênis e prepúcio incompleto na forma de um "capuz dorsal". Dependendo da localização do meato uretral, a hipospadia é diferenciada em distal (anterior), mediana e proximal (posterior) (▶ Fig. 3.21). A severidade crescente da hipospadia está associada à reconstrução mais complexa e índices de complicação mais elevados. O objetivo da reconstrução é obter um neomeato ortotópico, uma diáfise peniana reta com a corrente ou urina direcionada anteriormente, função sexual normal e aparência esteticamente agradável.

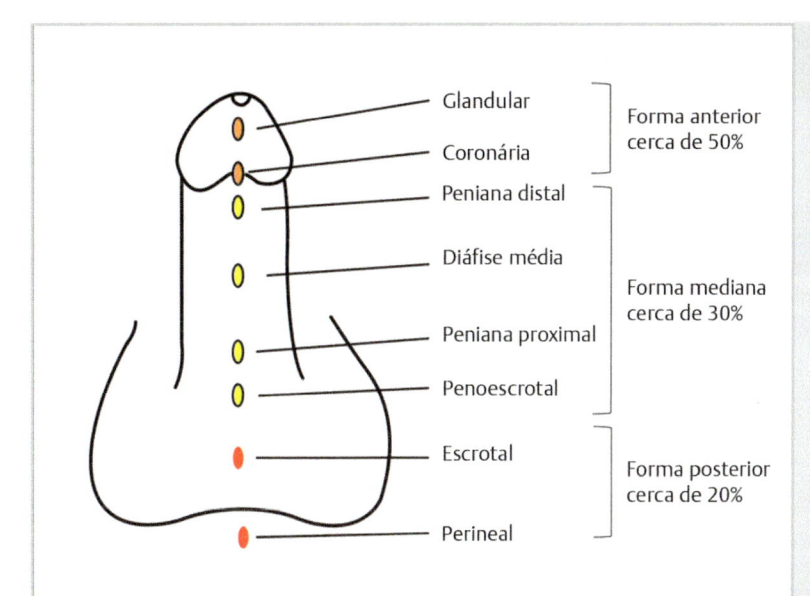

Fig. 3.21 Diagrama esquemático mostrando a prevalência relativa das várias formas de hipospadia.

- Glandular ⎫
- Coronária ⎭ Forma anterior cerca de 50%
- Peniana distal ⎫
- Diáfise média ⎬ Forma mediana cerca de 30%
- Peniana proximal ⎪
- Penoescrotal ⎭
- Escrotal ⎫ Forma posterior cerca de 20%
- Perineal ⎭

Nota
A correção cirúrgica de hipospadia deverá ser conduzida entre os 6 meses e 1 ano de vida.

Várias técnicas cirúrgicas foram estabelecidas, mas nem todas elas podem ser discutidas aqui em detalhes. Por causa da variabilidade da hipospadia e seu alto índice de recorrência de até 30%, a correção desse transtorno só deverá ser realizada em centros cirúrgicos pediátricos com alto índice de *expertise*.[4]

3.1.3 Malformações Urogenitais Congênitas em Meninas

Aderência dos Lábios

A fusão dos pequenos lábios é inofensiva e ocorre em bebês e crianças em idade escolar. Os lábios fundidos podem obstruir completamente o introito vaginal. Às vezes, isso pode causar infecções do trato urinário. A aderência geralmente se resolve com aplicação local de pomadas contendo estrogênio. A lise cirúrgica de aderências labiais deverá ser conduzida invariavelmente com a paciente em anestesia geral de curta duração.

Malformações da Vagina

As malformações vaginais variam da agenesia à duplicação da vagina e do útero até um seio urogenital persistente e malformações cloacais.

3.2 Lesões Urogenitais ou Anorretais em Crianças

As lesões dos genitais externos em crianças podem ser esperadas especialmente quando o acidente ocorre com as pernas em abdução, como em uma bicicleta.[6]

- **Lesões penianas.** Nas crianças isso envolve primariamente a colisão do prepúcio no zíper das calças. Dependendo da intensidade, essa lesão pode ser tratada com cuidados simples do ferimento ou por circuncisão. A perda completa da pele no pênis ou no escroto demanda enxerto de pele de espessura total. Se necessário, o pênis também poderá ser temporariamente embutido no tecido subcutâneo do abdome inferior. Um pênis com amputação traumática pode ser replantado com anastomoses microvasculares.

- **Lesões do testículo e do epidídimo.** O testículo rompido usualmente resulta de um trauma direto. A exploração cirúrgica imediata, remoção do hematoma e remoção do tecido necrótico podem salvar o órgão.[6]

- **Lesões dos genitais femininos.** Uma queda sobre os genitais externos geralmente causa laceração na região dos grandes e pequenos lábios ou do clitóris. Além da dor intensa, o sangramento é o que alarma primariamente os pais e a criança. O sangramento superficial pode ser tratado por simples compressão, enquanto lacerações profundas ou suspeita de lesão penetrante demandam exploração com a paciente em anestesia geral.

- **Queimaduras e lesões por escaldadura.** As crianças sofrem queimaduras e lesões por escaldadura com frequência. Infelizmente, essas lesões podem ser extensas e graves, e envolvem, quase sempre, a região anogenital. O tratamento inicial de emergência mais importante é resfriar a área afetada com água à temperatura de aproximadamente 15°C durante 15 a 20 minutos. A avaliação subsequente da lesão térmica cutânea é crucial e inclui o grau da lesão (I, IIa, IIb e III) e sua extensão, expressa como porcentagem da superfície corporal. Na prática, a profundidade de lesões térmicas em crianças é, com frequência, subestimada, enquanto se superestima a extensão da mesma.

Nota

Em queimaduras e lesões por escaldadura em crianças, a extensão da lesão é geralmente superestimada, enquanto se subestima a profundidade.

O tamanho da mão da criança pode ser usado como referência na estimativa da extensão da lesão, pois ela corresponde a cerca de 1% de sua superfície corporal.

Todas as queimaduras e lesões por escaldadura na região anogenital em crianças deverão ser tratadas com hospitalização, em instalações com experiência no tratamento de lesões térmicas em crianças (▶ Fig. 3.22). É recomendada a inserção de um cateter transuretral de demora. Dependendo dos achados clínicos, primeiramente a ferida é limpa, as bolhas são removidas e um curativo estéril é aplicado. Como alternativa, o tratamento aberto da ferida pode ser iniciado em uma unidade pediátrica especializada em queimados. Se a epitelização da área da lesão térmica não acontecer em 10 dias, o defeito deverá ser coberto com enxerto de espessura parcial ou total.

- **Lesões por empalamento.** Essas lesões são mais comuns em crianças que em adultos e resultam, geralmente, de subidas em cercas, quedas de árvores ou queda sobre guidões de bicicleta ou ferramentas de jardinagem (▶ Fig. 3.23). Uma ruptura por explosão do períneo que ocorre, por exemplo, quando um paciente é atropelado, deve ser distinguida de um empalamento direto. O tratamento cirúrgico depende dos achados intraoperatórios da intensidade da lesão (reconstrução primária com ou sem ileostomia protetora).

- **Abuso sexual.** O abuso sexual diz respeito a atos sexuais praticados com menores de idade ou com adultos incapazes de oferecer resistência (como pessoas doentes ou incapazes) ou quando tais atos ocorrem sem consentimento da vítima. Sofrer abuso sexual geralmente causa trauma físico e emocional às vítimas, o que usualmente leva a transtornos emocionais duradouros que variam da síndrome do estresse pós-traumático à insuficiência não orgânica de déficit de crescimento, depressão e transtornos de personalidade *borderline*, assim como transtornos de dissociação que podem incluir um transtorno dissociativo de identidade. Muito frequentemente, esses três últimos transtornos estão intimamente associados a história de abuso sexual na infância ou adolescência. O tratamento cirúrgico depende dos achados intraoperatórios da intensidade da lesão (▶ Fig. 3.24). Os cuidados psicológicos adequados são igualmente importantes.

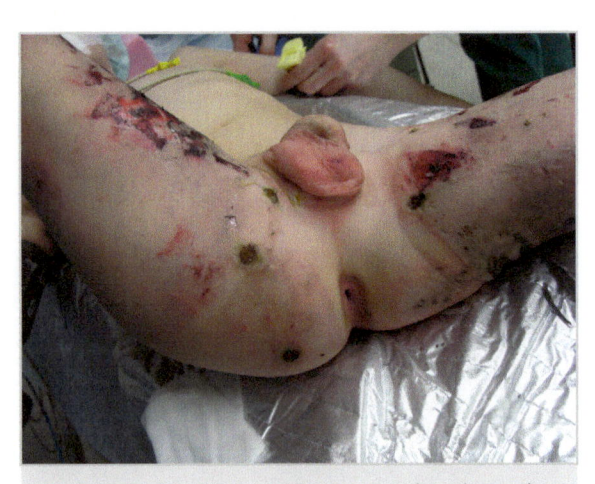

Fig. 3.22 Queimadura na região anogenital resultante de explosão de um dispositivo pirotécnico. Queimaduras de segundo e algumas de terceiro grau das coxas anterior e posterior, assim como do pênis, escroto e região anal.

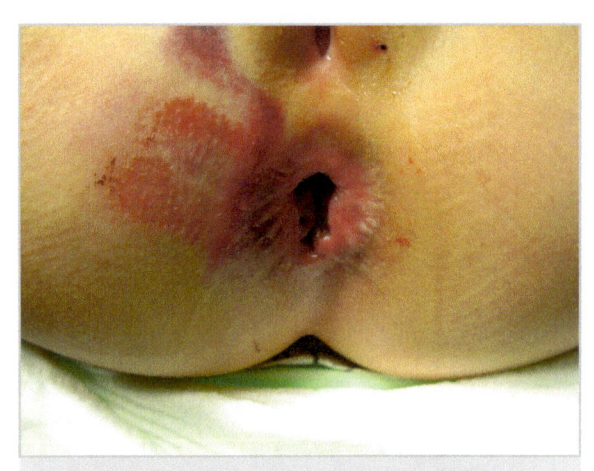

Fig. 3.23 Lesão por empalamento com perfuração traumática da porção anterior do reto. Uma reconstrução transabdominal primária foi realizada sem a colostomia de proteção. Os resultados no longo prazo mostraram função normal do esfíncter.

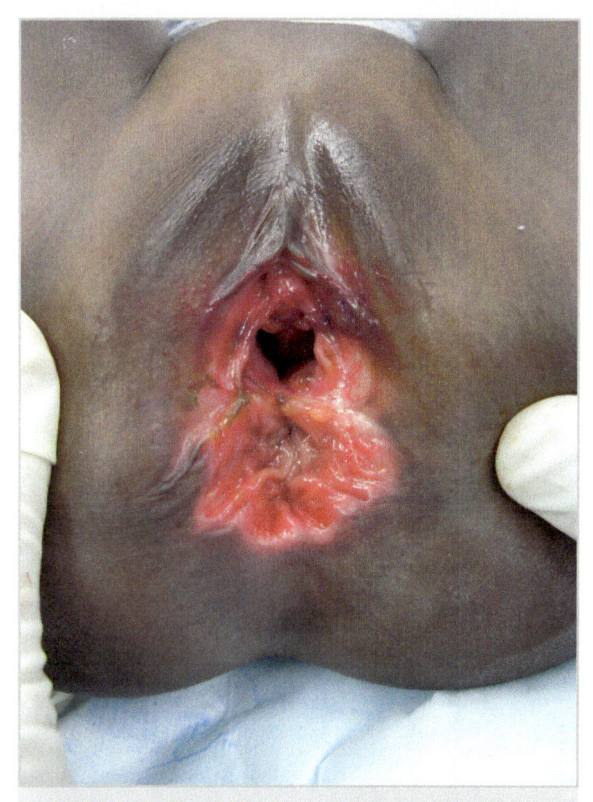

Fig. 3.24 Quadro após abuso sexual retal e vaginal com destruição completa do períneo e da porção anterior do esfíncter. O tratamento incluiu reconstrução completa por meio de anorretoplastia sagital posterior e vaginoplastia.

3. Desenvolvimento genital anormal com desenvolvimento gonadal anormal, que resulta, com frequência, de um conjunto anormal de cromossomos sexuais.

A montagem de uma equipe interdisciplinar em diagnóstico e terapia é absolutamente necessária para fornecer aos pacientes e suas famílias um tratamento efetivo. Pelas numerosas complicações no longo prazo, a integração próxima com um centro de tratamento apropriado é crucial.[10]

Leitura Complementar

[1] Boemers TM. Anorektale und kloakale Malformationen. In: von Schweinitz D, Ure B, eds. Kinderchirurgie. Berlin: Springer; 2013: 421-448.
[2] Bolnick DA, Koyle M, Yosha A. Surgical Guide to Circumcision. Berlin: Springer; 2012.
[3] Calaminus G, Seitz G, Schneider DT, Wessalowski R. Keinzelltumoren. In: Fuchs J, ed. Solide Tumoren im Kindesalter. Stuttgart: Schattauer; 2012: 189-195.
[4] Hadidi AT, Azmy AF. Hypospadias Surgery. Berlin: Springer; 2004.
[5] Holschneider AM, Hutson JM. Anorectal Malformations in Children. Berlin: Springer; 2006.
[6] Laaser MK, Müller SC, Perovic S. Seltene Penisfehlbildungen. In: Stein R, Beetz R, Thüroff JW, eds. Kinderurologie in Klinik und Praxis. Stuttgart: Thieme; 2012: 582-589.
[7] Laaser MK, Müller SC. Akute penile Affektionen. In: Stein R, Beetz R, Thüroff JW, eds. Kinderurologie in Klinik und Praxis. Stuttgart: Thieme; 2012: 629-637.
[8] Pena A, Bischoff A. Surgical Treatment of Colorectal Problems in Children. New York, NY: Springer; 2015.
[9] Schroeder A. Phimose. In: Stein R, Beetz R, Thüroff JW, eds. Kinderurologie in Klinik und Praxis. Stuttgart: Thieme; 2012: 567-570.
[10] Sinnecker GHG, et al. Sexuelle Differenzierungsstörungen. In: Stein R, Beetz R, Thüroff JW, eds. Kinderurologie in Klinik und Praxis. Stuttgart: Thieme; 2012:508-538.
[11] Stehr M. Erkrankungen des Hodens. In: von Schweinitz D, Ure B, eds. Kinderchirurgie. Berlin: Springer; 2013: 580-596.
[12] Pena A, De Vries PA. Posterior sagittal anorectoplasty: important technical considerations and new applications. J Pediatr Surg 1982;17:796-811.
[13] Altmann RP, Randolph JG, Lilly J. Sacrococcygeal teratoma. An American Academy of Pediatrics surgical section review. J Pediatr Surg. 1974;9:389-97.
[14] Schoemaker J. Über Kryptorchismus und seine Behandlung. Chirurg. 1932;4:1-3.
[15] Levitt MA, Pena A. Anorectal malformations. Orphanet J Rare Dis. 2007;2:33.
[16] Levitt MA, Pena A. Outcomes from the correction of anorectal malformations. Curr Opin Pediatr. 2005;17(3):394-401.

3.3 Transtornos de Diferenciação Sexual

A variedade de diferenciação sexual anormal, na qual os genitais não são fenotipicamente nem masculinos nem femininos e que representa um estado intersexual, pode ser dividida em três grupos, a saber:

1. Desenvolvimento genital anormal com testículos normais e genitais externos normais (pseudo-hemafroditismo masculino).
2. Desenvolvimento genital anormal com ovários normais e cariótipo feminino normal (pseudo-hemafroditismo feminino).

Parte 2
Cirurgia Estética Funcional

4 **Cirurgia Funcional e Estética Genital Feminina** *90*

5 **Cirurgia Funcional e Estética Genital Masculina** *129*

6 **Transsexualismo** *148*

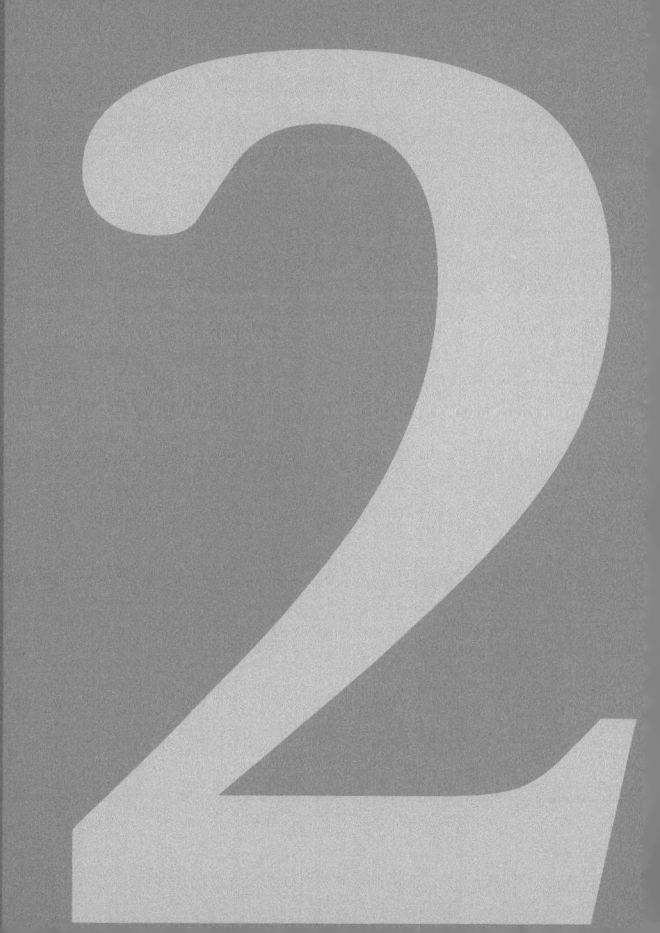

4 Cirurgia Funcional e Estética Genital Feminina

4.1 Fundamentos

P. H. Zeplin, A. Borkenhagen

4.1.1 Anatomia

Os genitais femininos externos incluem as seguintes estruturas:

- Monte do púbis.
- Grandes lábios e pequenos lábios.
- Vestíbulo vaginal.
- Tecido erétil vestibular.
- Clitóris.
- Glândulas vestibulares.

Os **grandes lábios** são pregas de tecido mole cobertas por pelo, que se estendem do monte do púbis até o períneo. A fenda pudenda está situada entre a comissura anterior e a comissura posterior. A projeção dessa fenda, juntamente com os pequenos lábios, cobre o clitóris, o meato uretral e o introito vaginal.

Os **pequenos lábios** são pregas cutâneas pareadas, situados em adjacência aos aspectos mediais dos grandes lábios. Formam as delimitações laterais do vestíbulo vaginal e do introito. São glabros e cobertos, na parte externa, por um epitélio escamoso queratinizado estratificado, e, na parte interna, por um epitélio escamoso não queratinizado com inúmeras glândulas sebáceas. A pigmentação é mais acentuada na parte externa do que na interna. Os pequenos lábios divergem anteriormente em duas pregas cada um. As duas pregas externas juntas formam o prepúcio do clitóris que circunda a glande do clitóris e se junta à comissura anterior dos lábios. As duas pregas internas unem-se para formar o frênulo do clitóris. Posteriormente, os dois pequenos lábios estão unidos aos grandes lábios na comissura posterior ou frênulo.

Os orifícios das glândulas vestibulares maiores pareadas ou de Bartholin são localizados na superfície interna dos pequenos lábios. Em conjunto com as glândulas vestibulares menores, elas produzem uma secreção que lubrifica o vestíbulo vaginal. O hímen separa a porção interna e externa dos genitais femininos.

A região genital posterior recebe seu suprimento sanguíneo dos ramos labiais posteriores da artéria perineal decorrente da artéria pudenda interna. A região genital anterior é suprida por ramos da artéria femoral (ramo labial anterior proveniente da artéria pudenda externa). A drenagem venosa segue um padrão análogo através da veia pudenda interna, várias veias pudendas externas e o plexo venoso vesicular.

4.1.2 Padrões Fisiológicos

A aparência externa da vulva muda ao longo da vida de uma mulher. As primeiras alterações significativas ocorrem durante a puberdade e as características sexuais secundárias desenvolvem-se durante esse período. Marshall e Tanner[22] dividem o desenvolvimento da **aparência externa** da região genital durante a puberdade em **cinco fases** (▶ Fig. 4.1):

- A fase I é caracterizada pela ausência completa de pelo pubiano.
- Na fase II, pelos esparsos aparecem ao longo da linha média nos grandes lábios e no monte pubiano.
- Na fase III, a cobertura formada por pelos aumenta. O pelo agora cobre os grandes lábios e também espalha-se lateralmente no monte do púbis.
- Na fase IV, a cobertura de pelos continua a se espalhar para os cantos superiores externos até formar um triângulo.
- Na fase V, a fase final, um triângulo completo de cobertura formada por pelos é observado.

A fase V é caracterizada por um padrão de cobertura de pelos com sua borda horizontal imediatamente superior à extremidade do sulco genitofemoral na virilha. Lateralmente aos grandes lábios, a cobertura de pelos pode-se estender até as coxas.

Em uma mulher sexualmente madura, as gestações e os partos resultam em outras mudanças em virtude de alterações na perfusão, extensão do tecido conjuntivo ou

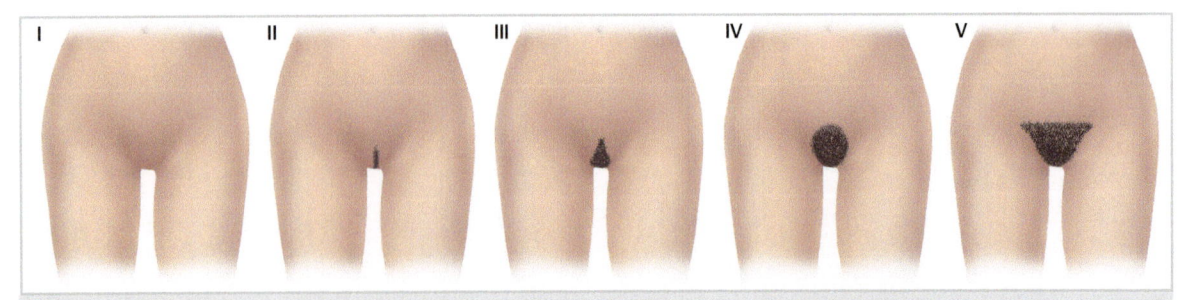

Fig. 4.1 Fases do desenvolvimento da aparência externa da região genital de acordo com Marshall e Tanner.[22]

trauma do parto. Em mulheres na pós-menopausa, os coxins gordurosos dos grandes lábios sofrem atrofia. A elasticidade da pele diminui e a espessura e coloração do pelo pubiano também diminuem. A região genital é mais exposta e alterações nela são mais facilmente aparentes.

Muitos fatores influenciam a aparência externa da vulva e uma vasta gama de variações na cor e forma dos genitais externos entre os indivíduos dificulta a definição dos padrões fisiológicos. Por exemplo, Lloyd et al.[19] descrevem os comprimentos dos pequenos lábios que variam de 2,0 a 10,0 cm com base nas medidas obtidas em 50 mulheres na pré-menopausa. A largura dos pequenos lábios foi igualmente variável, variando de 0,7 a 5,0 cm, com uma largura média de 2,1 cm.

Os presentes dados podem fornecer apenas uma orientação geral para uma estimativa inicial dos achados. Os resultados devem ser sempre avaliados individualmente e devem ser analisados para distúrbios hormonais ou cromossômicos (▶ Fig. 4.2, ▶ Tabela 4.1).

De acordo com Basaran et al., com exceção de uma redução atrófica na largura dos pequenos lábios, alterações significativas não ocorrem em mulheres na pós-menopausa.

Tabela 4.1 Padrões fisiológicos da vulva na pré-menopausa de acordo com Lloyd et al.[19]

Classificação	Genitais externos	Valores mensurados
A	Comprimento dos grandes lábios	9,3 ± 1,3 cm
B	Comprimento dos pequenos lábios	6,0 ± 1,7 cm
C	Largura dos pequenos lábios	2,1 ± 0,9 cm
D	Comprimento do períneo	3,1 ± 0,8 cm
E	Distância do clitóris à uretra	2,8 ± 0,7 cm

4.1.3 História e Preparo Pré-Operatório

O desejo por correções dos genitais externos está se tornando cada vez mais comum. Embora as considerações estéticas permaneçam a motivação primária, as alterações funcionais também podem ser uma razão para as mulheres serem submetidas à correção cirúrgica. Considerações incluem alterações congênitas, hormonais, relacionadas com a idade e no pós-parto, sendo que podem de igual modo incluir também modificações decorrentes de trauma, ressecção de tumor ou cirurgia prévia. Tanto as pacientes com queixas funcionais como aquelas que procuram tratamento por razões meramente estéticas são questionadas em detalhes quanto aos motivos para a realização da cirurgia dos genitais.

> **Nota**
>
> As expectativas das pacientes e os possíveis resultados devem ser discutidos em detalhes antes da cirurgia.

Após obtenção da história geral e ginecológica da paciente, recomenda-se obter a história médica sexual. Isso fornecerá informação sobre os sintomas, o grau de sofrimento, a influência do parceiro e a motivação pela busca ao tratamento. O questionário de índice da função sexual feminina (FSFI) é um método adicional adequado para a identificação de deficiências sexuais.

O médico e a paciente devem determinar em um diálogo construtivo se uma possível intervenção será capaz de resolver os problemas identificados durante o exame. Como se pode esperar que uma alta proporção de pacientes apresente uma imagem corporal ligeiramente ou moderadamente alterada, é essencial ter cuidado ao determinar se a cirurgia é indicada. Correções cirúrgicas discretas podem ser realizadas para melhorar a imagem corporal. É aconselhável que a paciente acompanhe o exame com um espelho portátil. A educação da paciente em relação às técnicas e riscos cirúrgicos é disponibilizada. Também se

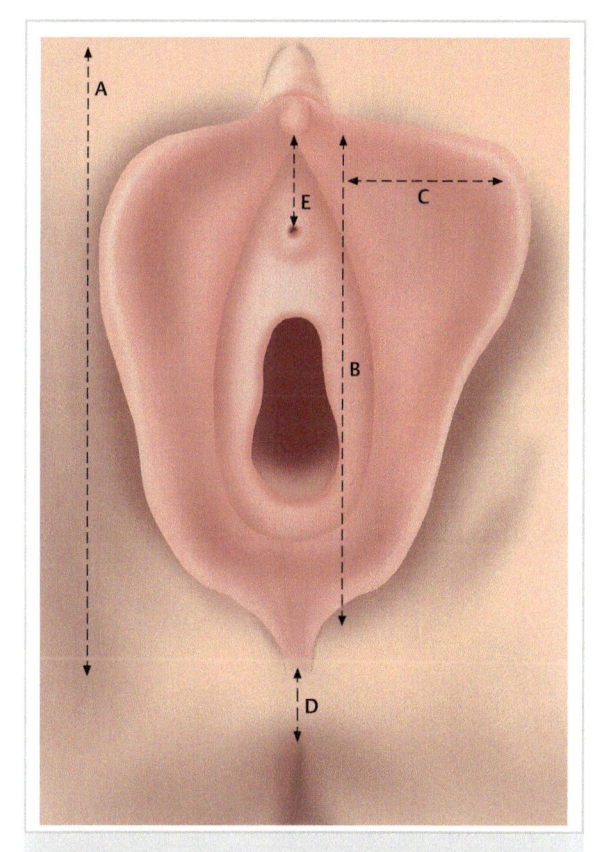

Fig. 4.2 Padrões fisiológicos da vulva na pré-menopausa de acordo com Lloyd et al.[19] Explicações para A até E, ver ▶ Tabela 4.1.

deve destacar que dados científicos suficientes ainda não estão disponíveis para confirmar se essas intervenções levam a melhorias emocionais ou funcionais duradouras. Além disso, a paciente é informada de que os estudos utilizando o questionário de FSFI fracassaram em demonstrar quaisquer progressos gerais com relação à função sexual e como o sexo é experimentado após a cirurgia dos genitais.

4.2 Labioplastia

4.2.1 Grandes Lábios

U. E. Ziegler, D. von Lukowicz, P. H. Zeplin

Hipertrofia dos Grandes Lábios

O tamanho e a forma dos grandes lábios são decisivamente influenciados pelo coxim de tecido adiposo. Uma pequena assimetria é fisiológica. A hipertrofia causada por obesidade grave ou em conjunto com a lipodistrofia deve ser diferenciada do edema genital, que pode ocorrer juntamente com o linfedema ou doença de Crohn. A hipertrofia dos grandes lábios também pode desenvolver-se no local em que há uma diminuição no coxim de tecido adiposo secundária à perda de peso maciça. Neste contexto, a hipertrofia é resultante da lipomatose residual na pele em excesso. Isso também pode assumir a forma de assimetria visível.

Etiologia

Aumentos e reduções simples no volume de tecido adiposo geralmente estão associados às flutuações maciças no peso corporal. A hipertrofia, na qual o excesso de pele deixado por atrofia do tecido adiposo causa deficiências funcionais ou estéticas, ocorre frequentemente com o avanço da idade. Também ocorre secundariamente às intervenções cirúrgicas (linfedema).

Técnicas Cirúrgicas

Ligeira assimetria e excessos moderados de tecido adiposo nos grandes lábios podem ser tratados com sucesso pela lipoaspiração, principalmente em mulheres de peso normal com pele elástica. Após a injeção de solução tumescente, o cirurgião remove o excesso de tecido adiposo com aspiração por meio de uma ou duas pequenas incisões e modela o contorno dos lábios.

Se a lipoaspiração deixa para trás um grave excesso de pele ou se há muito tecido adiposo para remover por aspiração, então se considerar a dermolipectomia. As margens desse tipo de ressecção tecidual são delimitadas medialmente pela linha capilar ou a prega na junção com os pequenos lábios. A demarcação lateral é aproximadamente 1 cm medial ao sulco genitofemoral. A excisão pode ser prosseguida anteriormente e posteriormente para incluir a extensão total dos grandes lábios.

A extensão do tecido que será removido é marcada na paciente posicionada em pé no pré-operatório. Com a paciente na posição de litotomia com as pernas em abdução, o cirurgião controla se seria possível fechar a ferida sem tensão e sem obliteração dos pequenos lábios. Se a tensão é demasiadamente elevada, a largura da ressecção deve ser reduzida. A injeção de 50 a 100 mL de solução tumescente (com adrenalina) em cada lado também é recomendada no pré-operatório. Isso reduzirá o risco de complicações hemorrágicas. A ressecção adequada da pele (na forma de um fuso ou foice levando junto o tecido adiposo subcutâneo) é realizada dependendo dos achados. A ressecção é feita de modo que a linha de sutura para fechamento corra paralelamente ao sulco genitofemoral. A dissecção não deve se estender mais além do que a fáscia geral do corpo (▶ Fig. 4.3, ▶ Fig. 4.4a-d, ▶ Fig. 4.5a-c).

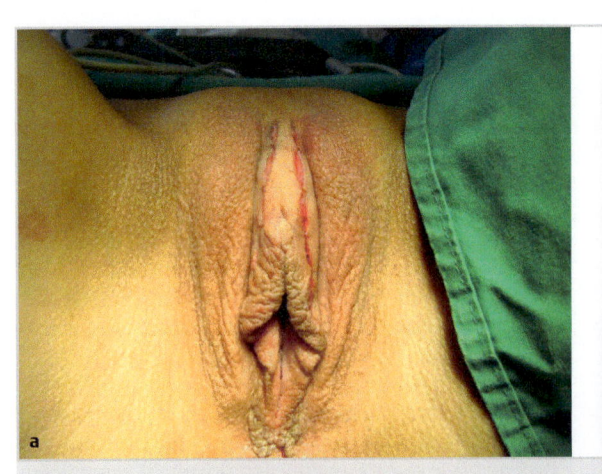

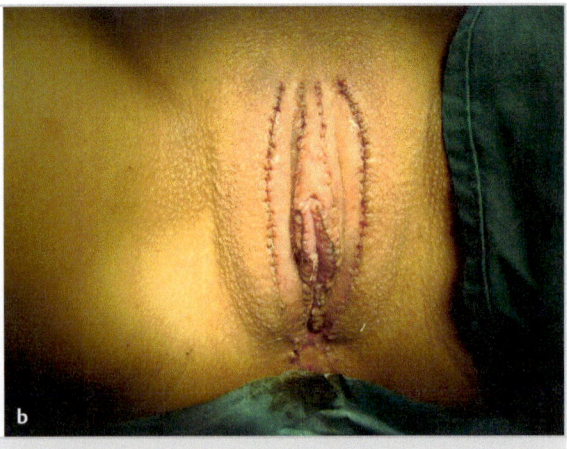

Fig. 4.3 Labioplastia (com a gentil permissão de M. Nuwayhid). **(a)** Achados pré-operatórios de hipertrofia dos grandes lábios. **(b)** Achados pós-operatórios depois da labioplastia dos grandes lábios, pequenos lábios e prepúcio do clitóris.

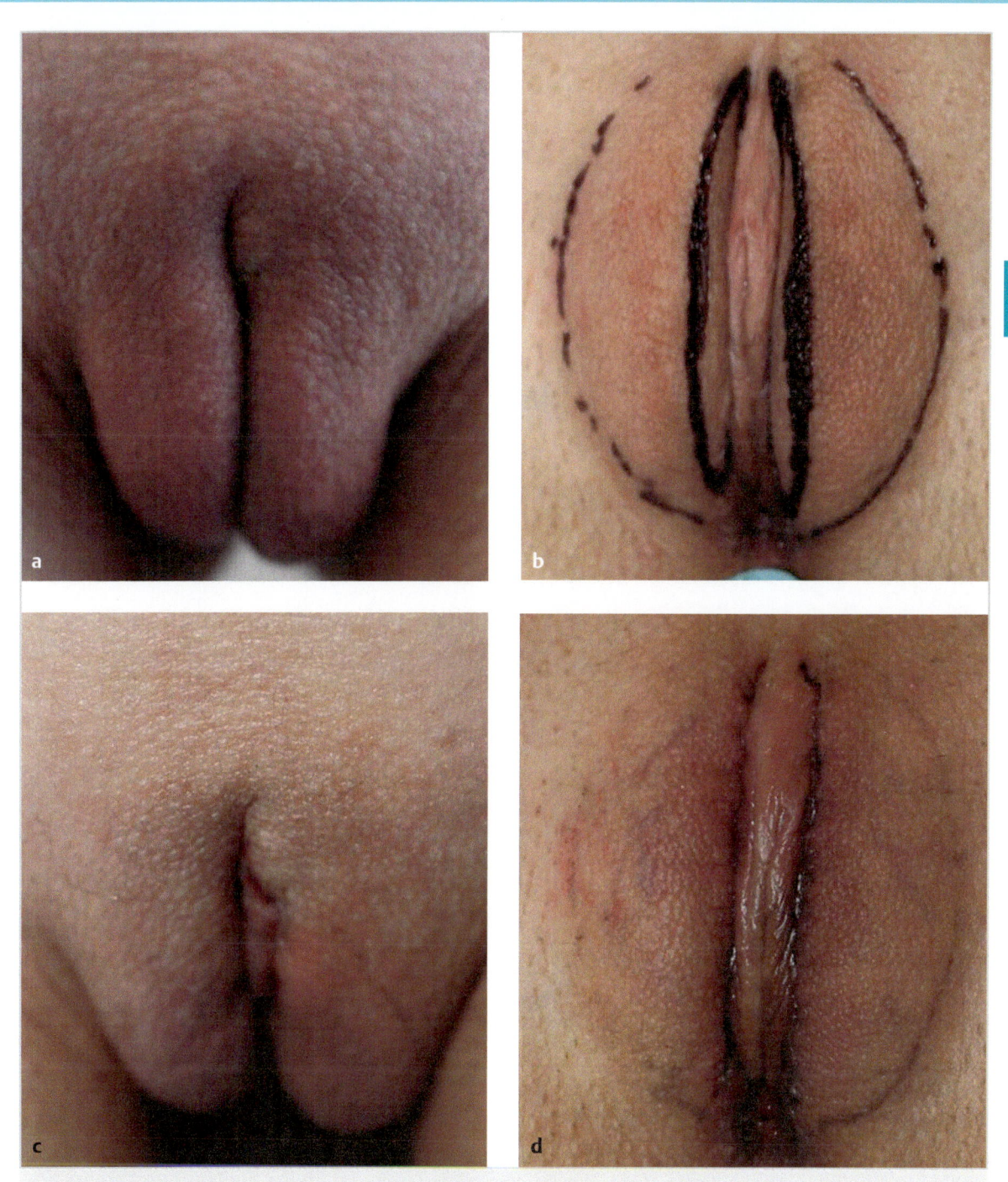

Fig. 4.4 Hipertrofia dos grandes lábios. **(a)** Achados pré-operatórios. **(b)** Marcação pré-operatória. **(c)** Achados pós-operatórios com a paciente em pé. **(d)** Achados pós-operatórios com a paciente em posição supina.

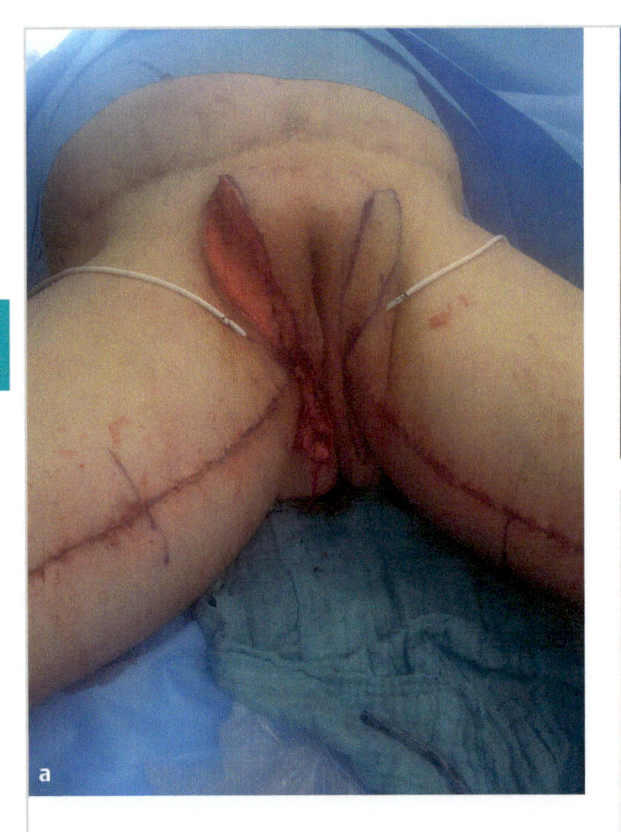

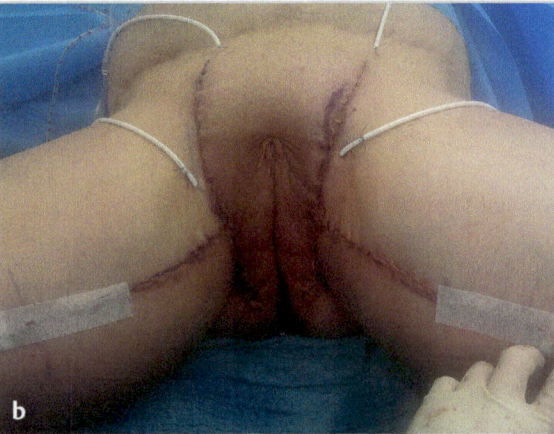

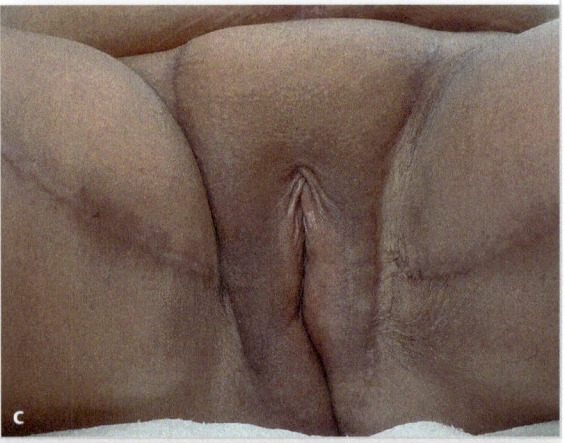

Fig. 4.5 Labioplastia pós-bariátrica dos grandes lábios em combinação com a cirurgia de contorno das coxas. **(a)** Achados intraoperatórios. **(b)** Achados pós-operatórios imediatos. **(c)** Achados pós-operatórios.

Atrofia dos Grandes Lábios

Os enxertos autólogos de tecido adiposo (*lipofilling*) podem ser utilizados de forma eficaz para tratar a assimetria congênita ou adquirida dos grandes lábios, atrofia relacionada com a idade e defeitos dos grandes lábios demasiadamente pequenos para justificar a reconstrução com retalho. O tecido adiposo obtido pela lipoaspiração das coxas mediais ou do abdome é processado conforme padronização específica e então injetado subcutaneamente por pequenas incisões nos grandes lábios anteriores.

> **Cuidado**
> Certifique-se de que a injeção permaneça estritamente na porção subcutânea e não desvie para camadas mais profundas que contém os vasos sanguíneos.

Exames regulares de acompanhamento são realizados mesmo após a diminuição do edema, pois uma possível perda de volume pode exigir a repetição do procedimento. Alternativas de *lipofilling* autólogas incluem várias substâncias sintéticas de preenchimento (como preparações com ácido hialurônico) com vários graus de coesão. Estas, também, devem ser aplicadas utilizando uma técnica estritamente subcutânea. Mesmo com essas substâncias, a perda de volume devida à absorção pode ser observada após 6 a 12 meses, podendo necessitar de um segundo procedimento (▶ Fig. 4.6, ▶ Fig. 4.7, ▶ Fig. 4.8).

4.2 Labioplastia

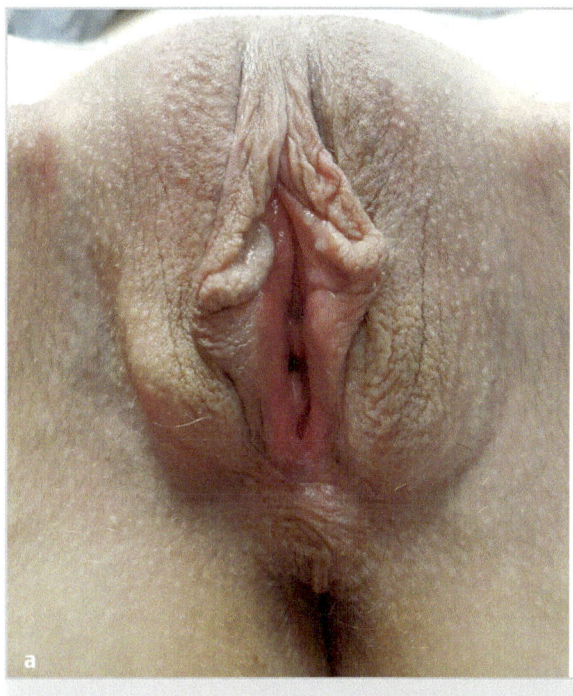

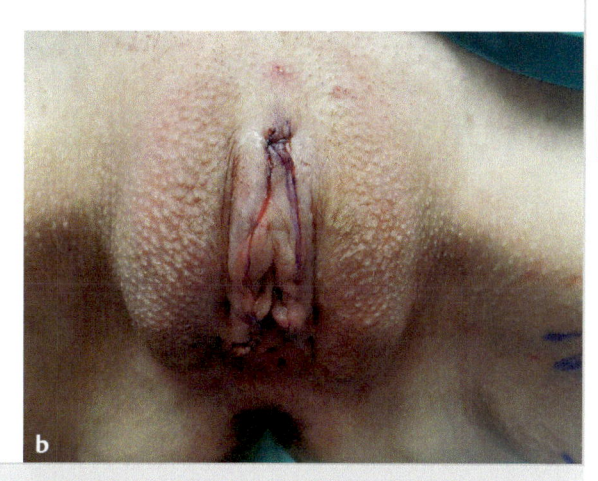

Fig. 4.6 Tratamento da atrofia dos grandes lábios com *lipofilling*. **(a)** Achados pré-operatórios. **(b)** Achados pós-operatórios após a *lipofilling* dos grandes lábios e labioplastia dos pequenos lábios.

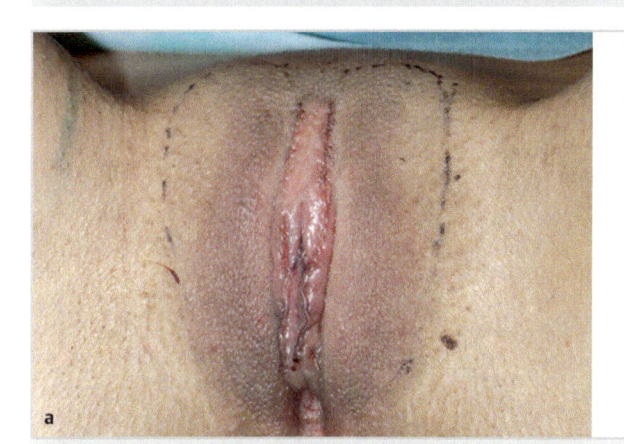

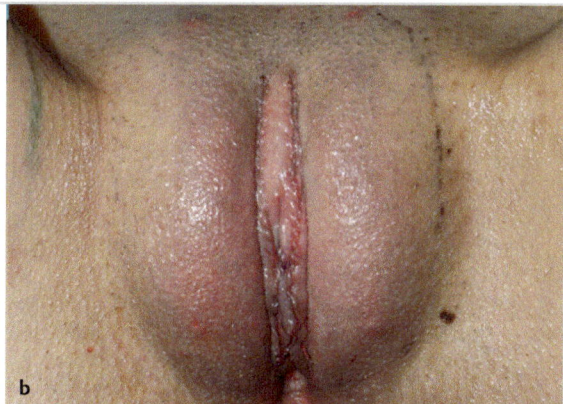

Fig. 4.7 Tratamento da atrofia dos grandes lábios com *lipofilling*. **(a)** Achados pré-operatórios. **(b)** Achados pós-operatórios.

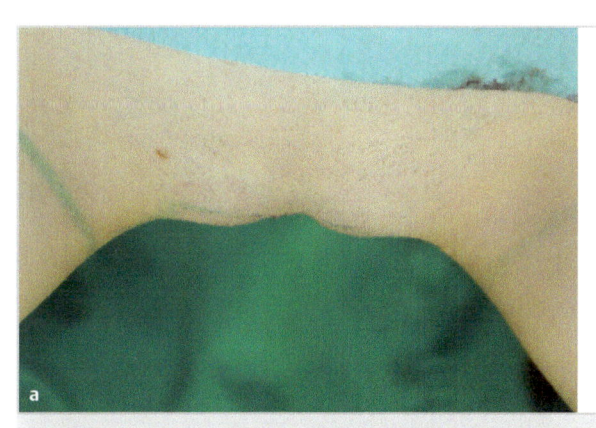

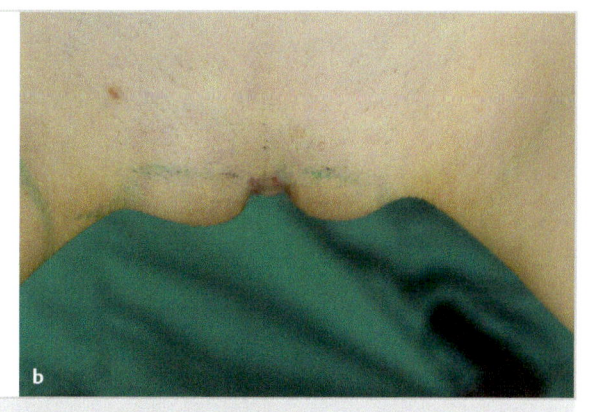

Fig. 4.8 *Lipofilling* com atrofia dos grandes lábios. **(a)** Achados pré-operatórios. **(b)** Achados pós-operatórios imediatos (em combinação com a labioplastia).

4.2.2 Pequenos Lábios

P. H. Zeplin, D. von Lukowicz, S. Schinner, S. Emmes, M. Nuwayhid

Hipertrofia dos Pequenos Lábios

A aparência dos pequenos lábios pode variar consideravelmente. A assimetria e as larguras dos lábios que variam de 0,7 a 5,0 cm podem ser consideradas como fisiologicamente normais. No entanto, sintomas funcionais e limitações estéticas podem ocorrer não só além desta faixa, mas dentro dela. Tais problemas podem ser a causa suficiente para a paciente optar por uma intervenção corretiva.

Muitas pacientes consideram o tamanho e a posição dos pequenos lábios em relação aos grandes lábios como decisivos. Quando consultadas quanto ao ideal estético, 97,8% (n = 550) das pacientes entrevistadas em um estudo realizado por Miklos *et al.*[24] responderam que prefeririam pequenos lábios, cujas bordas estão abaixo ou alinhadas com o nível dos grandes lábios. Definidos nesses termos, a hipertrofia de relevância clínica pode estar presente assim que os pequenos lábios se projetam além do nível dos grandes lábios.

Mulheres com pequenos lábios hipertróficos ou assimétricos frequentemente descrevem desconforto e dificuldades em realizar práticas esportivas, durante a utilização de determinados vestuários, na micção ou na relação sexual (dispareunia). Este último caso pode envolver sensação sexual reduzida ou ser causado por introversão (invaginação) do tecido saliente. As microlesões nos pequenos lábios aumentados podem levar a uma sensação de ardor forte que persiste por dias. Pacientes relatam com frequência a presença de inflamação crônica local e problemas com a higiene feminina.

Nota

Pacientes afetadas muitas vezes sofrem intensamente em decorrência do comprometimento estético, tornando crucial para o cirurgião obter um histórico detalhado da paciente.

Etiologia

A hipertrofia dos pequenos lábios pode ter as seguintes causas:

- Idiopática.
- Congênita.
- Induzida clinicamente (como por andrógenos, estrógenos).
- Em conexão com a síndrome mielodisplásica.
- Como um linfedema vulvar.
- Causada por dermatite.
- No pós-parto ou secundária ao trauma do parto.
- Secundária à cirurgia por tumor.
- Pós-traumática.
- Em uma paciente após cirurgia bariátrica (geralmente uma hipertrofia relativa por causa da perda de volume nos grandes lábios).
- Relacionada com a idade (ocasionada pela perda de elasticidade da pele e depósitos de gordura no monte pubiano).
- Em decorrência da perda de volume nos grandes lábios (hipertrofia relativa).

Classificações

Os sistemas de classificação que são comumente utilizados até o momento concentram-se essencialmente no tamanho dos pequenos lábios. A classificação descrita por Franco[10] (▶ Tabela 4.2) utiliza somente a largura dos pequenos lábios (a distância da base dos lábios até a borda dos lábios) sem qualquer contexto clínico. A classificação descrita por Chang *et al.*[3] (▶ Tabela 4.3) é mais detalhada e inclui a relação dos pequenos lábios com os grandes lábios, assim como em relação à comissura anterior (prepúcio do clitóris) e comissura posterior.

Tabela 4.2 Classificação da hipertrofia dos pequenos lábios de acordo com Franco *et al.*[10]

Tipo	Largura labial em cm
1	< 2
2	2-4
3	4-6
4	> 6

Entretanto, a prática clínica demonstra que o tamanho dos pequenos lábios tem apenas importância secundária ao resultado subsequente da terapia. Uma classificação clínica baseada na natureza do capuz clitoriano e na distância entre a ponta do clitóris e o meato uretral parece ser mais útil (▶ Tabela 4.4).

Escolha da Técnica Cirúrgica

A labioplastia foi descrita primeiramente como uma ressecção linear da margem do lábio e foi seguida por inúmeras descrições de várias técnicas cirúrgicas. O elemento partilhado nessas técnicas é a adequação única para o tratamento de hipertrofia isolada dos pequenos lábios. Há muito tempo, a hipertrofia coexistente do capuz clitoriano não era levada em consideração. Nenhuma dessas técnicas pode ser empregada para corrigi-la suficientemente. As classificações de acordo com Franco *et al.*[10] e Chang *et al.*[3] demonstram que, até recentemente, pouca atenção era dada em relação aos pequenos lábios e ao capuz clitoriano como um conjunto estético integral, apesar da importância para o resultado pós-operatório.

Por outro lado, a classificação clínica (▶ Tabela 4.4) considera os pequenos lábios e o capuz clitoriano como um conjunto estético que forma a base para derivar um algoritmo e uma recomendação terapêutica. Os três tipos de hipertrofia dos pequenos lábios definidos na classificação e esquema terapêutico são atribuídos a três das

Tabela 4.3 Classificação da hipertrofia dos pequenos lábios de acordo com Chang *et al.*[3]

Classe	Gravidade	Figura
I	Os lábios podem ser visíveis, mas não se projetam além dos grandes lábios	
II	Os pequenos lábios são projetados além dos grandes lábios, com protusão entre o frênulo e a comissura posterior	
III	Como na classe II, com hipertrofia adicional do prepúcio	
IV	Como na classe III, a hipertrofia labial estende-se além da comissura posterior	

Tabela 4.4 Classificação clínica de acordo com von Lukowicz[20]

Tipo	Gravidade
1	Prepúcio sem pele excedente, qualquer grau de hipertrofia dos pequenos lábios
2	Prepúcio com excesso de pele, qualquer grau de hipertrofia dos pequenos lábios, distância entre a uretra e a extremidade do clitóris ≤ 1,5 cm ou clitóris extremamente baixo
3	Prepúcio com pele excedente, qualquer grau de hipertrofia dos pequenos lábios, distância entre a uretra e a extremidade do clitóris > 1,5 cm, frênulo proeminente, clitóris proeminente ou muito móvel

muitas técnicas previamente descritas na literatura, como princípios cirúrgicos comprovados.[35,36,37,38,39,40,41,42,43]

De acordo com esse algoritmo, a escolha do procedimento cirúrgico é baseada primeiramente e de forma notável na observação do capuz clitoriano. Se não apresenta um excedente de pele (tipo 1), então a redução isolada dos pequenos lábios será suficiente. No entanto, se houver um excesso de pele, logo a distância entre a extremidade do clitóris e a uretra deve ser considerada. Caso esta distância seja relativamente curta (≤ 1,5 cm) (tipo 2), então nenhuma correção será necessária. Entretanto, o prepúcio lateral será ligeiramente estreitado. Não obstante, na maioria dos casos a hipertrofia do prepúcio também está presente, com uma distância de 2 a 5 cm (tipo 3) entre a extremidade do clitóris e a uretra. Neste caso, é aplicada uma técnica que pode ser utilizada simultaneamente para corrigir a protrusão do clitóris. Portanto, a partir de um grande número de técnicas cirúrgicas, algumas das quais apresentando um longo histórico, três técnicas cirúrgicas comprovaram eficácia com as quais os resultados desejados podem ser alcançados em quase todos os casos.

Em casos raros, o prepúcio é consideravelmente aumentado verticalmente, ainda que a distância entre a extremidade do clitóris e a uretra seja muito curta para correção. Nessa situação, o prepúcio é encurtado (ver Seção 4.3, Redução do Capuz Clitoriano).

Princípios da Labioplastia

A maioria das pacientes que optam por uma correção dos lábios apresenta hipertrofia simultânea dos pequenos lábios e do capuz clitoriano (classe III de acordo com Chang et al. e do tipo 2, de acordo com von Lukowicz). Independente da técnica cirúrgica deve ser assegurado que o suprimento neurovascular dos pequenos lábios e a cobertura do introito vaginal e meato uretral permaneçam intactos no pós-operatório, mesmo depois da cicatrização completa das feridas.

Por esse motivo, a largura dos pequenos lábios após a ressecção deve ser de pelo menos 0,8 a 1 cm. Além disso, para evitar a cicatrização com adesões, a comissura posterior (*fourchette*) deve ser incluída apenas na ressecção com a hipertrofia classe IV, de acordo com Chang et al.[3]

A ressecção tecidual em si pode ser realizada com um bisturi, agulha de eletrocautério monopolar (cirurgia de alta frequência) ou pelo método de *laser* Nd:YAG (10 W). A agulha de eletrocautério e o *laser* Nd:YAG apresentam a vantagem de menor perda de sangue em comparação à ressecção com um bisturi. Uma vantagem adicional dessas técnicas é que as incisões podem ser feitas com maior precisão. A sutura com fio de monofilamento absorvível USP 5–0 ou 6–0 é recomendada para o fechamento da pele. Uma sutura contínua é preferível a suturas interrompidas, pois é menos provável que cause a necrose por compressão e evita a aparência serrilhada típica das bordas dos lábios.

Marcação Pré-Operatória

A variação na forma e tamanho dos pequenos lábios determina uma variação correspondente na quantidade e forma do tecido que será ressecado. Com todas as intervenções, é melhor realizar toda a marcação pré-operatória antes de injetar o anestésico local. Para tanto, os lábios são primeiramente estirados medialmente. A prega entre o pequeno lábio e o grande lábio fornece um ponto de referência. A linha de incisão medial é marcada com início neste ponto. As linhas de marcação medial e lateral devem ser sobrepostas, pois, caso contrário, o alinhamento do lábio pode mudar. Uma pinça anatômica pode ser utilizada para facilitar a transferência da marcação da posição lateral para medial; um braço é posicionado na parte externa do lábio e o outro braço na parte interna no mesmo nível. Mudando a direção da tração e depois esticando o lábio anteriormente, posteriormente e medialmente, o cirurgião pode avaliar o nível da linha de incisão e a simetria e pode desenhar quaisquer linhas adicionais necessárias. Após aplicação de anestesia local, os lábios são segurados com pinças cirúrgicas para facilitar o manuseio durante o procedimento.

Anestesia

A labioplastia pode ser realizada mediante anestesia local em quase todos os casos. A anestesia tópica prévia com uma pomada contendo um anestésico local reduz significativamente a dor com a injeção do anestésico local. Após a desinfecção com um antisséptico e a marcação precisa da linha de incisão, o sítio é infiltrado com um anestésico, como xilocaína a 2% com adrenalina a 1:100.000. O bloqueio do nervo não é utilizado; ao contrário, utiliza-se anestesia por bloqueio de campo para criar localmente um campo praticamente sem extravasamento de sangue (▶ Fig. 4.9a,b).

Técnicas Cirúrgicas

Tratamento da Hipertrofia dos Pequenos Lábios (Chang Classe II/von Lukowicz Tipo 1)

Ressecção Linear

▶ **Indicação.** A técnica de primeira escolha para a hipertrofia de Chang classe II / von Lukowicz tipo 1, definida como hipertrofia isolada dos pequenos lábios sem excesso de tecido na região do prepúcio.

▶ **Vantagens.** Procedimento simples com complicações mínimas.

▶ **Desvantagens.** Exclusivamente adequada para a hipertrofia isolada dos pequenos lábios. Inadequada para excesso de tecido no prepúcio. Não pode alterar o comprimento dos lábios. Longa borda da ferida exposta. Possível perda de contorno e cor fisiológica. O resultado pode parecer artificial em virtude da cicatrização ou problemas de pigmentação nas bordas da ressecção.

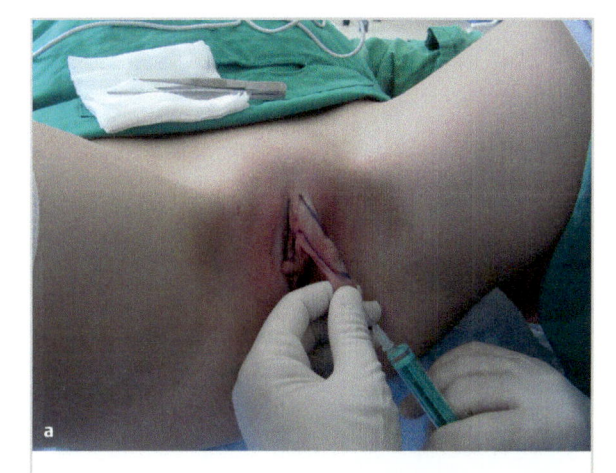

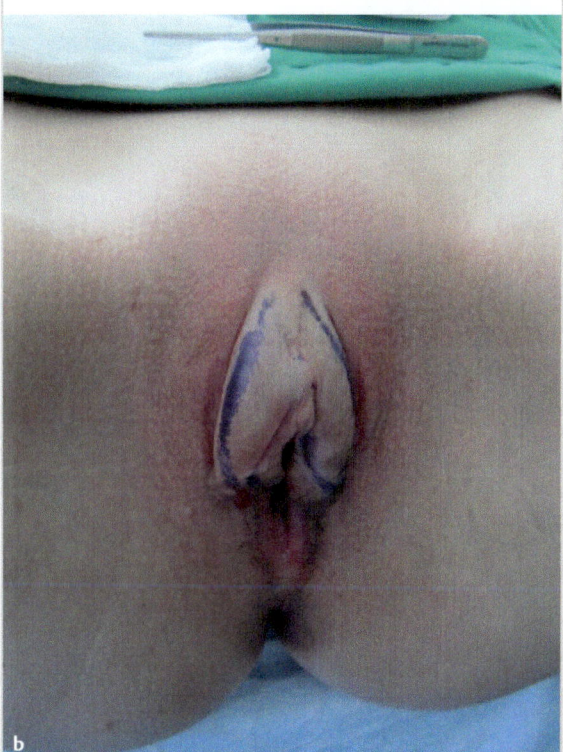

Fig. 4.9 Anestesia local na região do prepúcio. **(a)** Durante a injeção. **(b)** Após a injeção. Aqui com a técnica em padrão de borboleta.

Hipersensibilidade ou hipossensibilidade dos lábios na região do frênulo.

▶ **Princípio.** Esta técnica é utilizada para modelar o contorno. Com a remoção das bordas externas dos lábios geralmente de cor escura e irregulares, obtém-se uma forma mais uniforme e uma cor mais clara.

▶ **Procedimento.** As marcações são desenhadas lateralmente e medialmente, mantendo uma distância mínima para a prega de 1 a 1,5 cm. Após a extensão e estiramento dos lábios, uma incisão ligeiramente curva ou em forma de S é realizada para produzir uma largura labial pós-operatória de aproximadamente 1 a 2 cm. A incisão começa no nível do clitóris na extremidade lateral do prepúcio nos pequenos lábios e percorre posteriormente ao longo da parte interna ou externa, respectivamente. A ressecção do excesso de tecido poupa a comissura posterior. Após a remoção do excesso de tecido, a ferida é fechada primeiramente com algumas *suturas* simples, invertidas e enterradas com um fio de sutura trançado absorvível USP 4–0 ou 5–0 para fechar a derme e tecido *subcutâneo*. As bordas da ferida podem ser aproximadas de forma ideal com o uso de uma sutura subcuticular contínua (intracutânea) com fio de monofilamento de material absorvível USP 5–0 (▶ Fig. 4.10, ▶ Fig. 4.11 a-d).

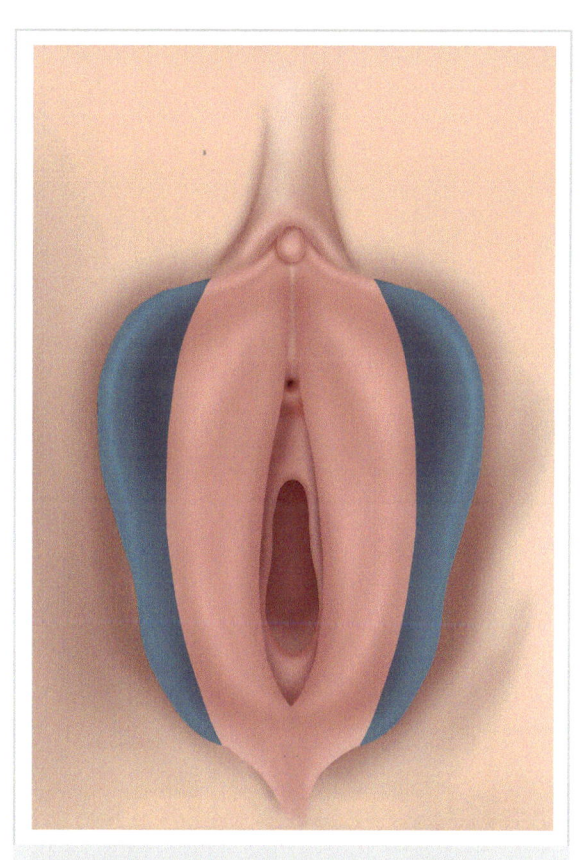

Fig. 4.10 Ressecção linear com incisão ligeiramente curva.

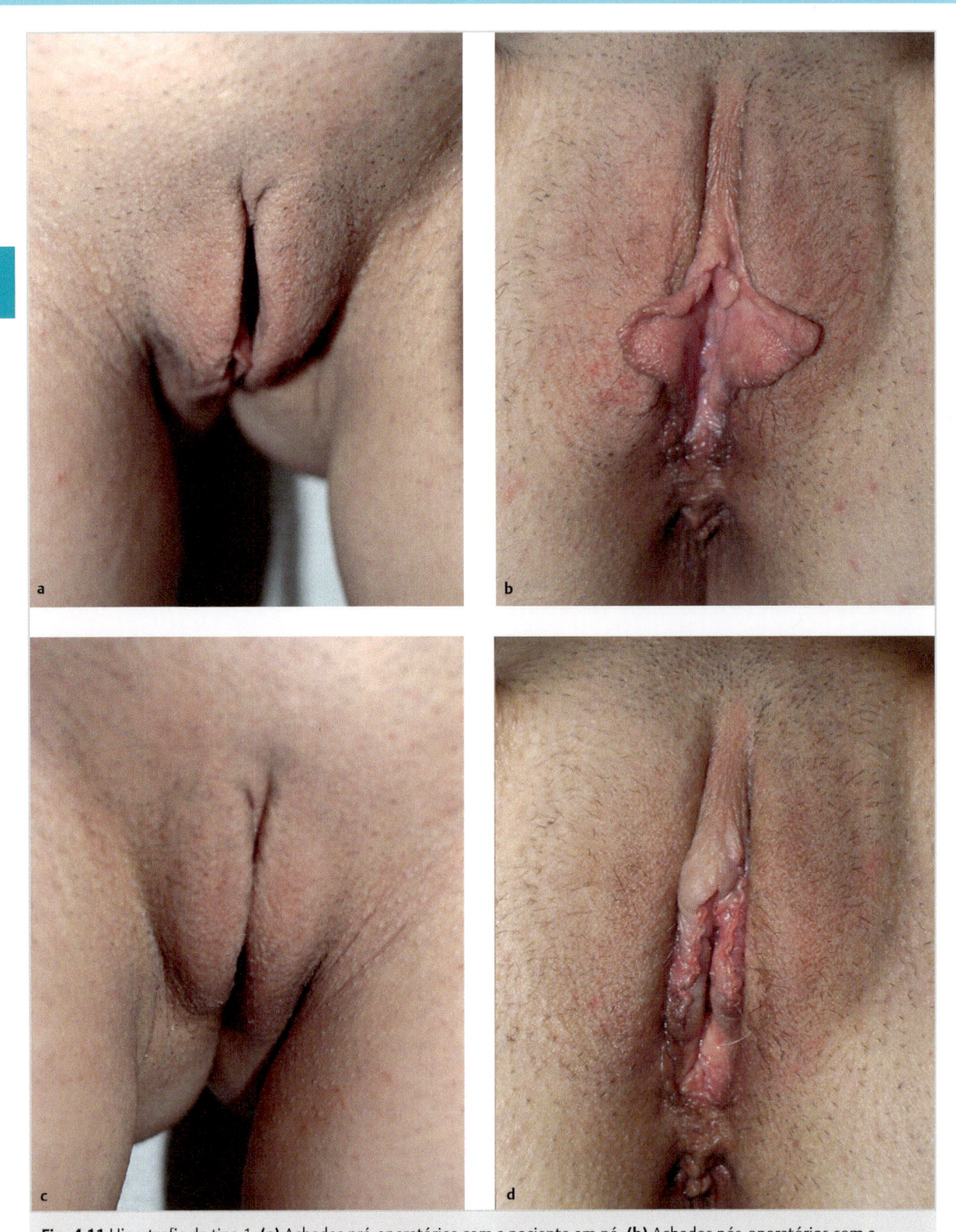

Fig. 4.11 Hipertrofia do tipo 1. **(a)** Achados pré-operatórios com a paciente em pé. **(b)** Achados pós-operatórios com a paciente em posição supina. **(c)** Achados pós-operatórios com a paciente em pé. **(d)** Achados pós-operatórios com a paciente em posição supina.

Cuidado

Deve-se ter o cuidado para garantir que as bordas da ferida se ajustem bem, principalmente na região do prepúcio. Se essa técnica é utilizada apesar da presença de hipertrofia do capuz clitoriano, o resultado pós-operatório é uma aparência artificial com o prepúcio hipertrófico imitando um micropênis.

Ressecção em Cunha

Uma alternativa para a ressecção linear é uma ressecção em cunha. No entanto, estudos clínicos demonstraram que a taxa de complicações pós-operatórias é menor com a ressecção linear. Todavia, em alguns casos definidos, bons resultados também podem ser obtidos com uma ressecção em cunha.

- **Indicação.** Hipertrofia de Chang classe II/von Lukowicz tipo 1.
- **Princípio.** O método de ressecção em cunha poupa a margem externa e seu suprimento neurovascular, ao mesmo tempo em que permite alteração do comprimento e largura dos lábios.
- **Procedimento**. A **ressecção central em cunha** é um tratamento adequado quando a hipertrofia labial isolada ocorre no terço médio ao redor do introito vaginal, o que geralmente é o caso. O meato uretral externo fornece um ponto de referência para a extremidade da figura de ressecção em forma de V. Um risco de tensão excessiva na cicatriz ou no introito vaginal pode ser abordado, modificando-se a técnica para incluir uma Zetaplastia de 90 graus interposta. Isso é realizado ao se substituir as duas incisões lineares da figura de ressecção em forma de V por linhas de incisão em forma de Z com direções opostas em cada lado (▶ Fig. 4.12a,b).
- **Vantagens.** A margem natural e a pigmentação são preservadas, enquanto a cicatriz é pouco visível. O comprimento labial é facilmente corrigido com a oportunidade de realizar a ressecção do tecido sem criar uma cicatriz ao longo da margem do lábio.
- **Desvantagens e Complicações.** Apenas alterações moderadas da largura labial são possíveis. A sensibilidade é perdida nos pequenos lábios anteriores. A correção produz uma transição da pigmentação de alto contraste entre as porções anterior e posterior dos lábios. O introito vaginal é estreitado. A necrose do retalho pode ocorrer em decorrência de perfusão pós-operatória deficiente. Problemas pós-operatórios ao sentar podem persistir por aproximadamente 2 semanas. A cicatrização pode causar dor durante a relação sexual.

Ressecção em Cunha Posterior

A **ressecção em cunha posterior** é recomendada quando o excesso de tecido ocorre no terço posterior ou quando um maior efeito de elevação na margem labial é desejado.

No entanto, essa técnica é particularmente adequada, se o terço posterior dos lábios não for bem desenvolvido e o excesso de tecido estiver localizado primariamente nos terços anterior e médio. Nesse caso, após a ressecção em cunha posterior, um leito de ferida pode ser criado na porção posterior e o tecido fixado nessa região, assim formando um lábio de largura uniforme ao longo de todo o seu curso. Iniciando na comissura posterior a partir da parte interna do lábio, uma linha de ressecção é marcada em uma distância cerca de 1 cm paralelamente à base do lábio até a região entre o meato uretral e o introito vaginal. A partir desse ponto, a linha é continuada em direção à margem labial em um ângulo de até 90 graus, dependendo da quantidade planejada de tecido a ser ressecado. Observar que uma relação da base para altura de 1:3 para

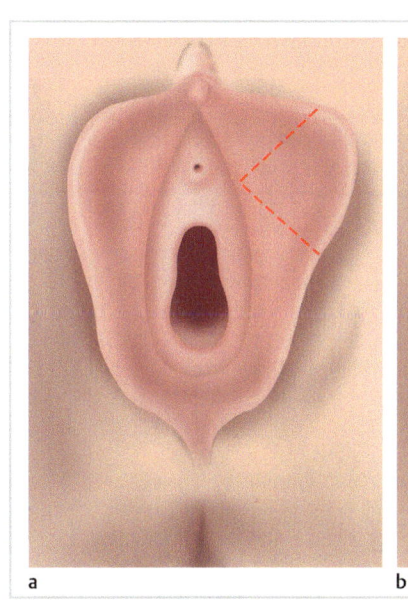

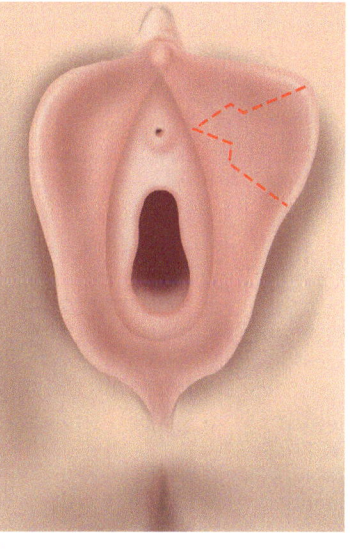

Fig. 4.12 Excisão central em cunha para o tratamento da hipertrofia isolada dos pequenos lábios. **(a)** Excisão central em cunha. **(b)** Ressecção em cunha central com Zetaplastia interposta.

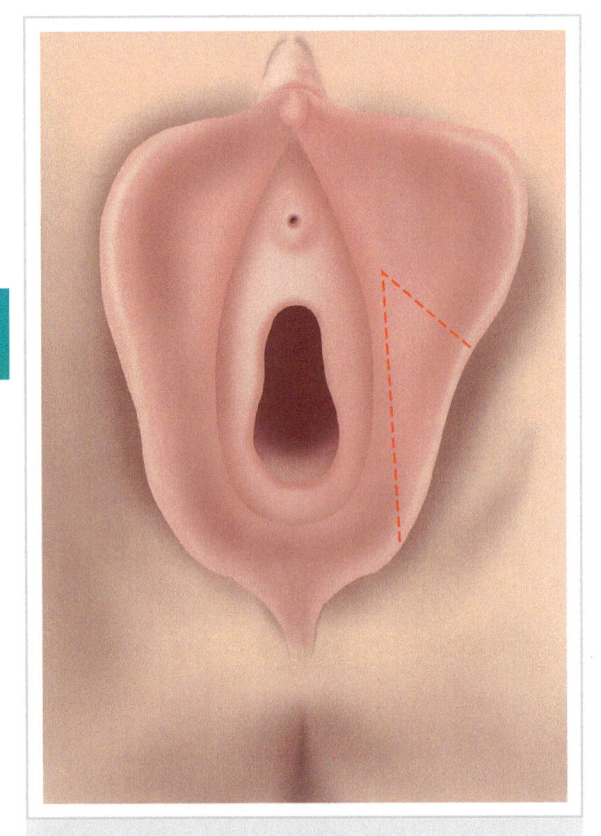

Fig. 4.13 Ressecção em cunha posterior.

▶ **Vantagens.** A largura labial pode ser corrigida com mais facilidade sem alterar o ângulo de ressecção da excisão em cunha, ao mesmo tempo em que possibilita a fácil correção do comprimento labial. A margem labial e a pigmentação são preservadas. As cicatrizes são pouco visíveis.

▶ **Desvantagens e Complicações.** O procedimento produz longas bordas de ferida. No pós-operatório, há um risco aumentado de cicatrização de feridas deficiente e déficits sensoriais.

Técnicas Combinadas

Na presença de um frênulo maior e mais saliente, é útil combinar a ressecção linear com uma ressecção em cunha anterior.

Ressecção Linear com Cunha Anterior

▶ **Indicação.** Hipertrofia de Chang classe II/von Lukowicz tipo 1 com hipertrofia isolada dos pequenos lábios, especialmente com um frênulo bastante proeminente sem o excesso de tecido no prepúcio.

▶ **Vantagens.** Não há borda de ferida no frênulo. É possível remover a hiperpigmentação e a extensão anterior para reduzir o prepúcio. A incisão pode ser estendida até o introito para diminuir o tecido abaixo do clitóris.

▶ **Desvantagens e Complicações.** O procedimento produz uma cicatriz sobre o lábio. A pigmentação fisiológica é perdida. Pode resultar em hipersensibilidade e hipossensibilidade, assim como cicatrização deficiente da ferida ou necrose do retalho cutâneo.

▶ **Procedimento.** Esta técnica envolve uma ressecção linear da porção posterior dos pequenos lábios, enquanto a porção anterior da incisão abre-se para uma excisão em cunha abaixo do frênulo. O frênulo é completamente preservado e colocado dentro do lábio reduzido como um retalho triangular (▶ Fig. 4.17).

As marcações são desenhadas antes da infiltração do sítio com a anestesia local. Essa etapa inclui o planejamento da redução ao longo do comprimento total do lábio. A ressecção começa na parte externa em nível da junção entre o frênulo e o clitóris, aproximadamente 1 a 2 mm medialmente à fenda pudenda. Depois, é transportada posteriormente à aproximadamente 0,5 cm em paralelo à fenda e no nível da excursão máxima do lábio, muda de direção e continua posteriormente em um arco, deixando pelo menos 1 cm do comprimento labial. Com o intuito de remover uma cunha de espessura total, a incisão, começando anteriormente, é agora voltada inferiormente. Isso cria um retalho no frênulo que preserva o comprimento total do frênulo.

A ressecção da parte interna do lábio é realizada de modo idêntico. Após remoção do excesso de tecido, as margens do retalho cutâneo são desepitelizadas. Uma ligeira tensão é colocada sobre o retalho do frênulo para posicioná-lo no lábio recém-formado, onde é suturado, cada um com uma sutura simples subcutânea enterrada

esse retalho labial pediculado anteriormente não deve ser excedida. Caso contrário, poderia resultar em cicatrização de ferida deficiente. Após a remoção da figura de ressecção marcada, a porção anterior do lábio é suturada no defeito criado, formando uma nova margem labial.

▶ **Vantagens.** Particularmente adequada para pequenos lábios longos e frouxos. A cicatriz é pouco visível.

▶ **Desvantagens e Complicações.** A borda posterior da ferida é localizada próxima ao introito vaginal e pode-se tornar sintomática, particularmente se houver fibrose. A perda parcial dos ductos de saída da glândula posterior pode levar à lubrificação deficiente (▶ Fig. 4.13, ▶ Fig. 4.14a-d).

Ressecção em Cunha Dupla (Ressecção em Forma de Estrela)

Se uma excisão em V sozinha não pode reduzir suficientemente a largura labial, então a excisão em cunha dupla ou a excisão em forma de estrela é indicada. Isso envolve a redução da largura labial, complementando-se a excisão em V com uma excisão adicional no mesmo formato percorrendo anteriormente ou posteriormente. O ângulo de alinhamento é determinado pela quantidade respectiva de tecido excedente. Esta técnica reduz a largura dos lábios sem aumentar o ângulo de ressecção para o encurtamento dos lábios (▶ Fig. 4.15).

4.2 Labioplastia

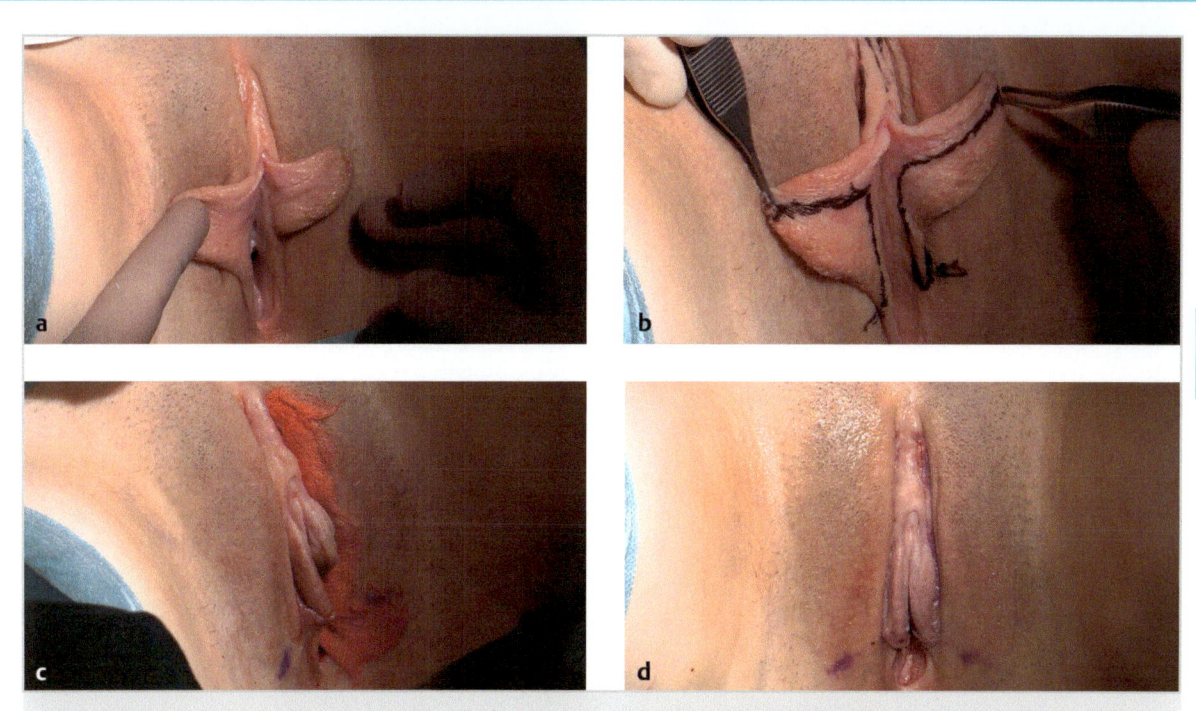

Fig. 4.14 Ressecção em cunha posterior: **(a)** Achados pré-operatórios de uma indicação ideal para a ressecção em cunha posterior. **(b)** Marcação pré-operatória da superfície interna dos pequenos lábios. **(c)** Achados após ressecção e fixação posterior do retalho cutâneo anterior. **(d)** Achados pós-operatórios.

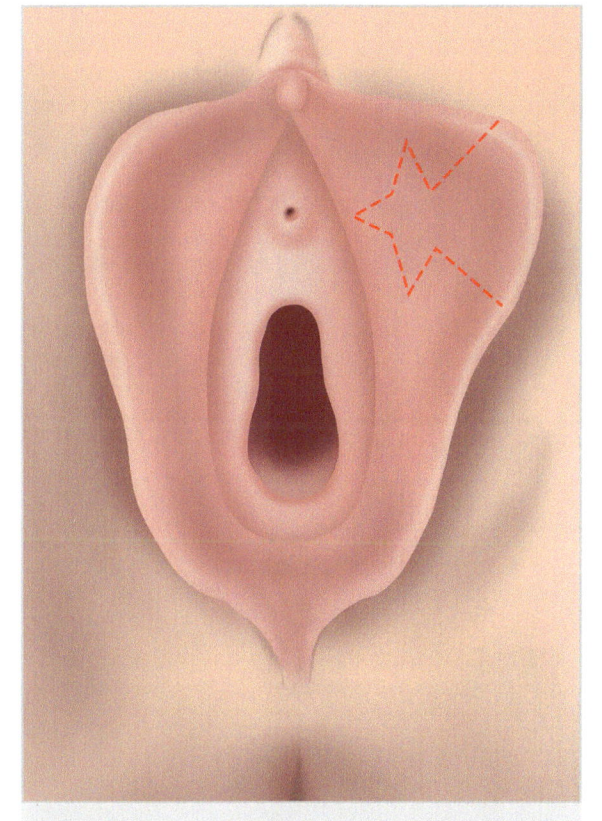

Fig. 4.15 Ressecção em cunha dupla.

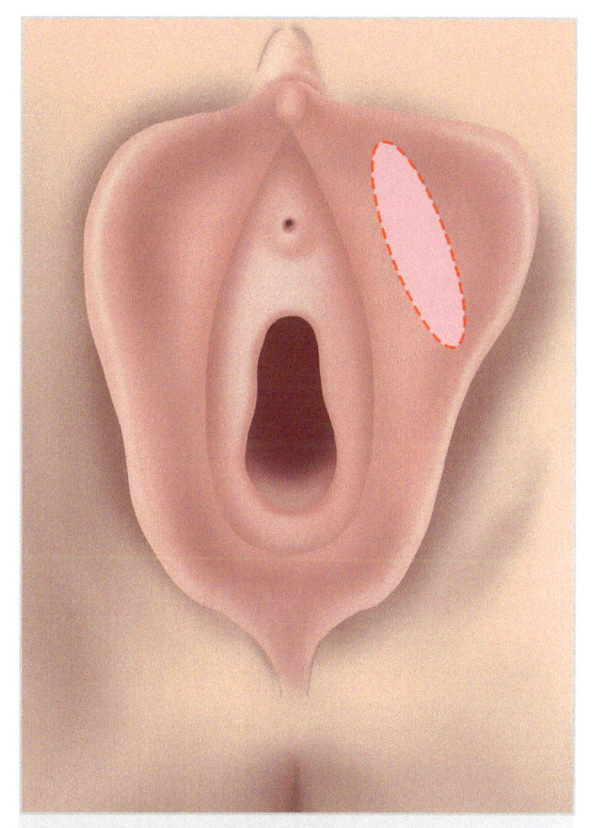

Fig. 4.16 Redução com desepitelização.

103

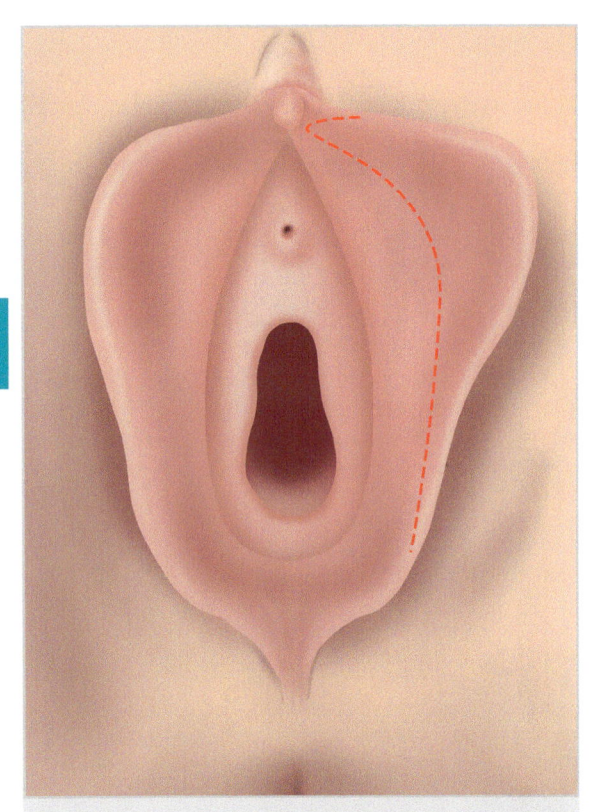

Fig. 4.17 Ressecção linear com ressecção em cunha anterior.

(como o Monocryl® 6-0 ou Vicryl Rapide® 5-0) para assegurar a aproximação suficiente do tecido. A ferida é fechada com sutura contínua em duas camadas. Nessa etapa, é recomendado mover-se os nós de monofilamento no lábio e prepúcio de ambas as suturas profunda e superficial para uma posição extracutânea, em vez de enterrá-los no tecido (▶ Fig. 4.17).

Tratamento da Hipertrofia dos Pequenos Lábios (Chang Classe III/von Lukowicz Tipo 2)

Ressecção Linear e em Cunha Anterior com Redução do Capuz Clitoriano

- ▶ **Indicação.** Hipertrofia dos pequenos lábios e do capuz clitoriano (Chang classe III) com uma distância entre a uretra e o clitóris ≤ 1,5 cm (von Lukowicz tipo 2).
- ▶ **Vantagens.** Os pequenos lábios e o capuz clitoriano hipertrofiado podem ser corrigidos simultaneamente.
- ▶ **Desvantagens.** Resultados insatisfatórios serão obtidos se a distância entre a extremidade do clitóris e a uretra for muito grande.
- ▶ **Princípio.** Esta técnica envolve uma ressecção linear dos pequenos lábios como na técnica 1. Além disso, o capuz clitoriano é reduzido. Uma excisão oval vertical que é afunilada até terminar em um ponto em que cada extremidade resulta em uma redução puramente horizontal. Não há encurtamento vertical do capuz clitoriano.
- ▶ **Procedimento.** As marcações são desenhadas antes da infiltração da anestesia local no sítio cirúrgico. Esta etapa inclui o planejamento da redução ao longo do comprimento total do lábio. A ressecção começa na parte externa, no nível da junção com o capuz clitoriano. Após a remoção do excesso de tecido dos pequenos lábios, o tecido excedente no capuz clitoriano é removido. Ao fazer isso, certifique-se de que uma largura labial com aproximadamente 1 a 2 cm seja mantida, para preservar a depressão natural entre o pequeno lábio e o grande lábio. Além disso, uma porção do prepúcio que mede pelo menos 4 a 5 mm permanece *in situ* na linha média sobre a haste do clitóris, preservando a divisão anatômica em três elementos e a forma natural do capuz clitoriano. Isso também preserva as fibras nervosas sensoriais que suprem o clitóris, as quais correm posteriormente. O excesso de tecido do capuz clitoriano une-se ao pequeno lábio logo abaixo da extremidade do clitóris. Portanto, a ressecção é levada até a nova margem do pequeno lábio. O procedimento cria cantos superiores e inferiores na porção lateral dos pequenos lábios, sendo cada um deles aproximado cuidadosamente. Após a remoção do tecido excedente, a ferida é fechada primeiramente com algumas *suturas* simples enterradas com um fio de sutura trançado absorvível USP 4-0 ou 5-0 para fechar a derme e o tecido *subcutâneo*. O fechamento da pele é recomendado utilizando-se uma sutura subcuticular contínua (intracutânea) com fio de sutura de monofilamento absorvível USP 5-0. (▶ Fig. 4.20, ▶ Fig. 4.21, ▶ Fig. 4.22).

Ressecção em Cunha Posterior Estendida

A marcação na parte interna do lábio é feita como na ressecção em cunha posterior. No entanto, a figura de ressecção triangular, na parte externa, com suas extremidades pontiagudas, é estendida até o capuz clitoriano a fim de incluir o tecido excedente localizado neste ponto (▶ Fig. 4.23).

- ▶ **Vantagens, desvantagens e complicações.** Ver ressecção em cunha posterior.

Redução com Desepitelização

A redução com desepitelização é suficiente naqueles raros casos em que a quantidade de tecido excedente nos pequenos lábios é muito pequena.

- ▶ **Indicação.** Hipertrofia de baixo grau dos pequenos lábios sem excesso de tecido no capuz clitoriano.
- ▶ **Vantagens.** A margem e a pigmentação do lábio são preservadas.
- ▶ **Desvantagens e Complicações.** O procedimento permite apenas leves alterações na largura labial e

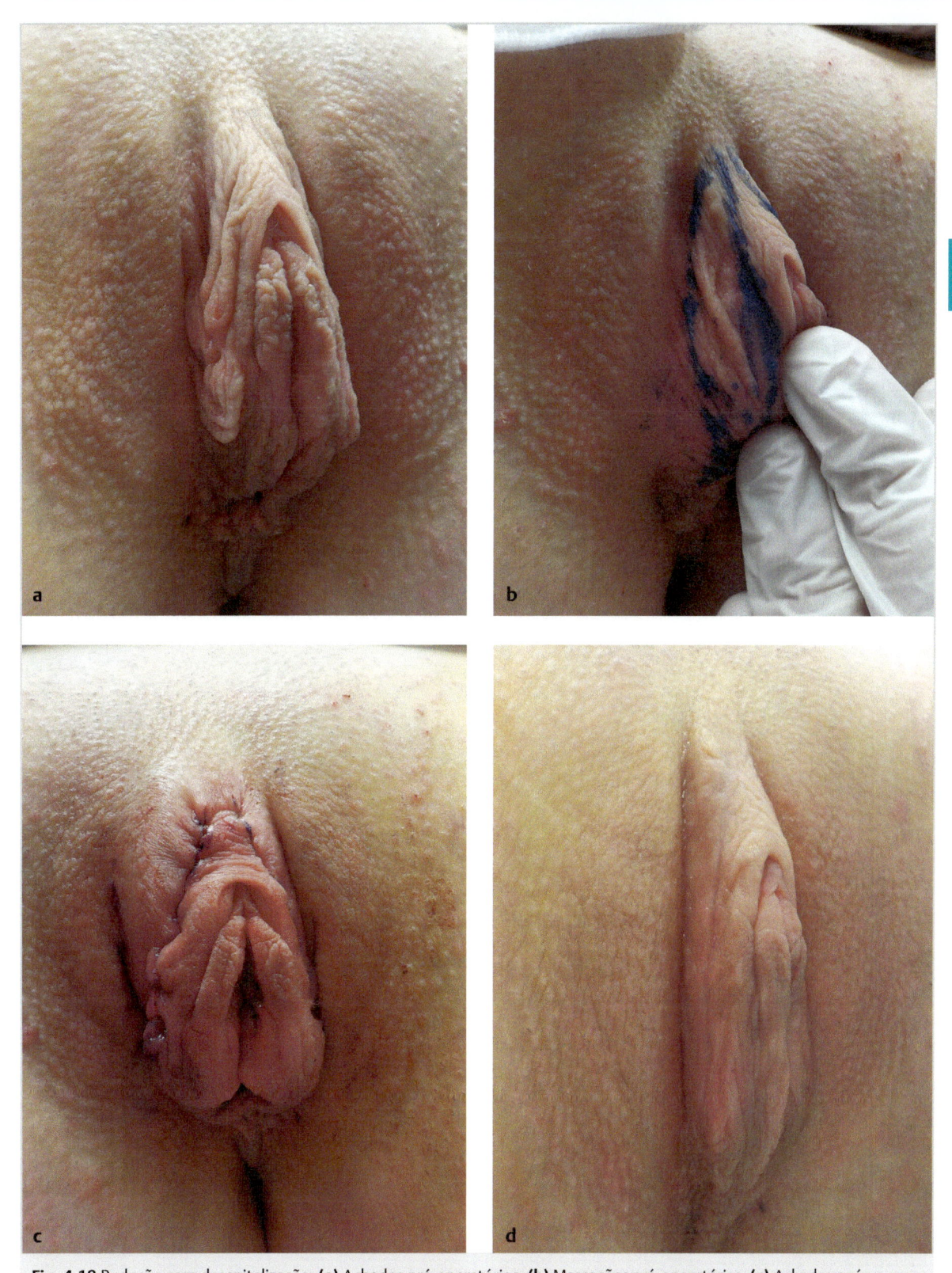

Fig. 4.18 Redução com desepitelização. **(a)** Achados pré-operatórios. **(b)** Marcações pré-operatórias. **(c)** Achados após redução com desepitelização externa dos pequenos lábios e do capuz clitoriano. **(d)** Achados pós-operatórios.

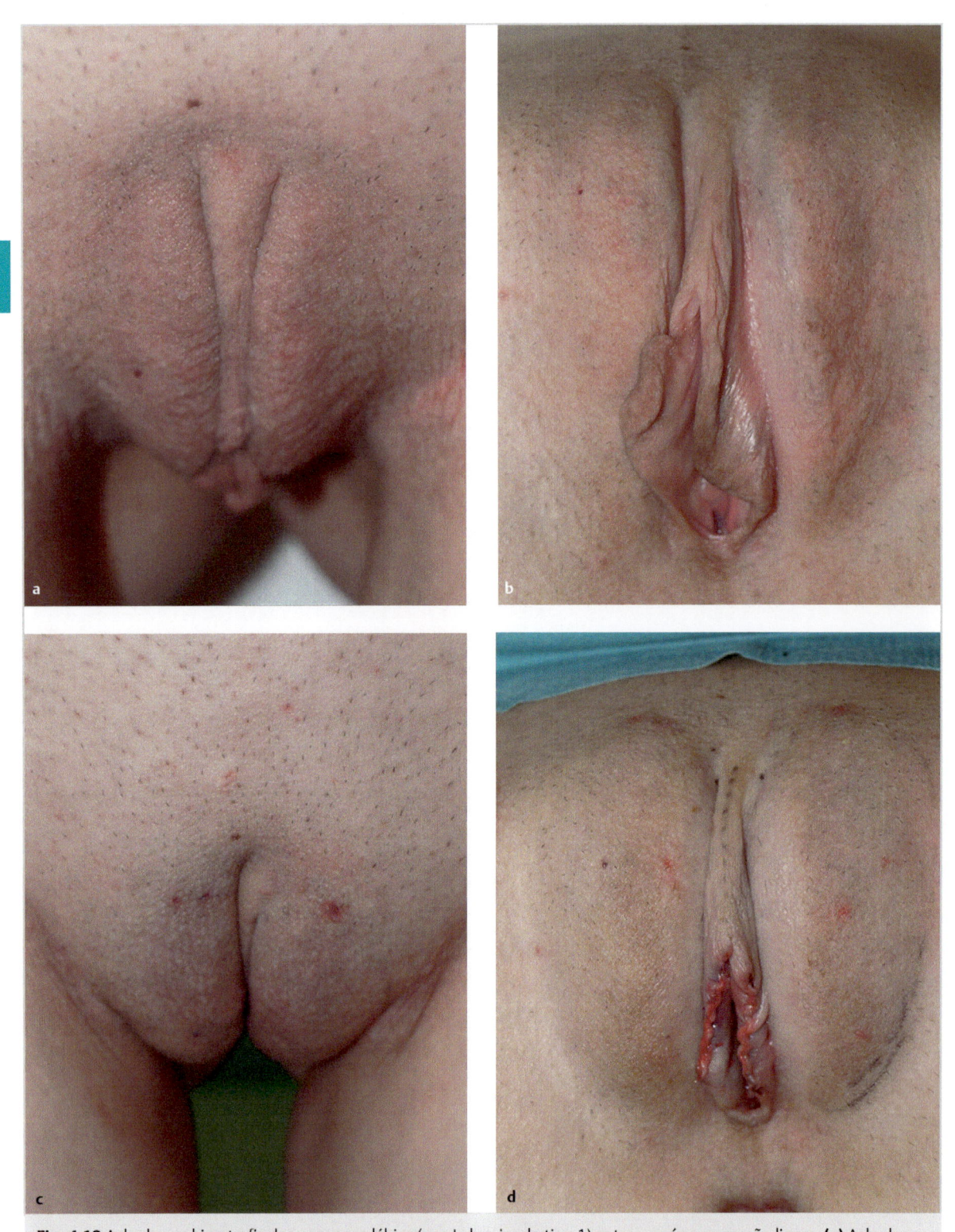

Fig. 4.19 Achados na hipertrofia dos pequenos lábios (von Lukowicz do tipo 1) antes e após a ressecção linear. **(a)** Achados pré-operatórios com a paciente em pé. **(b)** Achados pré-operatórios com a paciente em posição supina. **(c)** Achados pós-operatórios com a paciente em pé. **(d)** Achados pós-operatórios com a paciente em posição supina.

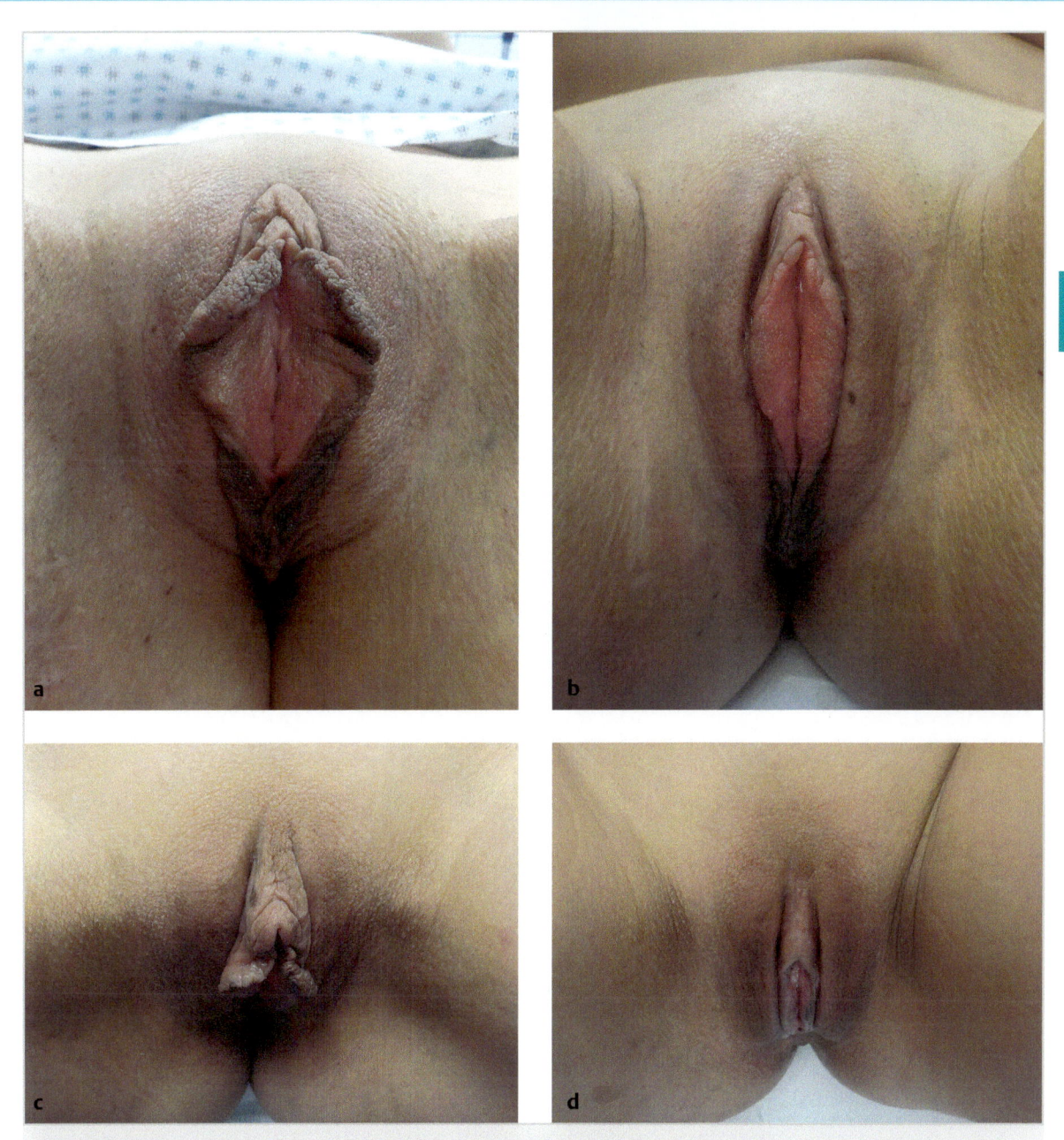

Fig. 4.20 Achados na hipertrofia do capuz clitoriano e pequenos lábios (von Lukowicz do tipo 2) antes e após a ressecção linear e em cunha anterior e cirurgia plástica do capuz clitoriano. **(a, c)** Achados pré-operatórios com a paciente em posição supina. **(b, d)** Achados pós-operatórios com a paciente em posição supina.

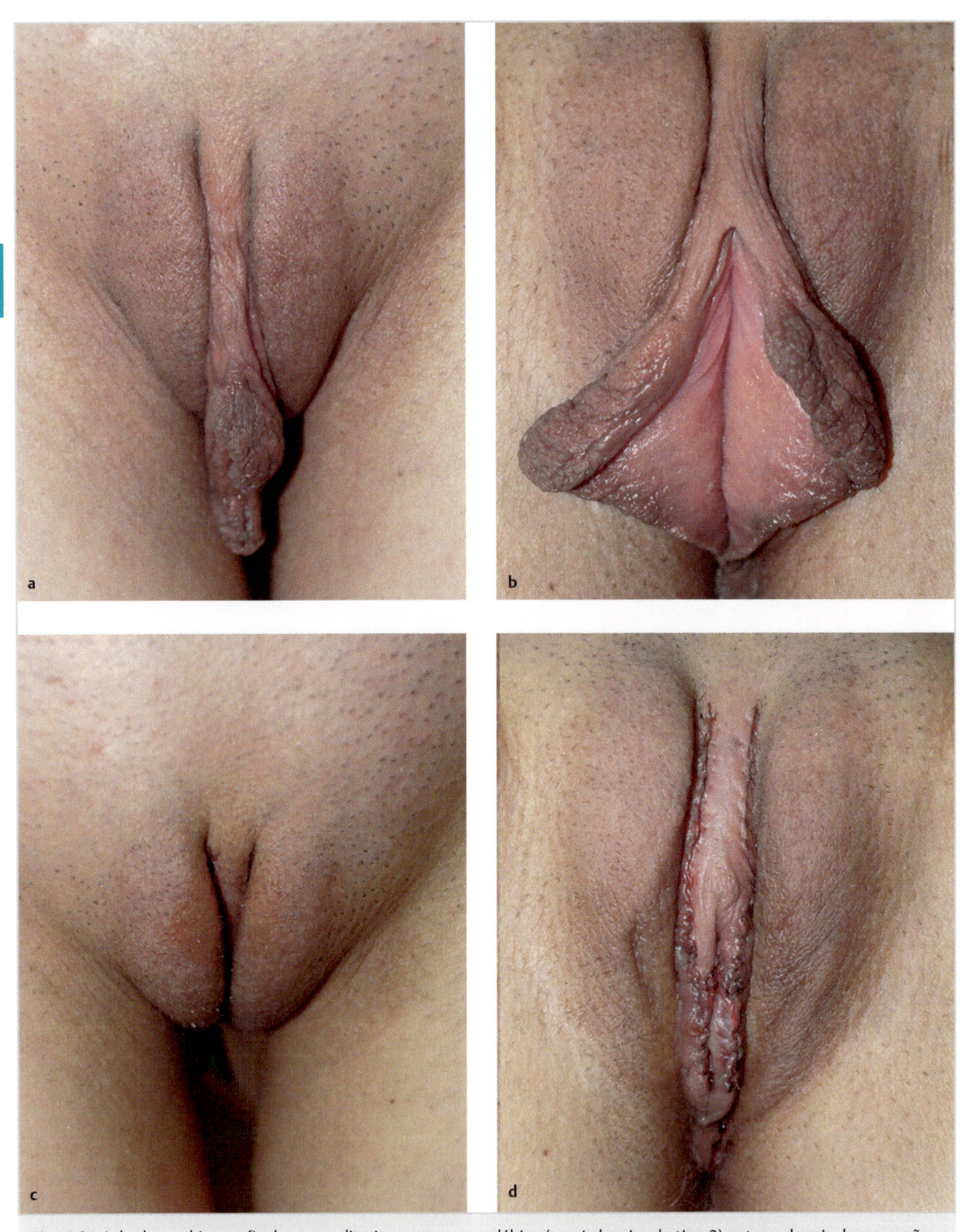

Fig. 4.21 Achados na hipertrofia do capuz clitoriano e pequenos lábios (von Lukowicz do tipo 3) antes e depois da ressecção linear e em cunha anterior com avanço do clitóris e cirurgia plástica do capuz clitoriano. **(a)** Achados pré-operatórios com a paciente em pé. **(b)** Achados pré-operatórios com a paciente em posição supina. **(c)** Achados pós-operatórios com a paciente em pé. **(d)** Achados pós-operatórios com a paciente em posição supina.

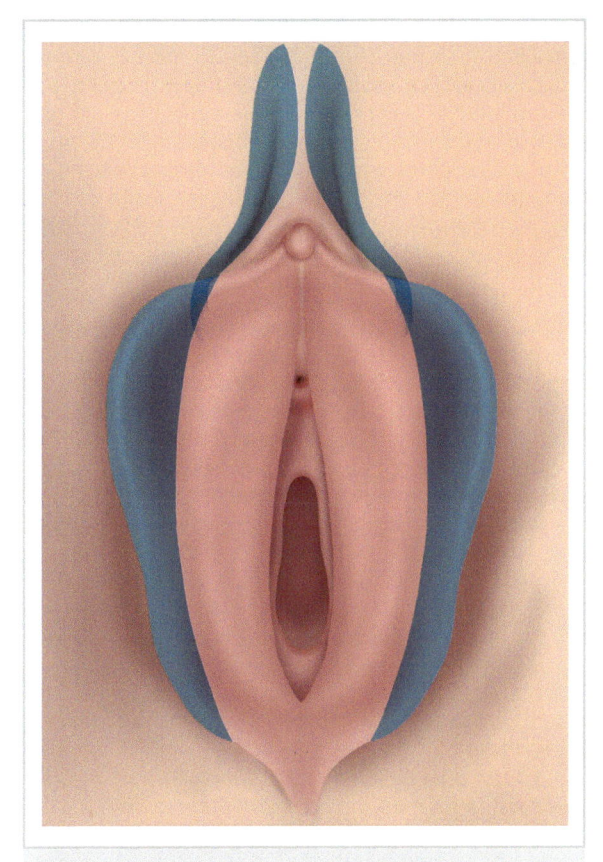

Fig. 4.22 Ressecção linear com a ressecção em cunha anterior e cirurgia plástica do capuz clitoriano.

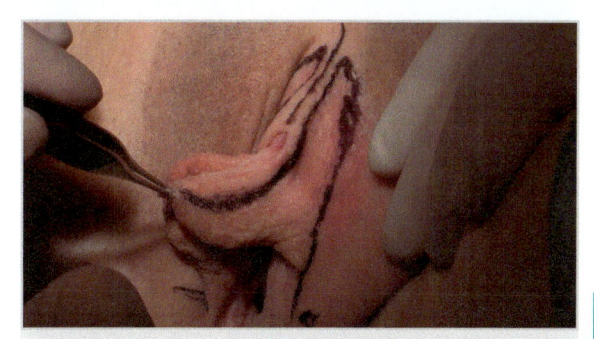

Fig. 4.23 Cunha posterior estendida: Marcações pré-operatórias na parte externa dos pequenos lábios com extremidades pontiagudas estendendo-se até o capuz clitoriano.

Tratamento de Hipertrofia dos Pequenos Lábios (von Lukowicz Tipo 3)

Ressecção Linear e em Cunha Anterior com Avanço do Clitóris e Cirúrgica Plástica do Capuz Clitoriano

- **Indicação.** Se a distância entre o clitóris e a uretra é maior que 1,5 cm, o uso das técnicas descritas anteriormente pode levar à compressão do tecido abaixo do clitóris.

   No entanto, se a mobilidade do clitóris requer correção ou a paciente deseja maior fixação e avanço discreto do clitóris para dentro do introito para melhorar sua excitabilidade durante a relação sexual, então se recomenda a ressecção linear com uma cunha anterior e o avanço do clitóris.

- **Vantagens.** Os pequenos lábios e o capuz clitoriano hipertrofiado podem ser corrigidos simultaneamente. O clitóris pode ser avançado, além da possibilidade de estabilização da haste do clitóris e do próprio clitóris.

- **Desvantagens e Complicações.** O procedimento produz uma cicatriz no lábio e no introito. A pigmentação fisiológica é perdida. Pode ocorrer hipersensibilidade e hipossensibilidade, assim como a lubrificação deficiente, a falta de cicatrização da ferida ou necrose do retalho cutâneo.

- **Princípio.**[37,39] Esta técnica pode ser aplicada na presença de uma haste clitoriana extremamente móvel e um clitóris muito projetado e proeminente. Observar que é essencial manter uma distância pós-operatória de no mínimo 1,5 cm entre a extremidade do clitóris e o meato uretral para evitar a cicatrização e estreitamento na região da uretra.

nenhuma correção do comprimento e espessura labial. O espessamento na cicatriz pode ocorrer.

- **Princípio.** Esta técnica preserva o suprimento neurovascular dos lábios. Considerando-se a área limitada de ressecção epidérmica, além da introversão da derme que deve ser evitada ao aproximar as bordas epidérmicas, esta técnica é adequada somente para uma faixa estreita de aplicações.

- **Procedimento.** Uma área vertical que se estende da porção central dos pequenos lábios externos até o capuz clitoriano é marcada e submetida à desepitelização após infiltração com um anestésico local. Depois, as bordas epidérmicas são aproximadas. A margem do lábio permanece intacta (ver ▶ Fig. 4.16, ver ▶ Fig. 4.18).

▶ **Procedimento.** A marcação pré-operatória começa com uma linha que percorre o comprimento total da prega entre o pequeno lábio e o grande lábio. Em seguida, uma marcação paralela é feita medialmente 1 a 2 mm em relação a ele, percorrendo da margem superior do capuz clitoriano até a ponta do clitóris. Depois, o pequeno lábio é puxado em direção à região oposta e o ponto mais elevado do novo lábio é definido em um ângulo ascendente de 30 graus. A distância entre este ponto e a base do lábio deve ser de aproximadamente 1,5 cm. A partir deste ponto, a marcação continua posteriormente em uma leve inclinação descendente para unir-se com o lábio original (▶ Fig. 4.24, ▶ Fig. 4.25, ▶ Fig. 4.26).

Se há um grande excesso de pele na região da comissura posterior, este deve ser removido no mesmo procedimento. Observar que isso requer atenção particular, pois as cicatrizes nessa região apresentam uma tendência aumentada de se contraírem, podendo causar posteriormente uma dispareunia. Por esse motivo, é aconselhável deixar uma margem de pelo menos 5 mm.

O lábio é agora puxado para fora para continuar a marcação medialmente na extremidade superior do capuz clitoriano. Deixando um prepúcio com 4 a 5 mm de largura, *in situ* na linha média em relação ao clitóris, a marcação percorre em um arco para a extremidade do clitóris. A partir daqui, um retalho é agora indicado com a margem medial do retalho situada no interior do pequeno lábio. O retalho termina aproximadamente 4 mm abaixo da extremidade do clitóris e une-se à face contralateral. Em seguida, a marcação é transferida para o lado oposto.

A marcação é em seguida contínua com a porção posterior, mantendo uma distância mínima até a base do lábio. A largura da faixa de tecido que será removida é marcada na intersecção das linhas de conexão abaixo da extremidade do clitóris. A largura da faixa do epitélio vaginal a ser removida pode ser de até 3 cm, dependendo dos achados e da quantidade de tecido excedente. Entretanto, deve-se tomar cuidado para assegurar que uma distância mínima entre a extremidade do clitóris e o meato uretral seja mantida no pós-operatório.

A **ressecção** é a seguir realizada de acordo com as marcações. Um retalho reverso é agora mobilizado com a tesoura de dissecção nas extremidades do capuz clito-

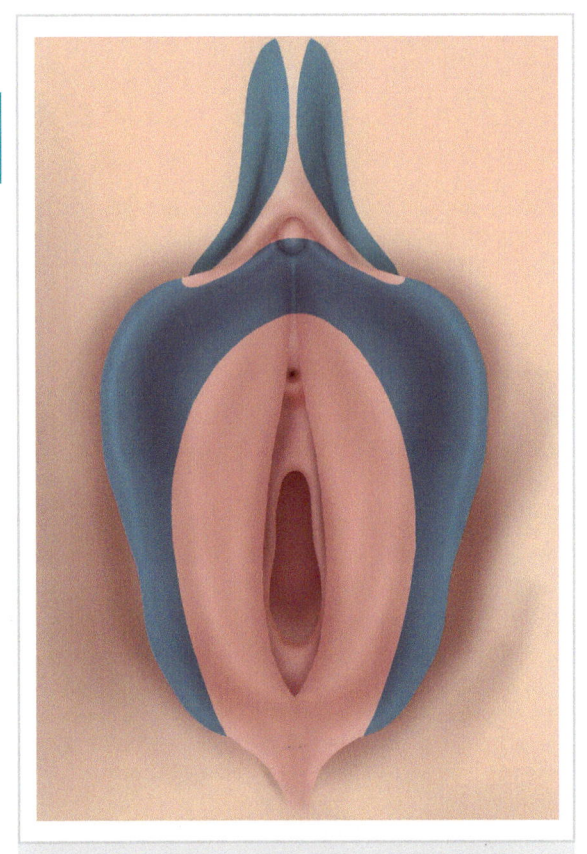

Fig. 4.24 Ressecção linear e em cunha anterior com avanço do clitóris e cirurgia plástica do capuz clitoriano.

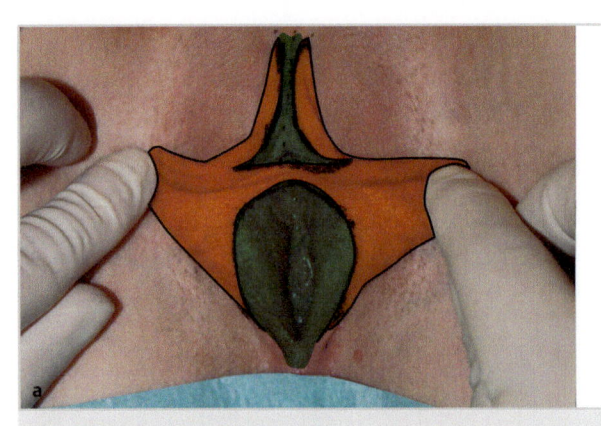

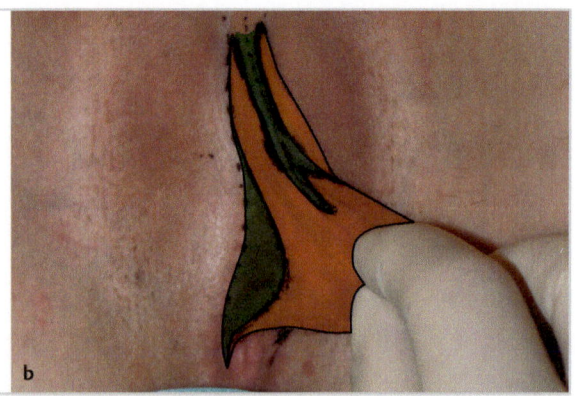

Fig. 4.25 Ressecção linear e em cunha anterior com avanço do clitóris e cirurgia plástica do capuz clitoriano; marcações pré-operatórias. O vermelho indica o tecido ressecado. **(a)** Vista coronal. **(b)** Vista lateral oblíqua.

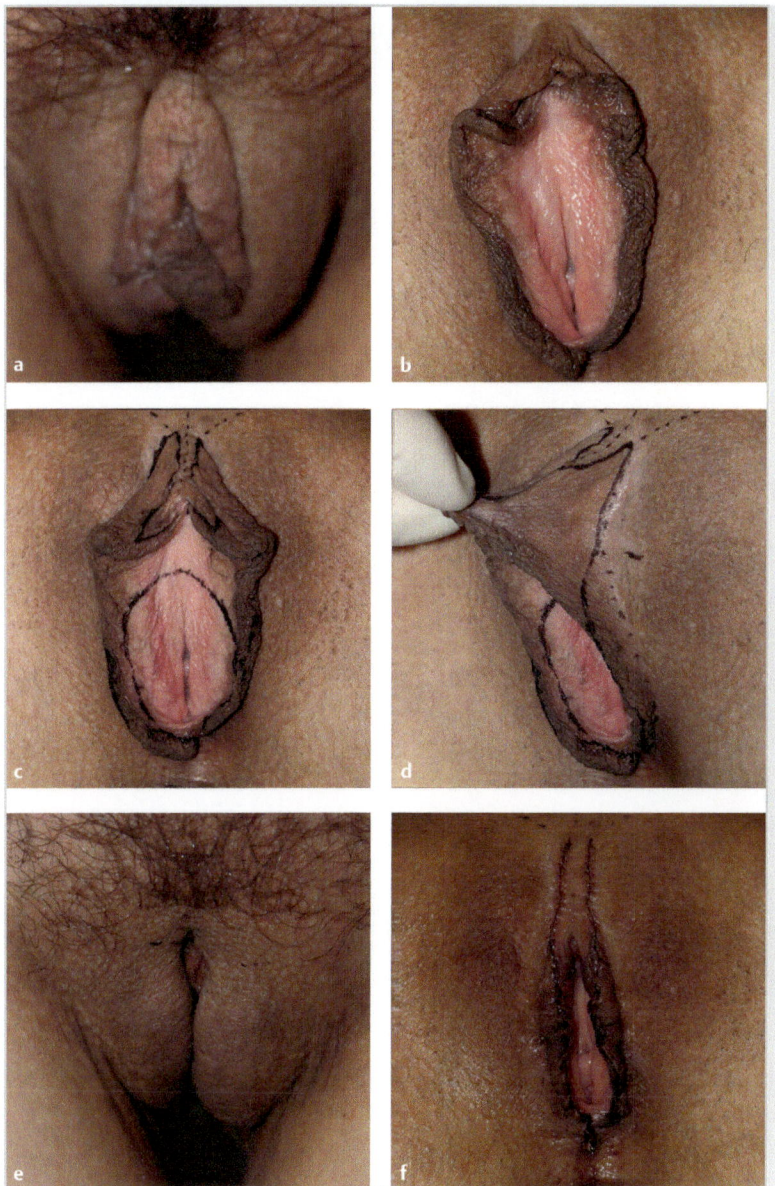

Fig. 4.26 Ressecção linear e em cunha anterior com avanço do clitóris e cirurgia plástica do capuz clitoriano. **(a)** Achados pré-operatórios com a paciente em pé. **(b)** Achados pré-operatórios com a paciente em posição supina. **(c)** Vista coronal das marcações. **(d)** Vista lateral oblíqua das marcações. **(e)** Achados pós-operatórios com a paciente em pé. **(f)** Achados pós-operatórios com a paciente em posição supina.

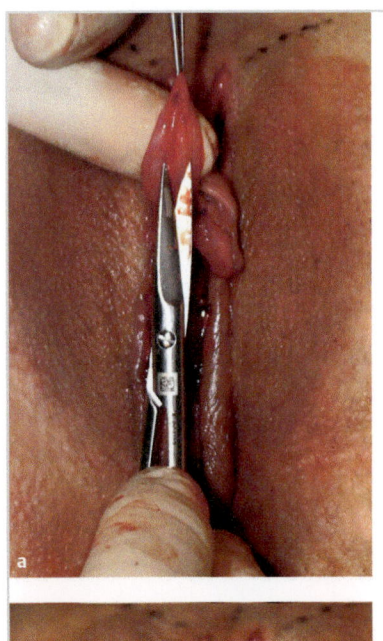

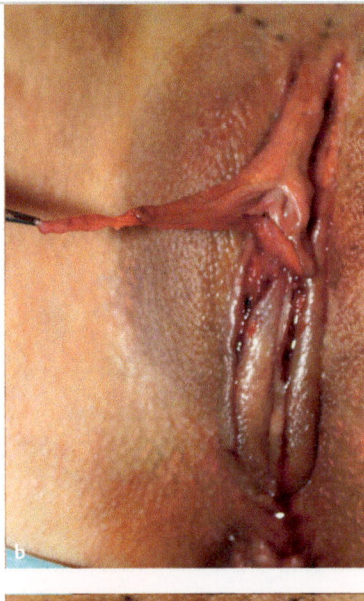

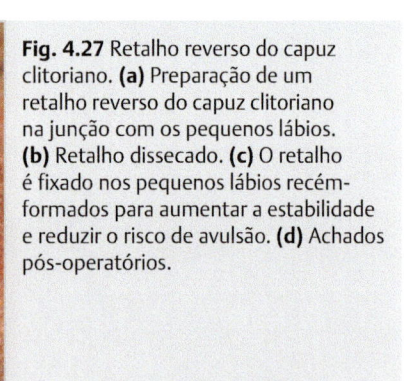

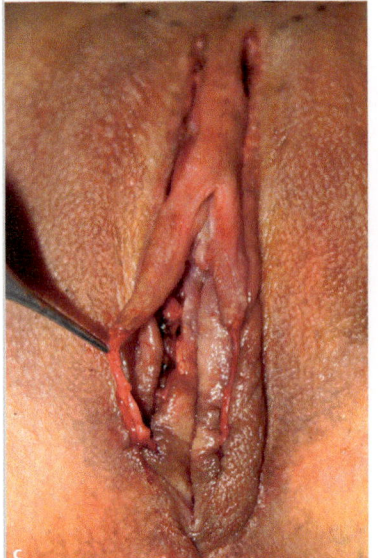

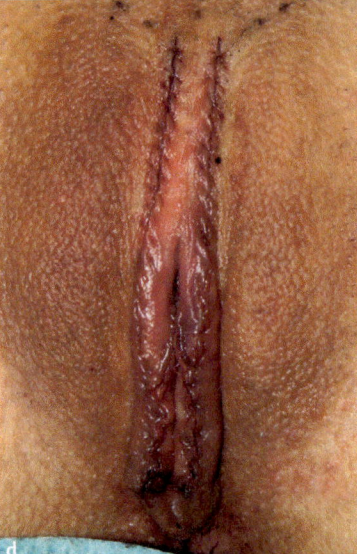

Fig. 4.27 Retalho reverso do capuz clitoriano. **(a)** Preparação de um retalho reverso do capuz clitoriano na junção com os pequenos lábios. **(b)** Retalho dissecado. **(c)** O retalho é fixado nos pequenos lábios recém-formados para aumentar a estabilidade e reduzir o risco de avulsão. **(d)** Achados pós-operatórios.

riano com os pequenos lábios (▶ Fig. 4.27). Essa extensão das extremidades é suturada no nível subcutâneo para prevenir avulsão do retalho. A ferida é fechada com uma sutura (Monocryl® 5-0 ou Vicryl rapid® 5-0). A porção medial, transversa da ferida é estabilizada com uma sutura simples enterrada. A dissecção de uma pequena bolsa facilita ocultar essa sutura mais profundamente no tecido subcutâneo, prevenindo a necrose por compressão a partir do nó (▶ Fig. 4.30a,b). Ao mesmo tempo, as bordas da ferida podem ser mais bem aproximadas e a mucosa fechada sem tensão. Uma sutura contínua com o uso de fio Vicryl Rapide® 5-0 com um nó externo é recomendada para o fechamento da ferida.

Ressecção em Cunha Posterior Estendida com Avanço do Clitóris

A marcação na porção externa do lábio é feita como na ressecção em cunha posterior estendida (ver esta seção). Na porção interna, as duas figuras de ressecção triangular com suas extremidades pontiagudas convergem cerca de 4 mm abaixo da extremidade do clitóris. A largura da faixa epitelial que será removida depende dos achados e da quantidade do excesso de tecido. No entanto, deve-se ter cuidado para assegurar que uma distância mínima entre a extremidade do clitóris e o meato uretral é mantida após a ressecção (▶ Fig. 4.29).

▶ **Vantagens:** ver ressecção em cunha posterior.

▶ **Desvantagens e complicações:** ver ressecção em cunha posterior.

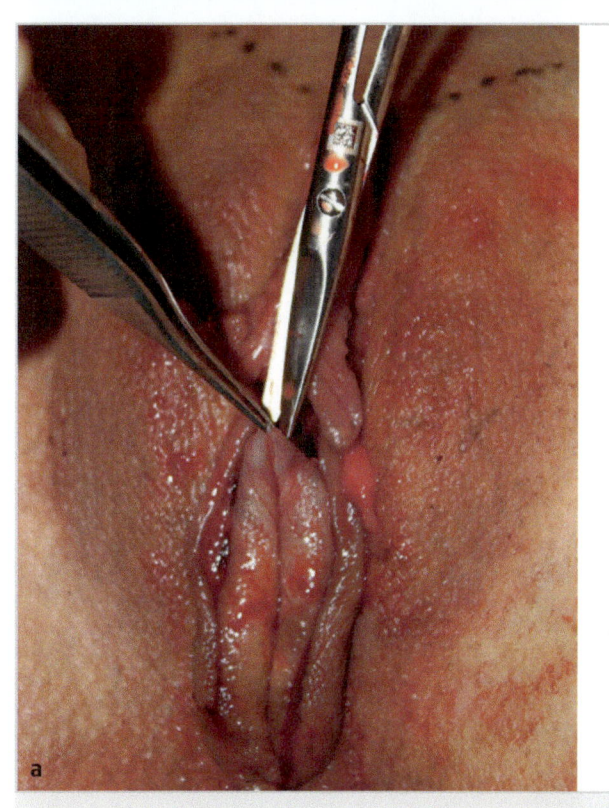

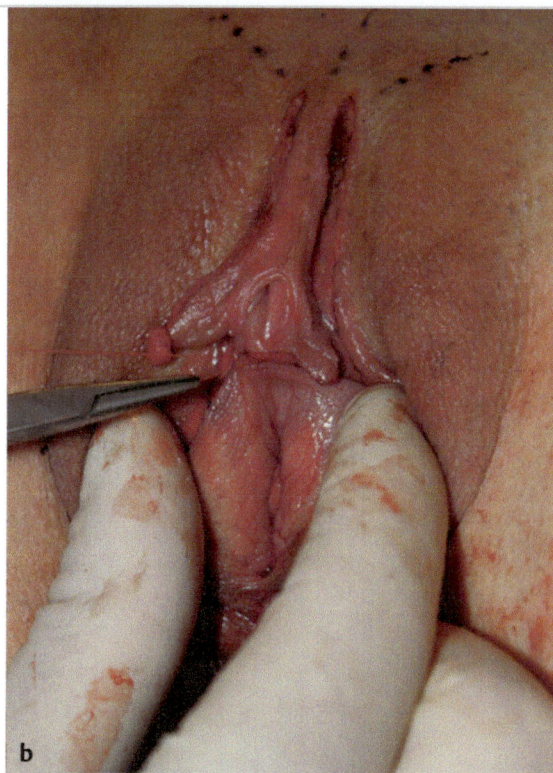

Fig. 4.28 Dissecção de uma bolsa subcutânea para esconder o nó e obter a aproximação livre de tensão da mucosa na porção medial transversa da ferida. **(a)** Dissecção. **(b)** Após a introdução da sutura.

Cuidado Pós-Operatório

Após a cirurgia labial, recomenda-se que o paciente evite atividade sexual por 6 semanas e estresses mecânicos, como práticas esportivas. Os nós extracutâneos nas caudas da sutura contínua em monofilamento são removidos 1 semana ou 10 dias a partir dos lábios e do prepúcio e depois de 2 semanas do introito inferior ao clitóris. A profilaxia com antibióticos tópicos ou orais não é necessária. O tratamento de feridas com uma pomada calmante tornará o período de cicatrização menos desconfortável para o paciente. O uso das pomadas contendo estrógeno facilitará a cicatrização de feridas, principalmente em pacientes com mais de 45 anos de idade. As pacientes podem tomar banho no primeiro dia de pós-operatório. Até a segunda semana de pós-operatório, as pacientes devem utilizar apenas água limpa sem qualquer loção de limpeza para higiene da região genital. Para a dor pós-operatória, a terapia combinada com um medicamento anti-inflamatório não esteroidal, o metamizol, e em casos aplicáveis, um opiáceo (por exemplo, tramadol), é recomendada no primeiro dia do pós-operatório. No início do segundo dia do pós-operatório, a dor na região genital é geralmente insignificante. Imediatamente no pós-operatório, a paciente deve deitar em posição supina com leve compressão da região genital, por exemplo, cruzando as pernas. Não é absolutamente necessário resfriar o sítio genital.

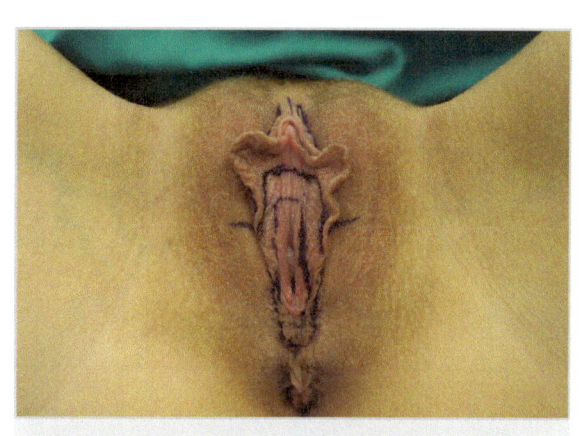

Fig. 4.29 Marcação pré-operatória no interior dos lábios na ressecção em cunha posterior estendida com avanço do clitóris.

Complicações e Tratamento das Complicações

Complicações após a redução bem planejada e cuidadosamente executada do capuz clitoriano e a labioplastia podem usualmente ser tratadas com facilidade. Complicações pós-operatórias de relevância médica incluem:

- Edema grave.
- Hemorragia pós-operatória.

- Hematoma.
- Cicatrização deficiente de feridas (deiscência e cicatrização tardia de ferida) (▶ Fig. 4.28).
- Infecções locais (como infecções fúngicas).
- Granulomas de corpo estranho.
- Neuromas.
- Cicatrizes sintomáticas.
- Glândulas sebáceas hipertróficas.

Muitas dessas complicações podem ser evitadas, se hemostasia cuidadosa é obtida durante o procedimento e a paciente segue as orientações de comportamento pós-operatório adequado, incluindo evitar práticas esportivas e permanecer em posição supina no dia da cirurgia. Os hematomas podem ocorrer, contudo, e levar à sensibilidade aumentada à dor na região, mesmo depois de 3 a 4 dias da intervenção. Em tais casos, a remoção cirúrgica do hematoma deve ser considerada. Geralmente, em consideração ao nível de dor, isso é possível apenas mediante breve anestesia geral. A ferida após a remoção do hematoma é fechada com uma sutura primária para garantir a cicatrização ideal de feridas.

> **Nota**
> Infecções são muito raras, ocorrendo quase exclusivamente na forma de infecções fúngicas após a antibioticoterapia. O tratamento tópico com agentes antifúngicos é eficaz no controle dessas infecções.

O **edema** após a labioplastia é normal. No entanto, pode assumir formas grotescas, forçando de forma eficaz a paciente ao uso de roupas largas por vários dias ou mesmo semanas. As preparações que reduzem o edema geralmente são de pouca ajuda aqui. A drenagem da linfa da região dos linfonodos inguinais pode melhorar a drenagem linfática regional.

A **cicatrização de feridas deficiente** é geralmente superficial e as feridas são bem resolvidas pela cicatrização secundária. Tais complicações geralmente ocorrem no frênulo, comissura posterior e na região da ressecção subclitoriana. O tratamento é inicialmente conservador. A cicatrização de feridas é facilitada pela limpeza da ferida e aplicação de uma combinação de preparações contendo estrógeno e uma pomada desinfetante que promove a cicatrização. O tratamento secundário pode incluir a correção da cicatriz quando indicado.

A **dor causada pela cicatrização** é excepcionalmente rara e ocorre principalmente nos primeiros 3 meses do pós-operatório. Ao persistir por mais tempo, geralmente está localizada na porção central dos pequenos lábios. Uma massagem dessensibilizante na cicatriz é normalmente útil. O tratamento adicional com um anestésico local aumenta essa medida.

Os **granulomas** ocorrem quando o nó na sutura do tipo monofilamento é enterrado no tecido e não é apropriadamente metabolizado. A ressecção do granuloma geralmente traz alívio em tais casos.

As **glândulas sebáceas hipertróficas** resultam principalmente secundárias à redução do capuz clitoriano, visto que muitas glândulas sebáceas estão localizadas ao longo do sulco interlabial. A remoção cuidadosa das glândulas sebáceas ao longo da borda da ferida minimiza esse problema. Se uma glândula sebácea está situada, contudo, no que se torna a cicatriz mais tarde e seu ducto de saída é bloqueado, então isso pode levar à hipertrofia e inflamação local. A ressecção precisa da glândula sebácea é então a terapia de escolha.

As complicações pós-operatórias esteticamente relevantes incluem a **assimetria labial** e obliteração do **sulco interlabial** e do **lábio** em virtude da supercorreção. O planejamento pré-operatório cuidadoso minimiza o risco de assimetria pós-operatória. No entanto, se a assimetria permanecer, ela pode ser eliminada por uma ressecção balanceada no lado oposto.

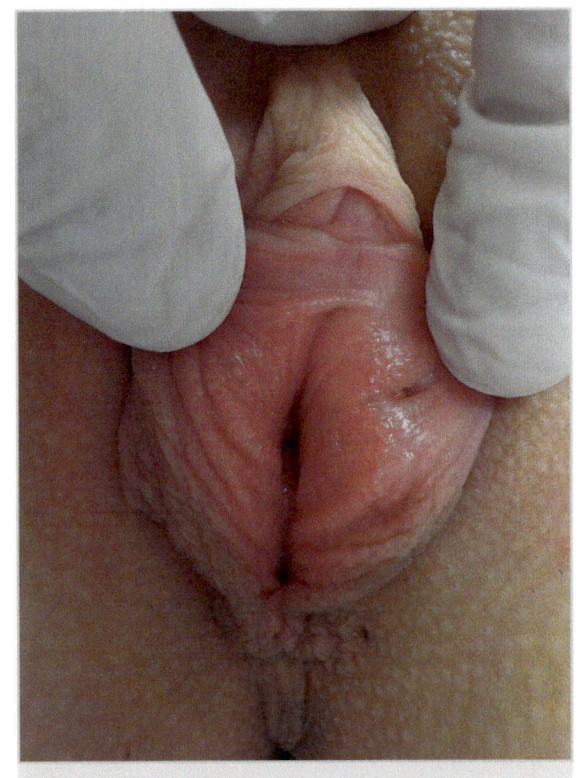

Fig. 4.30 Cicatrização deficiente da ferida no pós-operatório após ressecção em cunha.

> **Nota**
> Quando o sulco interlabial ou o lábio foi obliterado pela supercorreção, a reconstrução com um retalho local é indicada.

4.2.3 Redução do Capuz Clitoriano

M. Nuwayhid, D. von Lukowicz, S. Schinner, P. H. Zeplin

▶ **Sinônimos.** Plástica do capuz clitoriano, redução do excesso de prepúcio.

A hipertrofia isolada do capuz clitoriano (prepúcio do clitóris) é extremamente rara. Com frequência ocorre juntamente com a hipertrofia dos pequenos lábios e, como ela, pode estar associada às deficiências funcionais ou estéticas. Pacientes com capuz clitoriano hipertrófico que completamente cobre a glande com frequência relatam que isso prejudica a estimulação sexual. Muitas vezes, as pacientes que são submetidas a uma labioplastia prévia queixam-se de hipertrofia do capuz clitoriano secundária relativa ou de hipertrofia que foi deixada sem tratamento. Portanto, ao considerar uma labioplastia, o cirurgião deve sempre avaliar se uma redução adicional do capuz clitoriano também é indicada.

Indicação

Hipertrofia isolada ou residual do capuz clitoriano após labioplastia ou hipertrofia não tratada (▶ Fig. 4.31a,b).

Classificação e Possíveis Técnicas Cirúrgicas para preservar a prega

Técnicas para Redução do Capuz Clitoriano

A hipertrofia do capuz clitoriano pode ser descrita e classificada como pele excedente em uma orientação horizontal, vertical ou bidirecional. Vários procedimentos operatórios estão disponíveis para lidar com cada tipo de padrão de crescimento (▶ Tabela 4.5).

Técnicas Cirúrgicas de Redução do Capuz Clitoriano

Hipertrofia Horizontal

Na presença de hipertrofia horizontal do capuz clitoriano, a quantidade de tecido que será removida é determinada por meio do teste do beliscão com pinça cirúrgica ao longo do eixo longitudinal. Em seguida, uma área fusiforme, longitudinal definida pela quantidade de tecido excedente é submetida à ressecção de cada lado, e as bordas da ferida são então aproximadas e suturadas (▶ Fig. 4.32).

Hipertrofia Vertical

Em casos excepcionais de hipertrofia puramente vertical do capuz clitoriano, a redução é obtida com uma excisão em forma de U ou em V invertido, logo acima do clitóris, e, para preservar a prega, uma área triangular deve ser removida. As bordas da ferida resultante são depois aproximadas sem tensão. Deve ser observado que as cicatrizes transversas sobre o clitóris são mais visíveis e estão mais frequentemente associadas à cicatrização de feridas deficiente. Por essa razão, critérios clínicos rigorosos devem ser aplicados para determinar se a redução vertical do capuz clitoriano é indicada (▶ Fig. 4.33).

> **Cuidado**
>
> Excisões em cunha de espessura total, que incluem a prega, devem ser evitadas em geral.

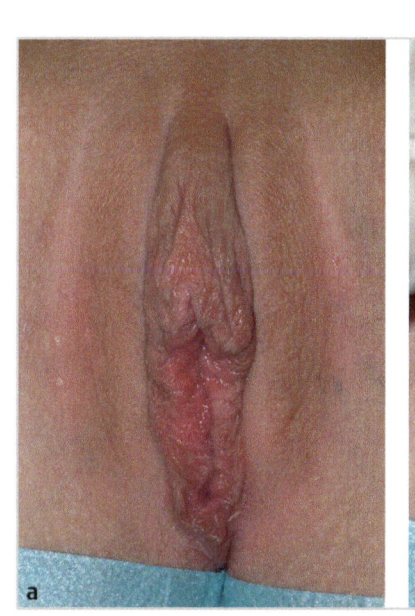

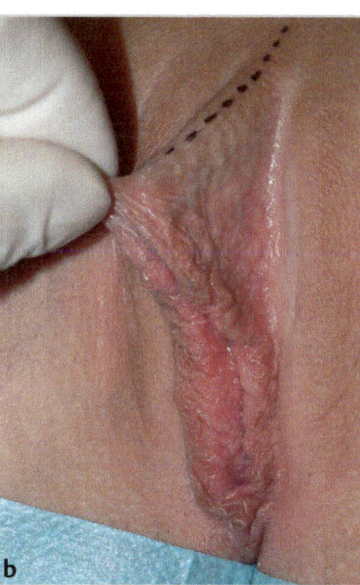

Fig. 4.31 Hipertrofia não tratada do capuz clitoriano após a labioplastia. **(a)** Vista coronal. **(b)** Vista lateral oblíqua.

Tabela 4.5 Classificação e esquema terapêutico para hipertrofia do capuz clitoriano

Grau	Gravidade	Técnica	Figura
I	Hipertrofia horizontal	Ressecção vertical: Ressecção fusiforme bilateral	
II	Hipertrofia vertical	Ressecção horizontal: Ressecção em V invertido ou em forma de U	
III	Hipertrofia bidirecional	Ressecção bidirecional: H-plastia (cirurgia plástica em forma de borboleta) ou Y-V plastia	

Hipertrofia Bidirecional

A H-plastia (cirurgia plástica em forma de borboleta) ou Y-V plastia em padrão de borboleta é realizada sempre que a hipertrofia vertical e também a hipertrofia horizontal do capuz clitoriano estão presentes. Na H-plastia (▶ Fig. 4.34), duas áreas fusiformes são removidas como na excisão bilateral. Estas são então unidas por uma terceira excisão transversa. A largura dessa ponte depende da extensão da redução vertical desejada e varia entre 0,5 e 1,5 cm. Na Y-V plastia (▶ Fig. 4.35a,b), o excesso de pele em cada lado do prepúcio é removido de forma que uma ponte do prepúcio é deixada *in situ* na porção média. As extremidades inferiores semelhantes a um retalho são então aproximadas e suturadas.

4.2 Labioplastia

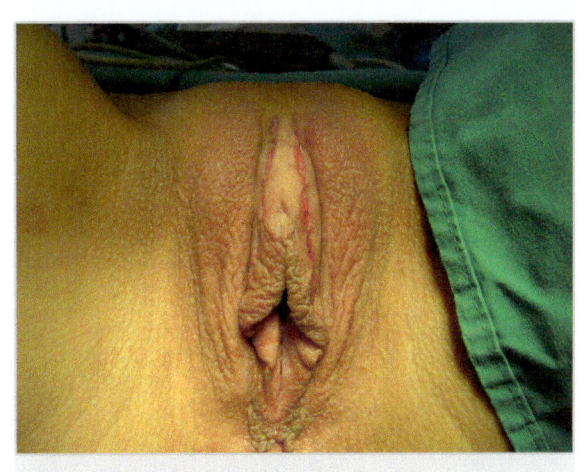

Fig. 4.32 Hipertrofia horizontal (hipertrofia do capuz clitoriano em grau I). Redução do capuz clitoriano com excisão bilateral de uma área fusiforme de tecido. Esse procedimento é seguido por uma aproximação inicialmente frouxa das bordas da ferida.

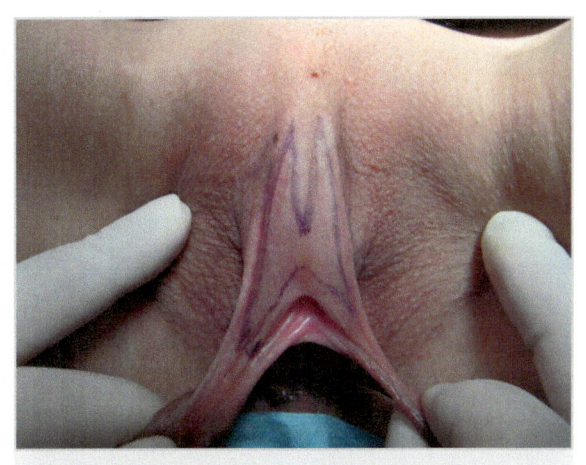

Fig. 4.34 Hipertrofia bidirecional (hipertrofia do capuz clitoriano em grau III). Achados pré-operatórios antes da cirurgia plástica em padrão de borboleta.

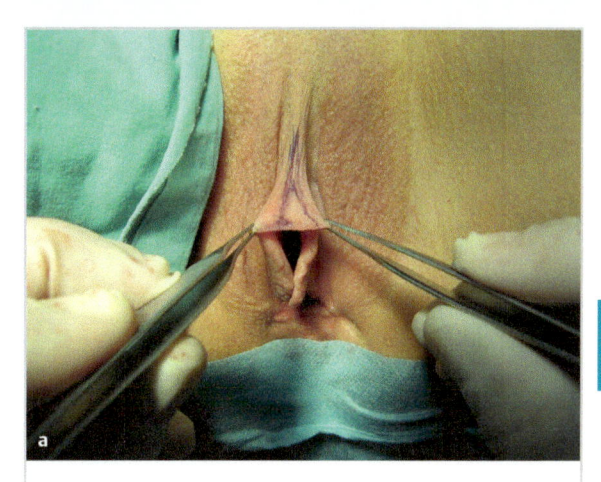

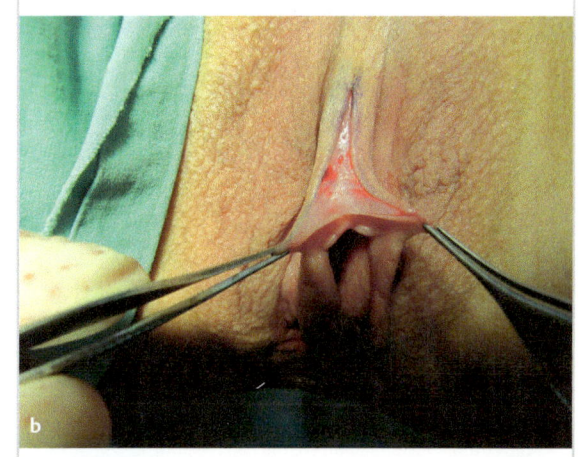

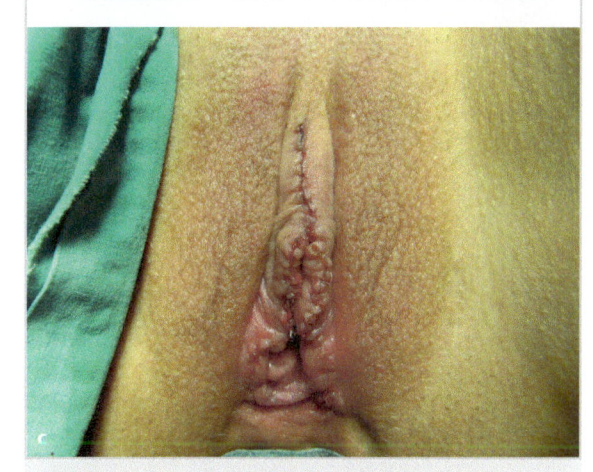

Fig. 4.33 Hipertrofia vertical (hipertrofia do capuz clitoriano em grau II). **(a)** Achados pré-operatórios e marcações. **(b)** Achados intraoperatórios após ressecção. **(c)** Achados após a sutura da pele e labioplastia.

117

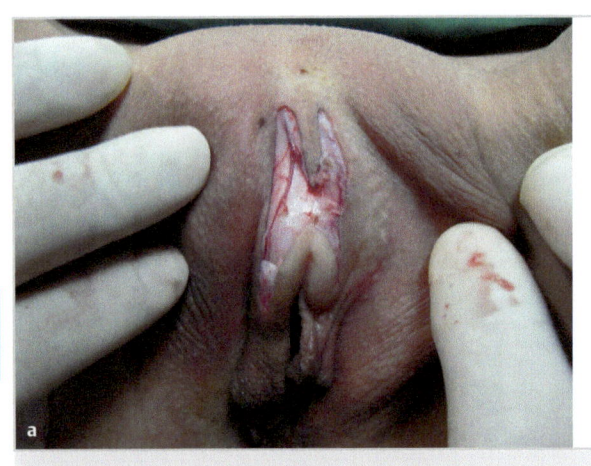

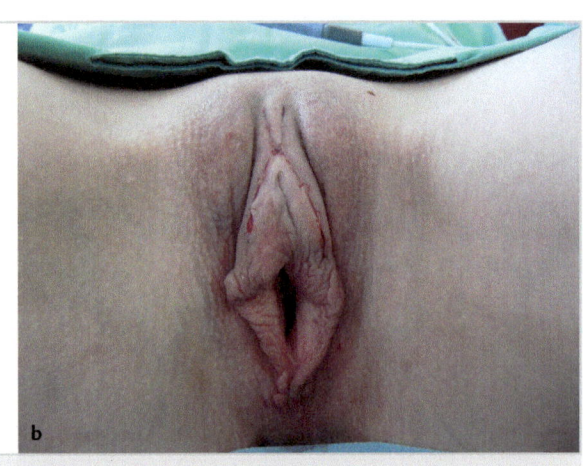

Fig. 4.35 H-plastia. **(a)** Achados intraoperatórios após a ressecção. **(b)** Achados após a sutura de pele.

Leitura Complementar

[1] Alter GJ. Aesthetic labia minora and clitoral hood reduction using extended central wedge resection. Plast Reconstr Surg. 2008;122(6):1780-1789.
[2] Capraro VJ. Congenital anomalies. Clin Obstet Gynecol. 1971;14(4):988-1012.
[3] Chang P, Salisbury MA, Narsete T, Buckspan R, Derrick D, Ersek RA. Vaginal labiaplasty: defense of the simple "clip and snip" and a new classification system. Aesthetic Plast Surg. 2013;37(5):887-891.
[4] Choi HY, Kim KT. A new method for aesthetic reduction of labia minora (the deepithelialized reduction of labioplasty). Plast Reconstr Surg. 2000;105(1):419-422.
[5] Cihantimur B, Herold C. Genital beautification: a concept that offers more than reduction of the labia minora. Aesthetic Plast Surg. 2013;37(6):1128-1133.
[6] Di Saia JP. An unusual staged labial rejuvenation. J Sex Med. 2008;5(5):1263-1267.
[7] Dobbeleir JM, Landuyt KV, Monstrey SJ. Aesthetic surgery of the female genitalia. Semin Plast Surg. 2011;25(2):130-141.
[8] Ellsworth WA, Rizvi M, Lypka M, et al. Techniques for labia minora reduction: an algorithmic approach. Aesthetic Plast Surg. 2010;34(1):105-110.
[9] Felicio YdeA. Labial surgery. Aesthet Surg J. 2007;27(3):322-328.
[10] Franco T, Franco D. Hipertrofia de Ninfas. J Bras Ginecol. 1993;103(5):163-165.
[11] Giraldo F, González C, de Haro F. Central wedge nymphectomy with a 90-degree Z-plasty for aesthetic reduction of the labia minora. Plast Reconstr Surg. 2004; 113(6):1820-1827.
[12] Goodman MP, Bachmann G, Johnson C, et al. Is elective vulvar plastic surgery ever warranted, and what screening should be conducted preoperatively? J Sex Med. 2007;4(2):269-276.
[13] Goodman MP. Female genital cosmetic and plastic surgery: a review. J Sex Med. 2011;8(6):1813-1825.
[14] Gress S. Composite reduction labiaplasty. Aesthetic Plast Surg. 2013;37(4):674-683.
[15] Hamori CA. Postoperative clitoral hood deformity after labiaplasty. Aesthet Surg J. 2013;33(7):1030-1036.
[16] Hodgkinson DJ, Hait G. Aesthetic vaginal labiaplasty. Plast Reconstr Surg. 1984;74(3):414-416.
[17] Kato K, Kondo A, Gotoh M, Tanaka J, Saitoh M, Namiki Y. Hypertrophy of labia minora in myelodysplastic women. Labioplasty to ease clean intermittent catheterization. Urology. 1988;31(4):294-299.
[18] Lapalorcia LM, Podda S, Campiglio G, Cordellini M. Labia majora labioplasty in HIV-related vaginal lipodystrophy: technique description and literature review. Aesthetic Plast Surg. 2013;37(4):711-714.
[19] Lloyd J, Crouch NS, Minto CL, Liao LM, Creighton SM. Female genital appearance: "normality" unfolds. BJOG. 2005;112(5):643-646.
[20] von Lukowicz D. Drei Techniken zur sicheren Verkleinerung der inneren Schamlippen. J Ästhet Chir. 2014;7:220-227.
[21] Maas SM, Hage JJ. Functional and aesthetic labia minora reduction. Plast Reconstr Surg. 2000;105(4):1453-1456.
[22] Marshall WA, Tanner JM. Variations in pattern of pubertal changes in girls. Arch Dis Child. 1969;44(235):291-303.
[23] Miklos JR, Moore RD. Labiaplasty of the labia minora: patients' indications for pursuing surgery. J Sex Med. 2008;5(6):1492-1495.
[24] Miklos JR, Moore RD. Postoperative cosmetic expectations for patients considering labiaplasty surgery: our experience with 550 patients. Surg Technol Int. 2011;21:170-174.
[25] Miklos JR, Moore RD. Simultaneous labia minora and majora reduction: a case report. J Minim Invasive Gynecol. 2011;18(3):378-380.
[26] Mirzabeigi MN, Moore JH, Jr, Mericli AF, et al. Current trends in vaginal labioplasty: a survey of plastic surgeons. Ann Plast Surg. 2012;68(2):125-134.
[27] Mottura AA. Labia majora hypertrophy. Aesthetic Plast Surg. 2009;33(6):859-863.
[28] Munhoz AM, Filassi JR, Ricci MD, et al. Aesthetic labia minora reduction with inferior wedge resection and superior pedicle flap reconstruction. Plast Reconstr Surg. 2006;118(5):1237-1248.
[29] Radman HM. Hypertrophy of the labia minora. Obstet Gynecol. 1976;48(1) Suppl:78S-79S.
[30] Salgado CJ, Tang JC, Desrosiers AE, III. Use of dermal fat graft for augmentation of the labia majora. J Plast Reconstr Aesthet Surg. 2012;65(2):267-270.
[31] Solanki NS, Tejero-Trujeque R, Stevens-King A, Malata CM. Aesthetic and functional reduction of the labia minora using the Maas and Hage technique. J Plast Reconstr Aesthet Surg. 2010;63(7):1181-1185.
[32] Tepper OM, Wulkan M, Matarasso A. Labioplasty: anatomy, etiology, and a new surgical approach. Aesthet Surg J. 2011;31(5):511-518.
[33] Triana L, Robledo AM. Refreshing labioplasty techniques for plastic surgeons. Aesthetic Plast Surg. 2012;36(5):1078-1086.

[34] Vogt PM, Herold C, Rennekampff HO. Autologous fat transplantation for labia majora reconstruction. Aesthetic Plast Surg. 2011;35(5):913-915.
[35] Gress S. Form- und funktionsverbessernde Eingriffe im weiblichen Genitalbereich. Ästhetische Chirurgie. Hrsg. Lemperle, von Heimburg XI – 5 2011. Ecomed, Landsberg/Lech
[36] Gress S. Asthetische und funktionelle Korrekturen im weiblichen Genitalbereich. Gynakol Geburtshilfliche Rundsch. 2007;47(1):23-32.
[37] von Lukowicz, D. Ein einfacher Algorithmus für die richtige Technik zur Verkleinerung der inneren Schamlippen. Magazin für Ästhetische Chirurgie 2013;S20-S26.
[38] Pardo J, Sola'V, Ricci P, Guilloff E. Laser labioplasty of labia minora. Int J Gynaecol Obstet. 2006;93(1):38-43.
[39] Rouzier R, Louis-Sylvestre C, Paniel BJ, Haddad B. Hypertrophy of labia minora: experience with 163 reductions. Am J Obstet Gynecol. 2000;182(1 Pt 1):35-40.

4.3 Reparo do Hímen

P. H. Zeplin, D. von Lukowicz

Existem motivos geralmente sociais e culturais por trás do desejo da paciente pela reconstrução de um hímen rompido na primeira relação sexual. Em determinados círculos culturais é importante para as mulheres se casarem virgens, o que geralmente as submete a uma enorme pressão social. Mulheres nessa condição normalmente relatam o medo de serem rejeitadas como a sua motivação para procurar o tratamento.

4.3.1 Indicação

Desejo pela paciente de reparo de um hímen rompido.

4.3.2 Técnica Cirúrgica

As condições ideais de reparo do hímen estão presentes quando a primeira relação sexual ocorreu em período bem recente e o hímen ou margem do hímen ainda é detectável. Geralmente o hímen se rompe na posição de 12 horas e/ou 7 horas. As suturas diretas das lacerações não são recomendadas, visto que geralmente se rompem com facilidade. Em vez disso, uma área de ferida suficientemente grande deve ser criada para assegurar a cicatrização confiável. Isso é feito pela incisão longitudinal das porções do hímen adjacente à laceração e depois, pressionando os retalhos da mucosa resultantes em conjunto para formar uma região de sutura sobreposta. A margem intravaginal e extravaginal do hímen é suturada em três camadas com material de sutura rapidamente absorvível, como Vicryl Rapide® 6–0. Deve-se ter cuidado para não colocar tensão excessiva nas caudas da sutura para prevenir a necrose por compressão a partir da sutura. Esta técnica cria uma superfície de ferida suficientemente grande para a cicatrização confiável da ferida. Simultaneamente, previne-se a criação de um ponto fraco no hímen que poderia se lacerar novamente (▶ Fig. 4.36 a-c).

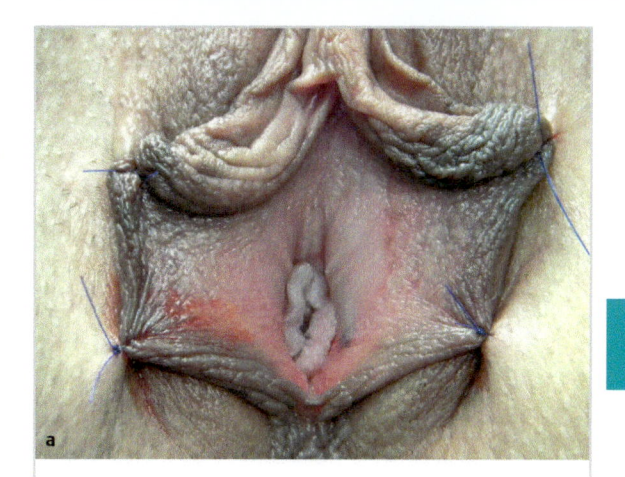

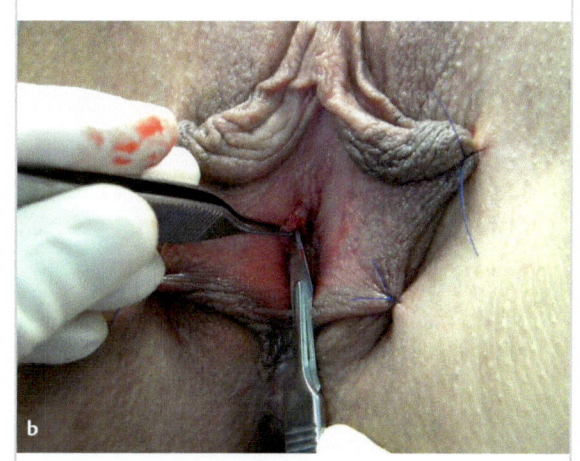

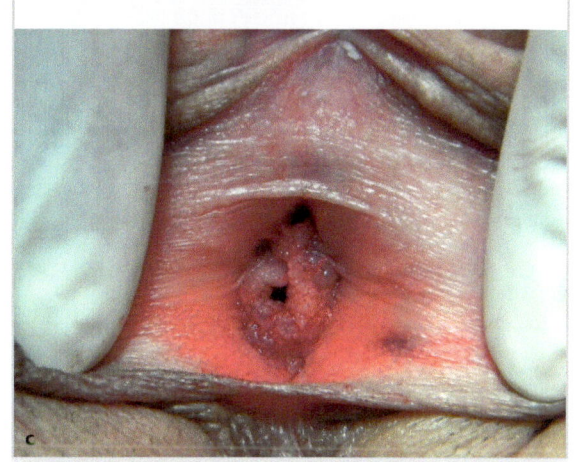

Fig. 4.36 Reparo do hímen. **(a)** Achados intraoperatórios de um hímen rompido nas posições de 12 horas e 7 horas. **(b)** Incisão longitudinal na margem do hímen adjacente à laceração. **(c)** Achados após a aproximação dos retalhos da mucosa.

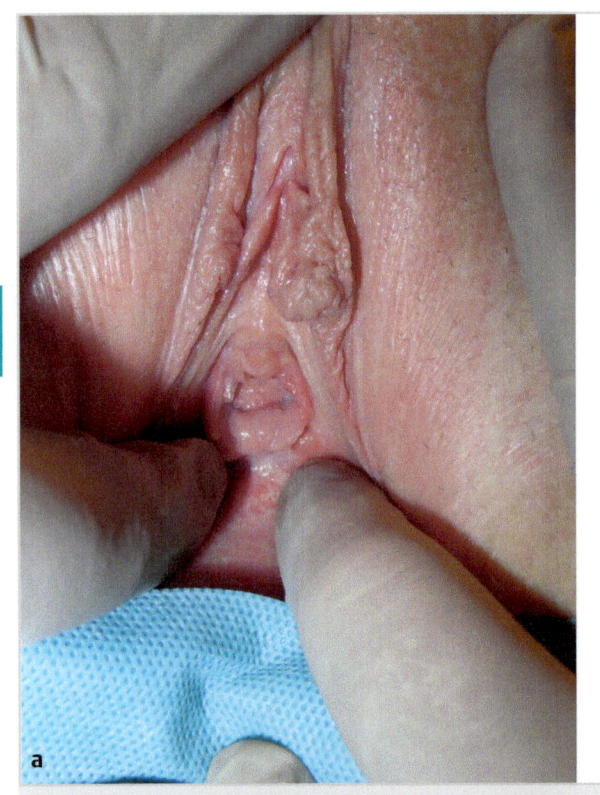

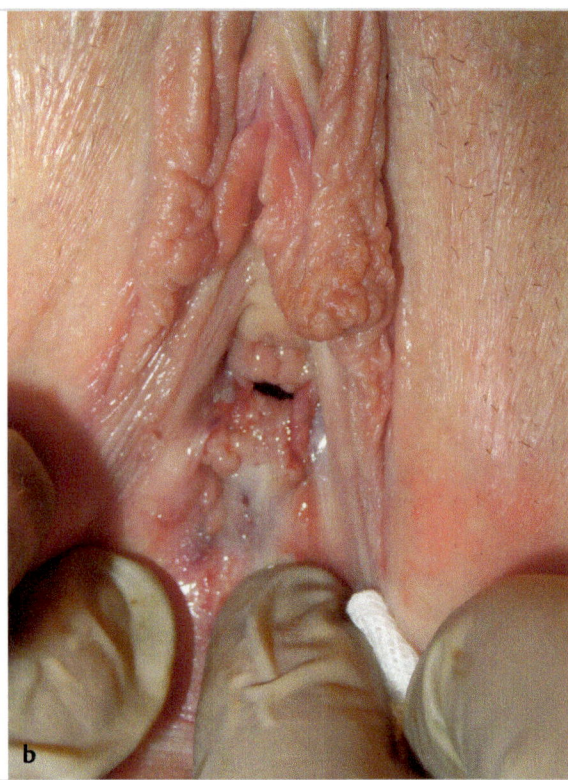

Fig. 4.37 Reparo do hímen. **(a)** Achados intraoperatórios após a primeira relação sexual mostrando um longo defeito do hímen na posição de 4 a 8 horas. **(b)** Achados após sutura e retalho de avanço do canal vaginal.

Se uma quantidade insuficiente de tecido residual do hímen estiver disponível, então os retalhos podem ser provenientes da mucosa do canal vaginal. Tanto um retalho de avanço (ver ▶ Fig. 2.1, ▶ Fig. 4.37) ou dois retalhos de transposição rotacionados de posições laterais (ver ▶ Fig. 2.4) podem ser utilizados. A face inferior do retalho permanece aberta. Tanto esta face quanto o defeito do sítio doador serão reepitelizado em poucos dias. Ao colocar a sutura, também com Vicryl 6–0, assegure-se de manter a eversão leve para evitar a sobreposição das bordas da ferida. O hímen reconstruído deve cobrir aproximadamente quatro quintos do introito. Na região superior (entre as posições de 11 horas e 1 hora), uma pequena abertura de aproximadamente o tamanho do dedo mindinho é deixada para permitir a drenagem do sangue menstrual (▶ Fig. 4.37a, b).

4.4. Perineoplastia

M. Nuwayhid, P. H. Zeplin

Na hipertrofia labial classe IV, de acordo com Chang *et al.*,[1] o excesso de tecido na região da comissura posterior estende-se até o períneo. A simples ressecção do tecido seguida pela aproximação semicircular das bordas da ferida não resultará em redução significativa. Além disso, frequentemente leva ao desenvolvimento de faixas horizontais de cicatrização que estreitam o introito vaginal a um grau em que a relação sexual torna-se dolorosa ou mesmo impossível.

4.4.1 Indicação

Hipertrofia dos pequenos lábios classe IV de acordo com Chang *et al.*[1]

4.4.2 Técnica Cirúrgica

A perineoplastia é realizada quase exclusivamente como o segundo passo em um procedimento combinado que começa com a labioplastia. Este procedimento tem a vantagem de torná-la mais fácil para avaliar a quantidade de tecido excedente que será removido na região da comissura posterior. Coloca-se tensão sobre o tecido e a ressecção é depois realizada na forma de um V, estendendo-se até o períneo, com desepitelização do tecido. No entanto, as bordas da ferida assim criadas não são aproximadas transversalmente, mas na forma de um Y. Isso leva a uma redução longitudinal no períneo, ao mesmo tempo em que minimiza o risco do desenvolvimento de cicatrizes transversas nessa região (▶ Fig. 4.38a-c).

4.5 Cirurgia Plástica do Monte Pubiano

U. E. Ziegler, P. H. Zeplin

4.5.1 Princípio

A perda maciça de peso deixa para trás depósitos de gordura subcutânea desnecessária na região do púbis. Ocasionalmente, podem não só causar alterações funcionais, mas também podem interferir na higiene e levar a erupções cutâneas intertriginosas recorrentes e a infecções. Com frequência, a aparência estética das pacientes acometidas (vestidas e despidas), atração sexual ou o bem-estar geral tornam-se bastante comprometidos. A aparência geral do monte pubiano, da parede abdominal e do umbigo como um complexo estético deve ser balanceada e coerente. A avaliação correta dos achados fornece a base para o tratamento cirúrgico adequado.

A parede abdominal é dividida nas seguintes camadas anatômicas: pele, tecido adiposo subcutâneo, fáscia de Scarpa (juntos, frequentemente referidos como a hipoderme), fáscia abdominal, musculatura, fáscia transversa e peritônio. As camadas de tecido conjuntivo da hipoderme são fixadas na região inguinal e região do púbis. Como o tecido adiposo subcutâneo torna-se mais pronunciado, uma prega cutânea desenvolve-se nessa região e é referida como a prega abdominal inferior. Essa prega é significativamente mais elevada em homens do que em mulheres (cerca de 2–4 cm mais alta).

A classificação de Pittsburgh (▶ Tabela 4.6) é utilizada para categorizar o excesso de tecido no monte pubiano. Permite uma estimativa inicial dos achados e fornece uma indicação da extensão do tratamento cirúrgico necessário.

O conhecimento dos padrões fisiológicos da região do monte pubiano em mulheres de peso normal é útil no planejamento pré-operatório (▶ Tabela 4.7).

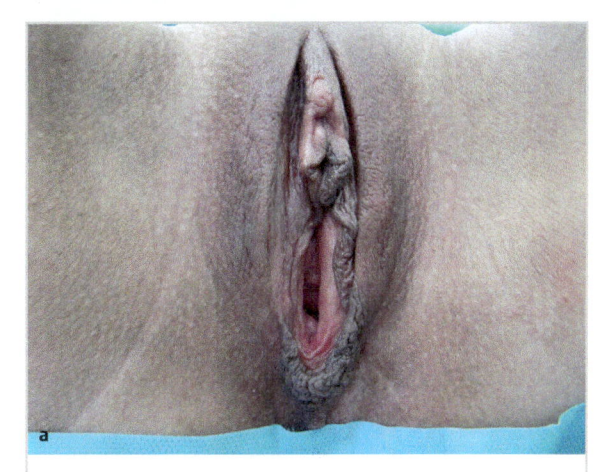

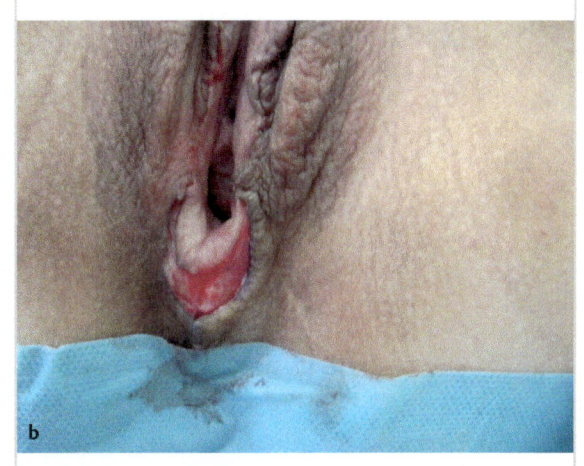

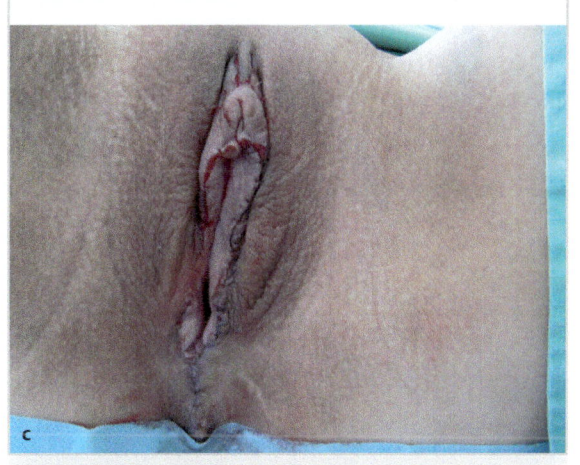

Fig. 4.38 Perineoplastia. **(a)** Achados da hipertrofia na região da comissura posterior. **(b)** Sítio cirúrgico após ressecção em V e desepitelização. **(c)** Achados após a sutura da pele em Y.

Tabela 4.6 Classificação de Pittsburgh

Grau	Gravidade
I	Tecido adiposo isolado em excesso no monte pubiano
II	Pequena prega cutânea com ligeira ptose, a região genital é claramente visível
III	Depósito de gordura cobrindo parcialmente a região genital
IV	Depósito de gordura cobrindo completamente a região genital (pênis enterrado)

Tabela 4.7 Padrões fisiológicos da região do monte pubiano em mulheres

Distância	Dimensões
Umbigo – Margem do pelo pubiano	13,0 ± 2,7 cm
Margem do pelo pubiano/comissura anterior (fenda vulvar)	8,0 ± 1,5 cm

Leitura Complementar

[1] Chang P, Salisbury MA, Narsete T, Buckspan R, Derrick D, Ersek RA. Vaginal labiaplasty: defense of the simple "clip and snip" and a new classification system. Aesthetic Plast Surg. 2013;37(5):887-891.

4.5.2 Técnicas Cirúrgicas

Uma deformidade do monte pubiano de grau I envolve apenas um excesso de gordura, que pode ser, de modo geral, tratada adequadamente com a lipoaspiração. Em deformidades de grau II, a lipoaspiração é acompanhada por uma abdominoplastia para reduzir o excesso de pele abdominal. Em uma deformidade do monte pubiano de grau III, o tecido adiposo excedente cobre parcialmente a região genital. Apesar do tratamento do contorno da parede abdominal, depósitos proeminentes de tecido subcutâneo redundante na região do púbis não podem ser eliminados sem medidas cirúrgicas adicionais. Portanto, é recomendado combinar o procedimento com uma cirurgia plástica do monte pubiano (▶ Tabela 4.8) tanto em uma operação única ou como em um procedimento de dois estágios.

A extensão do depósito de tecido adiposo que será removido pode ser determinada pelo teste do beliscão na paciente em pé. A margem superior é a prega abdominal inferior. Na determinação da margem inferior, o tecido a ser removido é sempre fechado de modo que a comissura anterior esteja situada na margem inferior do osso púbico após a correção. Cuidado minucioso deve ser feito para assegurar que a distância entre a comissura anterior e a linha de ressecção horizontal superior seja sempre de, pelo menos, 5 cm. O procedimento envolve remoção de um fuso horizontal de tecido após a ressecção de a parede abdominal ser concluída (▶ Fig. 4.39a-c).

Atualmente, a maior parte das cirurgias de contorno do púbis é realizada em um procedimento em conjunto com uma das várias abdominoplastias (abdominoplastia convencional, abdominoplastia em T invertido, abdominoplastia em *fleur-de-lis*). O planejamento pré-operatório e o procedimento intraoperatório (a ordem em que as ressecções são realizadas) são decisivos para o sucesso da cirurgia.

Como discutido anteriormente, a linha máxima de ressecção possível é desenhada horizontalmente, na região púbica, com a paciente em pé. No entanto, a linha superior é então seccionada invariavelmente em primeiro

Tabela 4.8 Tratamento de deformidade do monte pubiano

Grau	Tratamento
I	Lipoaspiração
II	Abdominoplastia ± lipoaspiração
III	Abdominoplastia, cirurgia plástica do monte pubiano ± lipoaspiração
IV	Abdominoplastia, cirurgia plástica do monte pubiano

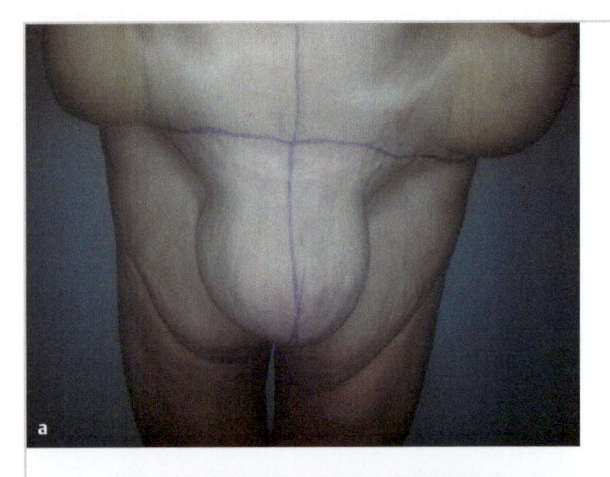

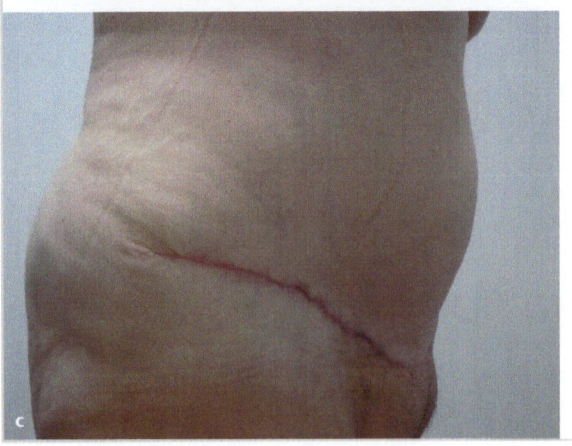

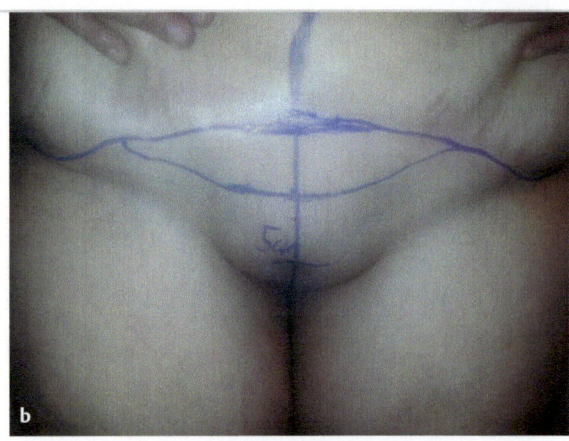

Fig. 4.39 Cirurgia plástica do monte pubiano. **(a)** Achados pré-operatórios de uma deformidade do monte pubiano em grau IV. **(b)** Marcação pré-operatória no monte pubiano, mantendo uma distância mínima de 5 cm entre a comissura anterior e a linha de ressecção inferior. **(c)** Achados pós-operatórios de cirurgia plástica do monte pubiano em combinação com a abdominoplastia.

lugar, por exemplo, na prega abdominal inferior ou superior a ela no caso de uma incisão em W. Depois que a abdominoplastia for concluída e a paciente for colocada na "posição de cadeira de praia", a cirurgia para o contorno púbico é adaptada à paciente individual quando necessário. A paciente é informada antes da cirurgia de que um ou mais procedimentos de contorno subsequentes podem ser necessários para obter-se o resultado final desejado. A lipoaspiração primária no monte do púbis em uma abdominoplastia envolve um risco de perfusão reduzida nas camadas teciduais aproximadas. Portanto, é realizada em uma sessão distinta ou após a abdominoplastia. Isso envolve a realização de uma ressecção estritamente horizontal, estritamente vertical ou combinada.

O contorno adicional das regiões do monte pubiano dependerá da anatomia individual da paciente. As ressecções fusiformes transversas são adequadas para o excesso de tecido estritamente horizontal. Uma ressecção trapezoidal vertical bilateral também equilibra os depósitos horizontais discretos e laterais severos de tecido excedente. Essas ressecções produzem cicatrizes verticais adicionais. Seromas, deslocamento superior secundário da vulva, além de queda e protuberância da porção superior, são comuns. Esses problemas podem ser evitados pela fixação de ambos retalhos superior e inferior da pele e o tecido adiposo em camadas por meio das suturas de suspensão da fáscia e uma sutura profunda na fáscia superficial na região da sínfise púbica.

4.5.3 Complicações e Tratamento das Complicações

Uma incisão a menos de 5 cm em relação à fenda vulvar frequentemente leva a um linfedema em região pubiana. Isso pode causar a projeção e separação dos grandes lábios, expondo o introito vaginal, com associação à infecção crônica do trato urinário e incontinência urinária (▶ Fig. 4.40). Esses problemas podem ser tratados geralmente por interposição de um retalho pediculado ou livre em um procedimento subsequente.

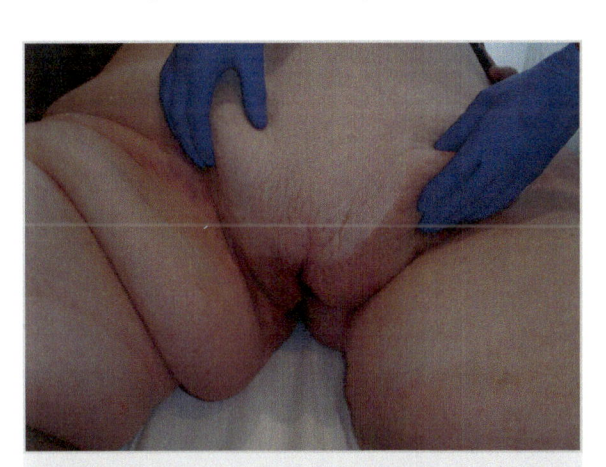

Fig. 4.40 Linfedema do púbis no pós-operatório.

Ressecções extensas, como aquelas realizadas após perda maciça de peso, estão frequentemente associadas a seromas clinicamente significativos na região do púbis, que repetidamente necessitam de aspiração estéril ou revisão operatória com colocação de drenos cirúrgicos. Os seromas são frequentemente associados à cicatrização de feridas localmente deficiente e podem levar à perfuração com infecção. Isso por sua vez acarretará em cicatrização por segunda intenção da ferida ou necessitará de cirurgia corretiva.

> **Nota**
>
> Se um total de mais de 500 mL de fluido do seroma é aspirado em 2 semanas, então a cirurgia corretiva para remover o seroma deve ser considerada.

A aspiração contínua é recomendada na presença de achados mais extensos. Uma vez que um campo suficiente de granulação é formado, então uma sutura secundária e a colocação de um dreno podem restaurar o sucesso cirúrgico inicial. Como o monte pubiano é bem vascularizado, o sangramento pós-operatório ou os hematomas são comuns, necessitando de tratamento cirúrgico imediato, pois a taxa de infecção secundária nessa região é relativamente alta.

Leitura Complementar

[1] Alter GJ. Management of the mons pubis and labia majora in the massive weight loss patient. Aesthet Surg J. 2009;29(5):432-442.
[2] Alter GJ. Pubic contouring after massive weight loss in men and women: correction of hidden penis, mons ptosis, and labia majora enlargement. Plast Reconstr Surg. 2012;130(4):936-947.
[3] El-Khatib HA. Mons pubis ptosis: classification and strategy for treatment. Aesthetic Plast Surg. 2011;35(1):24-30.
[4] Marques M, Modolin M, Cintra W, Gemperli R, Ferreira MC. Monsplasty for women after massive weight loss. Aesthetic Plast Surg. 2012;36(3):511-516.
[5] Song AY, Jean RD, Hurwitz DJ, Fernstrom MH, Scott JA, Rubin JP. A classification of contour deformities after bariatric weight loss: the Pittsburgh Rating Scale. Plast Reconstr Surg. 2005;116(5):1535-1546.
[6] Yavagal S, de Farias TF, Medina CA, Takacs P. Normal vulvovaginal, perineal, and pelvic anatomy with reconstructive considerations. Semin Plast Surg. 2011;25(2):121-129.
[7] El-Khatib H.: Mons Pubis Ptosis: Classification and Strategy for Treatment. Aesth Plast Surg. 35: 24-30,2011.

4.6 Colporrafia

R. W. Gansel, M. Nuwayhid, P. H. Zeplin, F. Schneider-Affeld

4.6.1 Fundamentos

O assoalho pélvico feminino consiste em três compartimentos: genitais, bexiga e intestino. Esses compartimentos são sustentados pela musculatura do assoalho pélvico (músculo levantador do ânus) e estruturas de tecido conjuntivo, como as fáscias endopélvicas. Estresses normais, tais como tosse ou espirro, são absorvidos pela interação da musculatura do assoalho pélvico, músculos abdominais, diafragma e coluna espinal. Desta forma, o assoalho pélvico resiste a essas tensões normais sem o comprometimento funcional.

Se uma ou mais estruturas é enfraquecida e a estabilidade é comprometida, maior estresse pode ser transmitido inferiormente, com efeitos deletérios na bexiga, intestino e genitais.

As seguintes situações colocam tensão particular no assoalho pélvico:

- Gestações.
- Parto vaginal.
- Cirurgia vaginal.
- Neuropatias por compressão.
- Sobrepeso.
- Trabalho físico pesado ou constipação.
- Falta de exercício.
- Disposição genética.
- Alterações hormonais na menopausa e pós-menopausa.

Sequelas de um assoalho pélvico comprometido incluem incontinência urinária e fecal, cistocele e retocele, além de queda ou prolapso do útero. A fraqueza do tecido leva ao alargamento da vagina, que também é casualmente referida como "síndrome do pênis perdido". Além das medidas conservadoras, o tratamento do alargamento permanente da vagina pode envolver a cirurgia, assim como a terapia com *laser*.

4.6.2 Colporrafia Posterior

A redução cirúrgica da vagina, na qual a porção posterior é afilada como uma cunha e o introito vaginal é elevado, é um tratamento adequado para o alargamento da vagina. A intervenção pode ser realizada com a paciente mediante anestesia geral ou local. O procedimento envolve a remoção de uma porção triangular da mucosa vaginal e exposição da fáscia endopélvica. Em seguida, os compartimentos do músculo levantador são abertos com tesoura de dissecção e cuidadosamente alargados com um dedo, tomando cuidado para poupar os plexos venosos proeminentes. Isso torna possível mobilizar as porções visíveis dos músculos levantadores e aproximá-las cuidadosamente. Observar, porém, que a indicação para a dissecção dos músculos levantadores é controversa, e o cirurgião deve considerar esse procedimento cuidadosamente, se a função do levantador estiver ausente ou gravemente comprometida. Depois, a fáscia endopélvica é apertada com suturas em Z ou U, a mucosa vaginal em excesso é moderadamente ressecada e as bordas são fechadas com suturas em Z. O resultado é uma sutura central reta que se estende ao períneo através da comissura posterior. A compressão da ferida por uma noite com um tampão vaginal é recomendada.

A parede vaginal posterior não é sempre diferenciada facilmente do intestino, principalmente na presença de cicatrização resultante de trauma do parto. Por esse motivo, a dissecção deve ser na maior parte romba, com o auxílio de um bisturi ou tesoura de dissecção, quando necessário. A colocação repetida do dedo no reto verifica que o intestino está intacto. Do mesmo modo, um dedo colocado na vagina previne a correção de se tornar muito apertada ou muito frouxa. Uma distância de dois dedos de largura é considerada como uma orientação fisiológica segura para a correção. No pós-operatório, as pacientes devem ser monitoradas na enfermaria e submetidas à terapia analgésica adequada (▶ Fig. 4.41a-f).

Nota

É essencial assegurar os movimentos intestinais regulares no pós-operatório; isso deve ser apoiado com medicamentos adequados, quando indicado.

As pacientes devem deixar de fazer atividades que produzem tensão local, como relação sexual ou levantar peso, por 6 semanas de pós-operatório.

4.6.3 Colporrafia Bilateral

Geralmente é um procedimento ambulatorial realizado com a paciente mediante anestesia local. Envolve a excisão bilateral de uma área fusiforme longitudinal posterolateral da mucosa vaginal e então a aproximação das bordas de cada ferida e o fechamento com sutura absorvível. Novamente, recomenda-se que a paciente evite a relação sexual por várias semanas no pós-operatório. Esta técnica é relativamente fácil de aplicar e também poupa as áreas posteroinferiores particularmente sensíveis da vagina. Ao contrário da colporrafia posterior, a colporrafia bilateral é limitada à mucosa vaginal. Por obter o estreitamento menos acentuado, é utilizada principalmente para casos estéticos leves de alargamento da vagina (▶ Fig. 4.42a,b).

4.6.4 Colporrafia com *Laser*

Apenas recentemente as aplicações originais do *laser* não ablativo para a colporrafia e para o tratamento de incontinência urinária de esforço foram descritas. Em ambos os casos, o objetivo é compensar as alterações na vagina relacionadas com a idade e os hormônios, como uma parte do assoalho pélvico inferior. Dada a falta de opções intermediárias entre o tratamento meramente conservador e a cirurgia, o uso intravaginal de um *laser* de érbio:YAG não ablativo de longo pulso representa uma opção terapêutica promissora. O epitélio vaginal não é removido, mas submetido ao estresse térmico. A aplicação tópica de um anestésico local no introito vaginal e na região periuretral geralmente é suficiente. Os dois terços distais da vagina normalmente não requerem anestesia adicional.

Em termos técnicos, o pulso em modo suave consiste em uma rápida sequência de pulsos de *laser* com baixa densidade que dura várias centenas de milissegundos. Se as pausas entre os pulsos individuais são mais longas

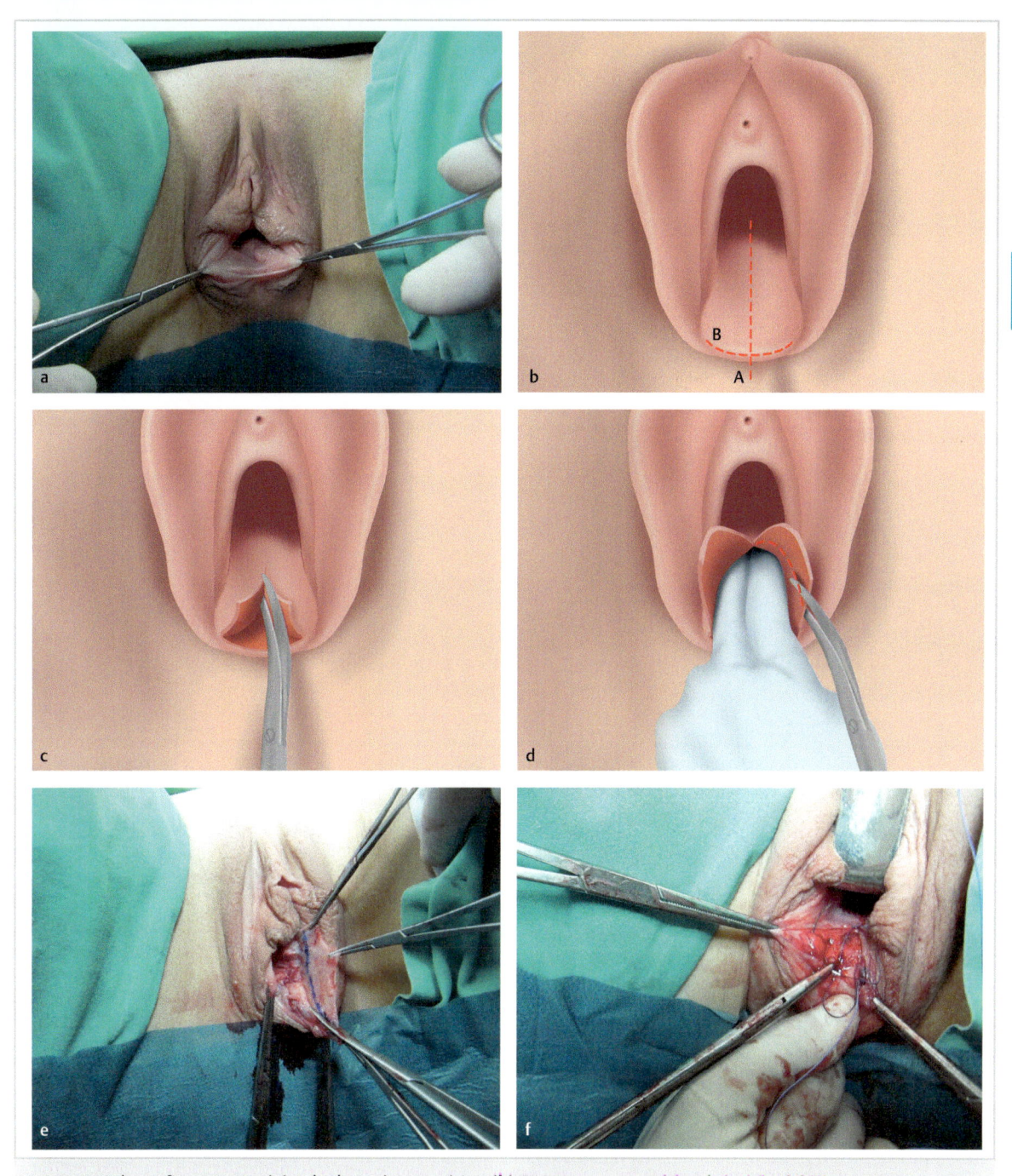

Fig. 4.41 Colporrafia posterior. **(a)** Achados pré-operatórios. **(b)** Diagrama esquemático da incisão. **(c)** Diagrama esquemático da incisão. **(d)** Diagrama esquemático antes da remoção do tecido excedente da mucosa. **(e)** Achados intraoperatórios antes da remoção do tecido excedente da mucosa. **(f)** Achados intraoperatórios durante a redução da fáscia.

do que o tempo de relaxamento térmico da superfície da mucosa, haverá tempo suficiente para transmitir o calor absorvido para o tecido mais profundo e manter a energia absorvida abaixo do limiar crítico de ablação. Ainda, se as sequências de pulso são mais curtas do que o tempo de relaxamento térmico da mucosa total, então o calor não será dissipado. A energia induzida acumula no tecido e leva a um aumento significativo de temperatura na região total da mucosa. Estudos demonstraram que os pulsos de modo suave são capazes de aquecer as camadas de

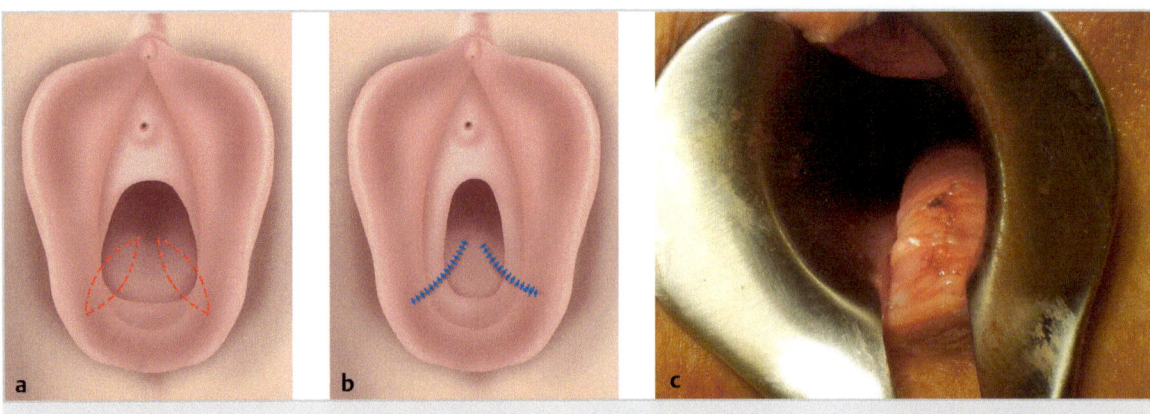

Fig. 4.42 Colporrafia bilateral. **(a)** Achados pré-operatórios com diagrama esquemático das áreas fusiformes excisadas. **(b)** Achados após excisão e sutura da mucosa. **(c)** Achados pós-operatórios.

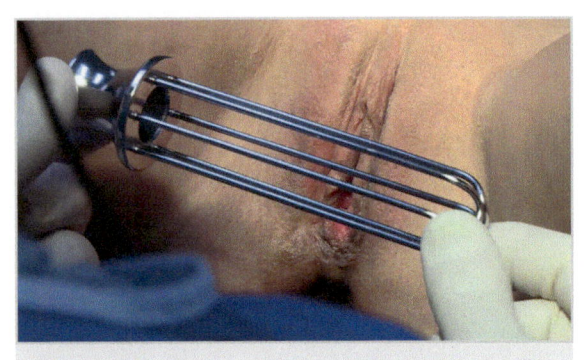

Fig. 4.43 Espéculo.

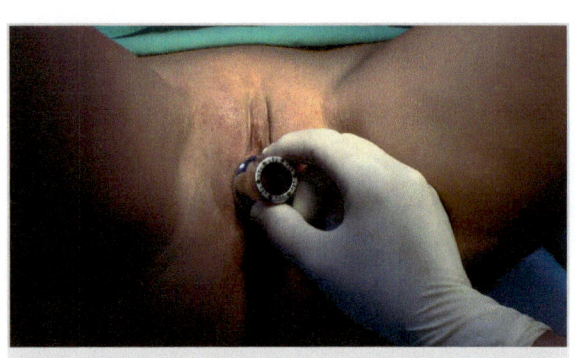

Fig. 4.44 O espéculo é colocado, observando as marcações para o ângulo de rotação.

tecido com aproximadamente 100 micrômetros de espessura sem ablação e, portanto, apresentam o efeito de produção do aquecimento controlado do epitélio vaginal.

Pacientes são aconselhadas a evitar a relação sexual e o uso de tampões vaginais por aproximadamente 48 horas antes da intervenção. Além de um espéculo com *laser* para guiar os adaptadores na vagina, o tratamento requer uma peça manual adequada para a remoção fracionada e de área ampla, assim como um adaptador de 90 graus e um de 360 graus. Além disso, todos os regulamentos de segurança aplicáveis relativos à operação dos feixes de *laser* devem ser observados. O procedimento total leva aproximadamente 30 minutos e inclui o tratamento do assoalho pélvico com o adaptador de 90 graus, o tratamento da vagina inteira com o adaptador de 360 graus e o tratamento do introito e lábios.

A vagina é primeiramente limpa superficialmente, apalpada e inspecionada como parte da preparação. Em pacientes que são altamente sensíveis à dor, a aplicação de um anestésico tópico apenas no introito vaginal e na região periuretral será suficiente. Após a limpeza, o espéculo é inserido e a acomodação adequada é verificada. O espéculo atua como um auxílio e guia de posicionamento para capacitar a aplicação simultânea de energia com *laser* (▶ Fig. 4.43).

O tratamento com *laser* do assoalho pélvico é realizado utilizando uma peça manual fracionada com um ponto de 7 mm e o adaptador de 90 graus. O adaptador é inserido no espéculo de modo que a energia é defletida para cima em direção ao assoalho pélvico. O profissional médico move esse adaptador sobre o comprimento total do espéculo em acréscimos de 5 mm da região distal para proximal. Quatro pulsos no modo suave são emitidos em cada posição. O pulso suave consiste em seis pulsos individuais emitidos em uma rápida sequência. Quando a extremidade é atingida, o adaptador deve ser girado a 60 graus e reinserido completamente. O tratamento é repetido desta maneira até que o adaptador retorne ao ponto inicial. Os espéculos com marcações de distância longitudinais e marcações para o respectivo ângulo de rotação são úteis para essa aplicação (▶ Fig. 4.44, ▶ Fig. 4.45, ▶ Fig. 4.46).

A peça manual e o adaptador são modificados para o tratamento de toda a vagina. Aqui, também, os quatro pulsos no modo suave são emitidos a cada posição do tratamento. A peça manual com uma área ampla de 7 mm e o adaptador de 360 graus são utilizados. Como no tratamen-

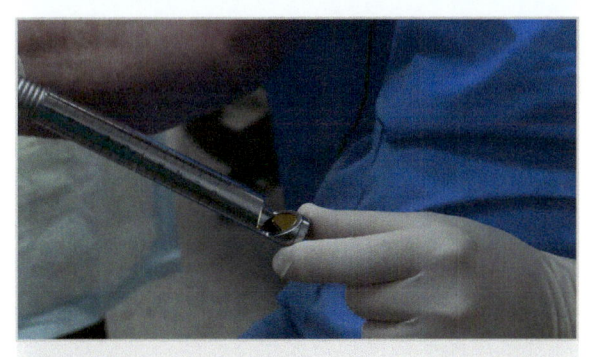

Fig. 4.45 Adaptador de 90 graus.

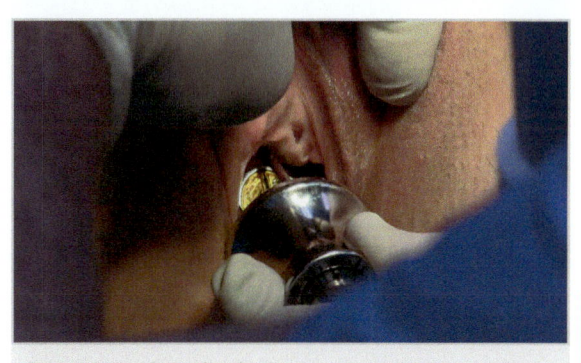

Fig. 4.46 O adaptador de 90 graus está a 0 grau no início do procedimento.

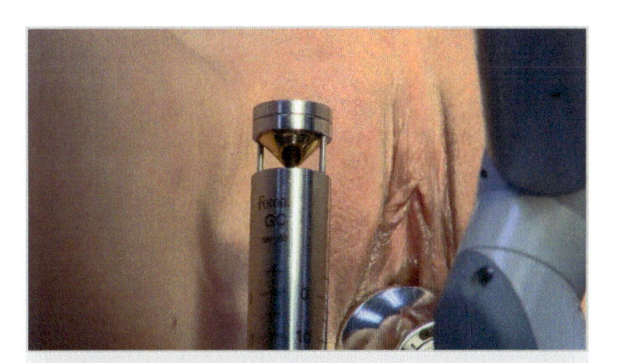

Fig. 4.47 Adaptador de 360 graus.

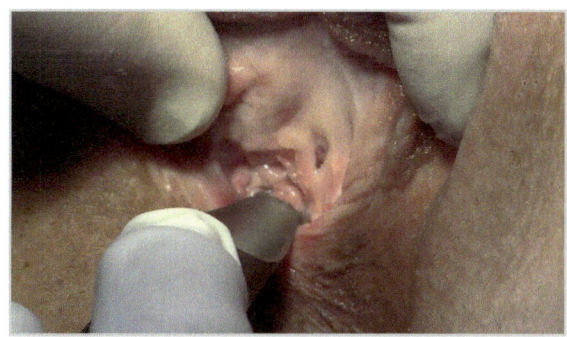

Fig. 4.48 Tratamento do introito.

to do assoalho pélvico, o adaptador é inserido completamente e movido proximalmente em incrementos de 5 mm. Esse procedimento é repetido mais uma vez (▶ Fig. 4.47).

A peça manual fracionada é utilizada sem um adaptador para o tratamento do introito e dos pequenos lábios. O profissional médico trata os lábios e o introito em um movimento contínuo. A peça manual é presa de maneira que é movida após dois a três pulsos no mesmo local, sendo mantida até a região inteira ser coberta (▶ Fig. 4.48).

Se a área proximal da vagina foi tratada, então um creme hidratante pode ser aplicado após o tratamento. Nos primeiros 7 dias após o procedimento, a paciente deve evitar relações sexuais e o uso de tampões vaginais. Esportes leves podem ser retomados novamente de forma imediata, ao mesmo tempo em que a paciente deve evitar esportes de esforço físico intenso, como levantamento de peso, por um período de aproximadamente 4 semanas após o procedimento. Dor leve, sensação discreta de tensão e hemorragia mínima leve podem ocorrer imediatamente após o tratamento. No entanto, esses sintomas geralmente diminuem em poucos dias.

Outras complicações decorrentes do uso intravaginal de um *laser* não ablativo de érbio:YAG de longo pulso não são esperadas, contanto que o profissional médico não ultrapasse significativamente as configurações necessárias. Teoricamente, a formação de cicatrizes não pode ser excluída, embora nenhum caso de cicatrização por este procedimento tenha sido documentado previamente.

Nota

Se os parâmetros de tratamento são muito baixos e a aplicação falha em produzir o aquecimento controlado do epitélio vaginal, não pode ser esperado que o tratamento seja bem-sucedido.

Leitura Complementar

[1] Abedi P, Jamali S, Tadayon M, Parhizkar S, Mogharab F. Effectiveness of selective vaginal tightening on sexual function among reproductive aged women in Iran with vaginal laxity: a quasi-experimental study. J Obstet Gynaecol Res. 2014;40(2):526-531.

[2] Adamo C, Corvi M. Cosmetic mucosal vaginal tightening (lateral colporrhaphy): improving sexual sensitivity in women with a sensation of wide vagina. Plast Reconstr Surg. 2009;123(6):212e-213e.

[3] Albrich SB, Laterza RM, Skala C, Salvatore S, Koelbl H, Naumann G. Impact of mode of delivery on levator morphology: a prospective observational study with three-dimensional ultrasound early in the postpartum period. BJOG. 2012;119(1):51-60.

[4] American College of Obstetricians and Gynecologists, Society for Maternal-Fetal Medicine. Obstetric care consensus no. 1: safe prevention of the primary cesarean delivery. Obstet Gynecol. 2014;123(3):693-711.

[5] Bojahr B, Tchartchian G, Waldschmidt M, Schollmeyer T, De Wilde RL. Laparoscopic sacropexy: a retrospective analysis of perioperative complications and anatomical outcomes. JSLS. 2012;16(3):428-436.

[6] Brandner S, Monga A, Mueller MD, Herrmann G, Kuhn A. Sexual function after rectocele repair. J Sex Med. 2011;8(2):583-588.

[7] Dietz HP, Shek KL, Chantarasorn V, Langer SE. Do women notice the effect of childbirth-related pelvic floor trauma? Aust N Z J Obstet Gynaecol. 2012;52(3):277-281.

[8] Di Tonno F, Mazzariol C, Optale G, Piazza N, Ciaccia M, Pianon C. Evaluation of the female sexual function after vaginal surgery using the FSFI (Female Sexual Function Index). Urologia. 2007;74(4):242-246.

[9] Durnea CM, Khashan AS, Kenny LC, Tabirca SS, O'Reilly BA. An insight into pelvic floor status in nulliparous women. Int Urogynecol J Pelvic Floor Dysfunct. 2014;25(3):337-345.

[10] Foldès P, Droupy S, Cuzin B. [Cosmetic surgery of the female genitalia]. Prog Urol. 2013;23(9):601-611.

[11] Iglesia CB, Yurteri-Kaplan L, Alinsod R. Female genital cosmetic surgery: a review of techniques and outcomes. Int Urogynecol J Pelvic Floor Dysfunct. 2013;24(12):1997-2009.

[12] Majaron B, Srinivas SM, Huang He, Nelson JS. Deep coagulation of dermal collagen with repetitive Er:YAG laser irradiation. Lasers Surg Med. 2000;26(2):215-222.

[13] Memon HU, Handa VL. Vaginal childbirth and pelvic floor disorders. Womens Health (Lond). 2013;9(3):265-277, quiz 276-277.

[14] Singh A, Swift S, Khullar V, Digesu GA. Laser vaginal rejuvenation: not ready for prime time. Int Urogynecol J Pelvic Floor Dysfunct. 2015;26(2):163-164.

[15] Triana L, Robledo AM. Aesthetic surgery of female external genitalia. Aesthet Surg J. 2015;35(2):165-177.

[16] Tunuguntla HS, Gousse AE. Female sexual dysfunction following vaginal surgery: a review. J Urol. 2006;175(2):439-446.

5 Cirurgia Funcional e Estética Genital Masculina

5.1 Fundamentos

A. El-Seweifi, P. H. Zeplin

5.1.1 Anatomia

Os genitais masculinos externos incluem o pênis e o escroto. O pênis pode ser dividido em **três seções**:

1. Raiz.
2. Corpo.
3. Glande.

A **raiz do pênis** ancora o pênis proximal à pelve óssea. Essa fixação é essencialmente assegurada pelo ligamento fundiforme do pênis a partir da linha alba da fáscia da parede abdominal e o ligamento suspensório do pênis a partir da margem inferior da sínfise púbica, assim como dos músculos bulboesponjoso e isquiocavernoso. As duas cruras penianas divergentes e o bulbo do pênis também estão situados na região da raiz do pênis.

Separados um do outro pelo septo pectiniforme, os dois corpos cavernosos do pênis encontram-se no dorso do **corpo do pênis**. Abaixo deles, no centro, encontram-se o corpo esponjoso que circunda a uretra. Os corpos cavernosos são envolvos por uma cápsula de tecido conjuntivo de aproximadamente 1 mm de espessura, conhecida como túnica albugínea. O sulco coronário representa a junção entre o corpo e a glande do pênis.

A **glande do pênis** contém o corpo esponjoso da glande, a continuação do corpo esponjoso do pênis proximal. O orifício externo da uretra (meato uretral) está localizado na extremidade distal da glande. O comprimento total do pênis é apoiado na fáscia profunda do pênis (fáscia de Buck), que repousa superficialmente à túnica albugínea. A fáscia dartos superficial ou de Colles do pênis está situada superficialmente à fáscia de Buck abaixo de uma camada móvel de pele formando uma prega na glande, o prepúcio do pênis. O pênis pode ter em média 7 a 10 cm de comprimento no estado de flacidez e 12 a 18 cm de comprimento quando ereto. A circunferência média é de 9 a 13 cm.

O **escroto** está localizado na região genital entre as pernas, pênis e períneo. O escroto é um saco de pele em multicamadas, dividido em dois compartimentos pelo septo escrotal. Cada metade contém um testículo, epidídimo, parte do canal deferente e a extremidade do cordão espermático. A artéria pudenda interna e seus ramos irrigam o pênis. A drenagem venosa na camada profunda é fornecida pela veia dorsal profunda do pênis, que se abre no plexo venoso prostático ou na veia pudenda interna. A região é drenada superficialmente pelas veias dorsais superficiais do pênis, que correm entre a fáscia de Colles e fáscia de Buck. Elas, por sua vez, drenam para as veias pudendas externas ou para a veia femoral.

5.1.2 Histórico e Preparo Pré-Operatório

Apesar de a cirurgia estética e funcional em homens ter ganhado popularidade desde sua primeira descrição no início dos anos de 1900 e muitos cirurgiões contribuírem para o desenvolvimento dos respectivos métodos, essa cirurgia ainda apresenta uma imagem negativa. É principalmente em decorrência do fato de que o desejo de buscar melhoramento cirúrgico frequente reflete uma compreensão limitada e falocêntrica da masculinidade.

> **Nota**
>
> Na avaliação do caso, é fundamental determinar se um procedimento cirúrgico pode preencher as expectativas expressas pelo paciente. Ao mesmo tempo, deve-se alertar quanto à presença de um distúrbio de dismorfismo físico ou um distúrbio de personalidade.

Se o desejo do paciente pode ser concretizado com os métodos cirúrgicos disponíveis, então a próxima etapa é documentar os achados pré-operatórios em fotografias com as medidas de comprimento e circunferência e realizar um exame físico detalhado. Dependendo do tipo de intervenção planejada, também se recomenda excluir distúrbios hormonais e obter estudos de ultrassonografia dos rins, bexiga e pênis. Esfregaços obtidos do prepúcio e períneo são úteis no tratamento eficaz de possíveis infecções pós-operatórias.

5.2 Faloplastia

A. El-Seweifi, S. Schill

Independentemente da importância atribuída ao comprimento do pênis e espessura em geral, deve-se recomendar que uma faloplastia não pode aumentar o comprimento do pênis como tal, mas somente a porção visível dele. O aumento do comprimento obtido pela faloplastia de alongamento é apenas visível no estado flácido e não em uma ereção, enquanto o aumento na faloplastia de aumento é visível tanto nos estados flácido e ereto. Essa diferença deve ser clara para cada paciente no pré-operatório para desconstruir as falsas expectativas o quanto antes. Ao mesmo tempo, a primeira consulta fornece ao cirurgião uma impressão inicial da saúde física e emocional geral do paciente, assim como uma impressão da qualidade do tecido penoscrotal e suprapúbico.

A incisão e extensão da divisão do ligamento suspensório do pênis são importantes para a faloplastia com alongamento. Após a operação, o alongamento do corpo, cuidado com a ferida operatória, higiene e documentação fotográfica pré-operatória e pós-operatória apresentam papel importante.

> **Cuidado**
>
> Assim como a incisão infrapúbica transversa pode levar a lesões graves nos vasos linfáticos e sanguíneos do pênis, a V-Y plastia infrapúbica pode estar associada a cicatrizes extensas e ocasionalmente deformantes.

O aumento na circunferência do pênis obtido por uma faloplastia de aumento é um ganho verdadeiro com resultados permanentes. Aqui, também, o resultado pós-operatório depende de fatores mencionados anteriormente. O sucesso da operação e a sustentabilidade desse sucesso dependem significativamente do método cirúrgico.

Atenção particular é necessária com enxertos autólogos de tecido adiposo. Acúmulos líquidos de gordura podem levar a reentrâncias na pele que resultam em um prepúcio em forma de guarda-chuva ou outras deformidades que causam disfunção erétil e problemas durante a relação sexual (ver Seção 2.1.3, Preenchimentos e *Lipofilling* na Cirurgia Genital).

A mesma coisa foi observada com o uso de preenchimentos de ácido hialurônico. Isso foi acompanhado de irregularidades e dor por causa de granulomas.

> **Cuidado**
>
> A injeção subcutânea de vaselina ou silicone liquefeitos praticada por leigos pode causar deformações perigosas e pode eventualmente levar a perda da pele do pênis ou mesmo de todo o pênis.

Embora a implantação de uma matriz de colágeno acelular seja aceitável, é frequentemente associada a uma dureza artificial que pode causar dor aguda durante a relação sexual.

> **Nota**
>
> Pacientes de peso leve a médio sem depósitos maciços de gordura suprapúbica geralmente são candidatos adequados para a faloplastia de alongamento.

5.2.1 Faloplastia de Alongamento

Procedimento Cirúrgico

Quando a abordagem é feita por meio da incisão infrapúbica transversa de aproximadamente 3 cm de comprimento (▶ Fig. 5.1a), é possível que, quando o ligamento suspensório é dividido e o pênis desliza para frente, a pele do pênis possa retrair para trás. Se essa perda precisa ser reduzida, é recomendado o uso de retalho em V-Y no lugar (▶ Fig. 5.1b).

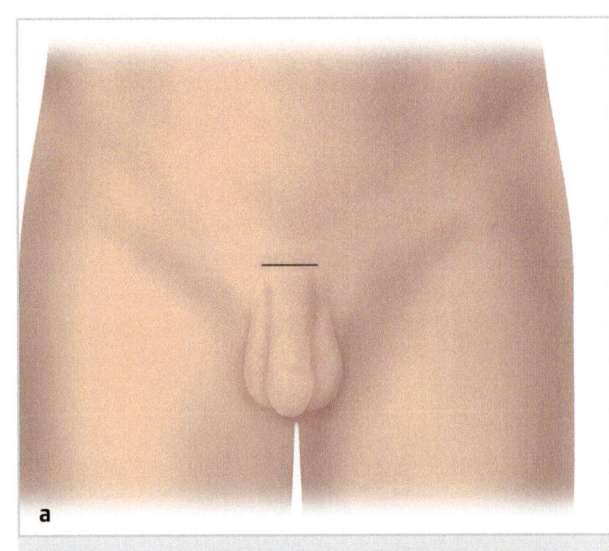

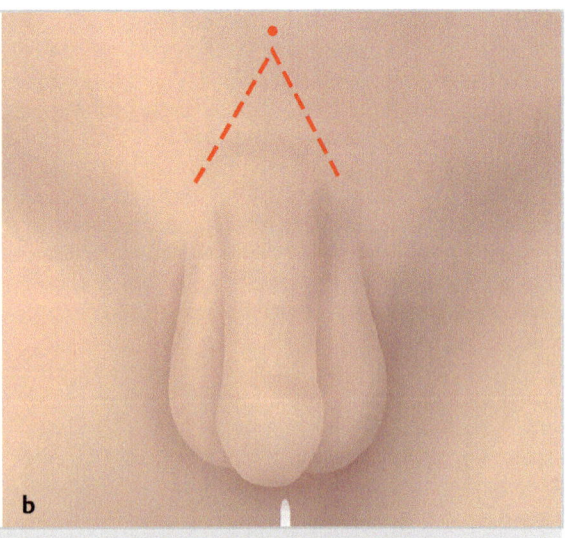

Fig. 5.1 (a) Diagrama esquemático da incisão. **(b)** Marcação pré-operatória para um retalho infrapúbico em V-Y.

A dissecção subsequente poupa as artérias dorsais superficiais bilaterais do pênis. A veia dorsal superficial do pênis é ligada e acompanhada pela incisão longitudinal da fáscia de Buck. Ao longo do corpo cavernoso, o ligamento suspensório do pênis é, em seguida, exposto (▶ Fig. 5.1).

Antes da divisão, os ramos vasculares bilaterais que atravessam o tecido adiposo circundante devem ser coagulados. Em seguida, o ligamento suspensório pode ser exposto pela dissecção romba e os cordões espermáticos em ambos os lados podem ser contidos com um retrator de Roux. O ligamento é dividido com tesoura de ponta romba resistente, próximo à sínfise abaixo da fáscia profunda, onde as duas cruras dos corpos cavernosos divergem (▶ Fig. 5.2a,b).

> **Cuidado**
> A divisão mais profunda do ligamento apresenta um risco de hemorragia grave em virtude da lesão do plexo venoso prostático de Santorini.

O pênis é agora deslocado anteriormente. Para prevenir o deslizamento para trás, a túnica albugínea da raiz do pênis é fixada à pele com suturas simples interrompidas (▶ Fig. 5.3a,b). A porção proximal do pênis pode ser realçada ainda mais, movendo-se para trás a junção do escroto na região ventral do pênis. Isso é realizado pela ancoragem da rafe do escroto até a túnica albugínea do pênis com uma sutura simples (p. ex., com Vicryl® 2-3), colocada por meio de uma pequena incisão na pele. A sutura deve ser colocada no ponto mais baixo da prega penoscrotal. De modo alternativo, uma excisão crescente da prega cutânea é realizada, após a qual as bordas da ferida são suturadas à túnica albugínea. Em casos selecionados, a elevação do escroto é realizada (ver Seção 5.3, Elevação do Escroto (▶ Fig. 5.3c).

Cuidado Pós-Operatório
Primeiramente, o corpo do pênis é envolto em compressas. Estas são fixadas, colocando-se uma fita adesiva hipoalergênica. Depois, um curativo mediante tensão em direção à coxa é aplicado com outro pedaço da fita adesiva para prevenir o estrangulamento do pênis. Essa tensão deve ser mantida por 7 a 10 dias, pois, caso contrário, poderiam desenvolver-se adesões na região da raiz do pênis e prejudicar mais tarde a função erétil. Simultaneamente, isso previne o pênis de deslizar para trás em sua posição original, anulando o alongamento desejado.

Complicações
As complicações de relevância médica incluem:

- Hemorragia grave, principalmente ocasionada por lesão do plexo venoso prostático de Santorini ou dos corpos cavernosos.
- Hemorragia pós-operatória.
- Edema grave (▶ Fig. 5.3d).
- Hematoma (▶ Fig. 5.3f).
- Cicatrização deficiente de feridas.
- Infecções locais.

Hemorragia, hemorragia pós-operatória e hematoma podem ser evitados, se hemostasia cuidadosa for obtida durante o procedimento e o paciente observar as regras para o comportamento pós-operatório adequado. O hematoma pós-operatório ou o edema normalmente não necessita de terapia cirúrgica adicional e será resolvido mediante tratamento conservador. A cicatrização prejudicada de feridas e a deiscência da ferida operatória geralmente são superficiais. São tratadas de modo conservador. Uma contratura da cicatriz pode ocorrer como uma complicação secundária.

5.2.2 Aumento do Pênis
Procedimento Cirúrgico
Pacientes de peso leve a médio sem depósitos de gordura suprapúbica maciça geralmente são bons candidatos para o aumento do pênis. Pacientes obesos e pacientes com um pênis enterrado não são adequados para o aumento do pênis.

O procedimento geralmente começa com o paciente em posição prona ou lateral para facilitar a coleta de enxerto livre adipocutâneo da prega glútea. O tamanho do enxerto depende dos respectivos achados. Como regra geral, três faixas, de 1 cm de largura cada, podem ser obtidas posteriormente de um enxerto individual. Primeiro, a pele é incisada superficialmente e então a epiderme é removida dela por dissecção cortante (desepitelização), enquanto mantém-se tensão constante. A hemorragia petequial fina ocorrendo na derme é um sinal de profundidade adequada de dissecção. Em seguida, a derme é completamente dividida e o tecido adiposo abaixo dela é mobilizado a uma profundidade de 25 mm, sem lesionar a fáscia muscular. Depois, o tecido é removido *en bloco*, o sítio doador é fechado e o paciente é colocado em posição supina.

O enxerto é nesse momento adaptado para os requisitos específicos. É afinado em conformidade e suas bordas são ligeiramente biseladas, assim caberá mais facilmente no sítio receptor. Depois, o enxerto é dividido em três faixas iguais. Uma incisão circular é feita aproximadamente a 1 cm proximal à coroa da glande. Em seguida, a túnica albugínea é exposta pela dissecção da pele e da fáscia profunda do pênis (fáscia de Buck). Os enxertos são então arranjados dorsalmente e lateralmente e são ancorados à túnica albugínea com duas a três suturas interrompidas (p. ex., com Vicryl® 2-0). O enxerto é então dimensionado e colocado mediante tensão, de modo que se ajusta distalmente no sulco coronário e termina proximalmente na região infrapúbica não muito distante do ligamento suspensor do pênis. Então a fáscia

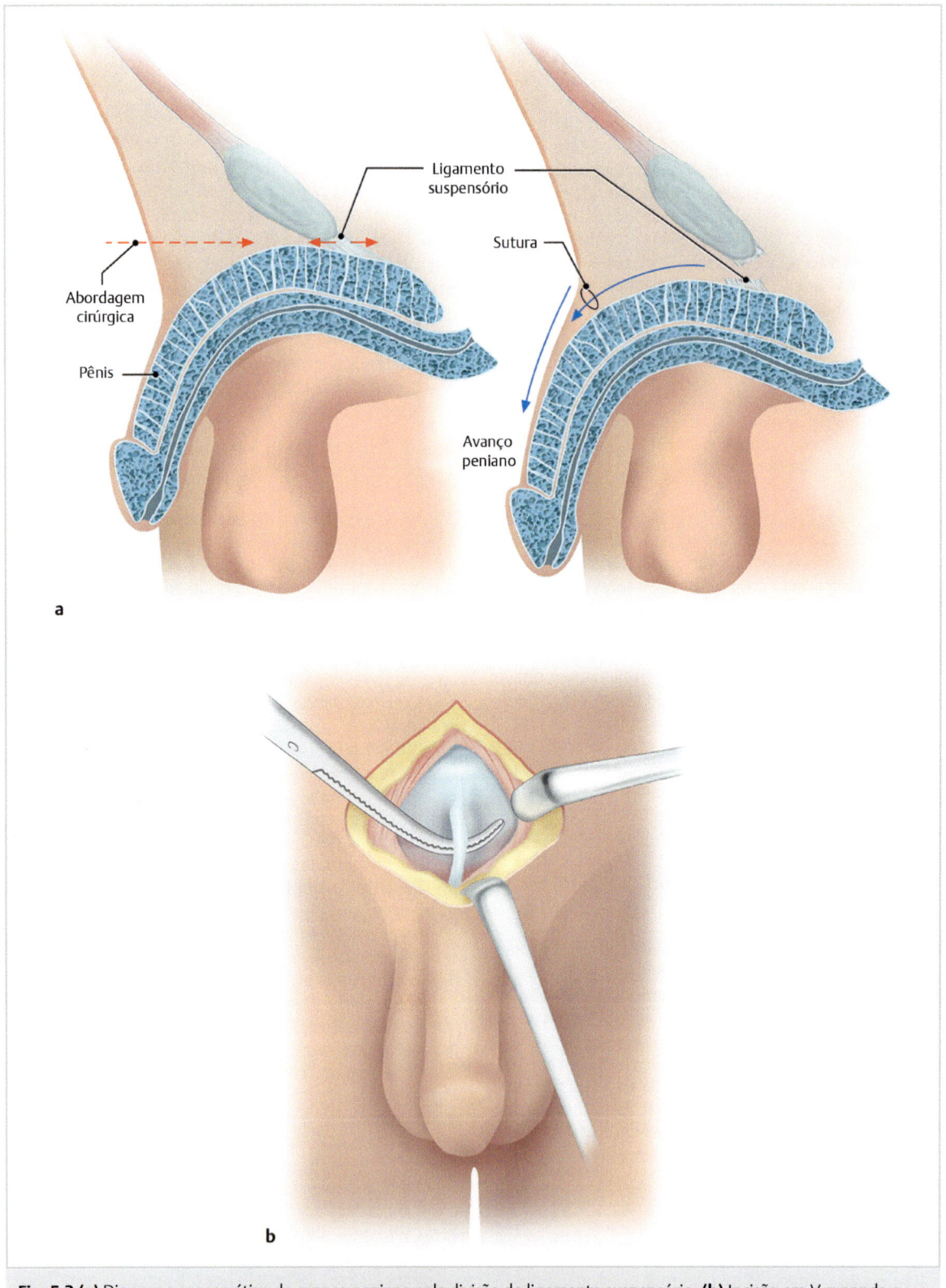

Fig. 5.2 (a) Diagrama esquemático do avanço peniano pela divisão do ligamento suspensório. **(b)** Incisão em V expondo o ligamento suspensório do pênis antes da divisão do ligamento.

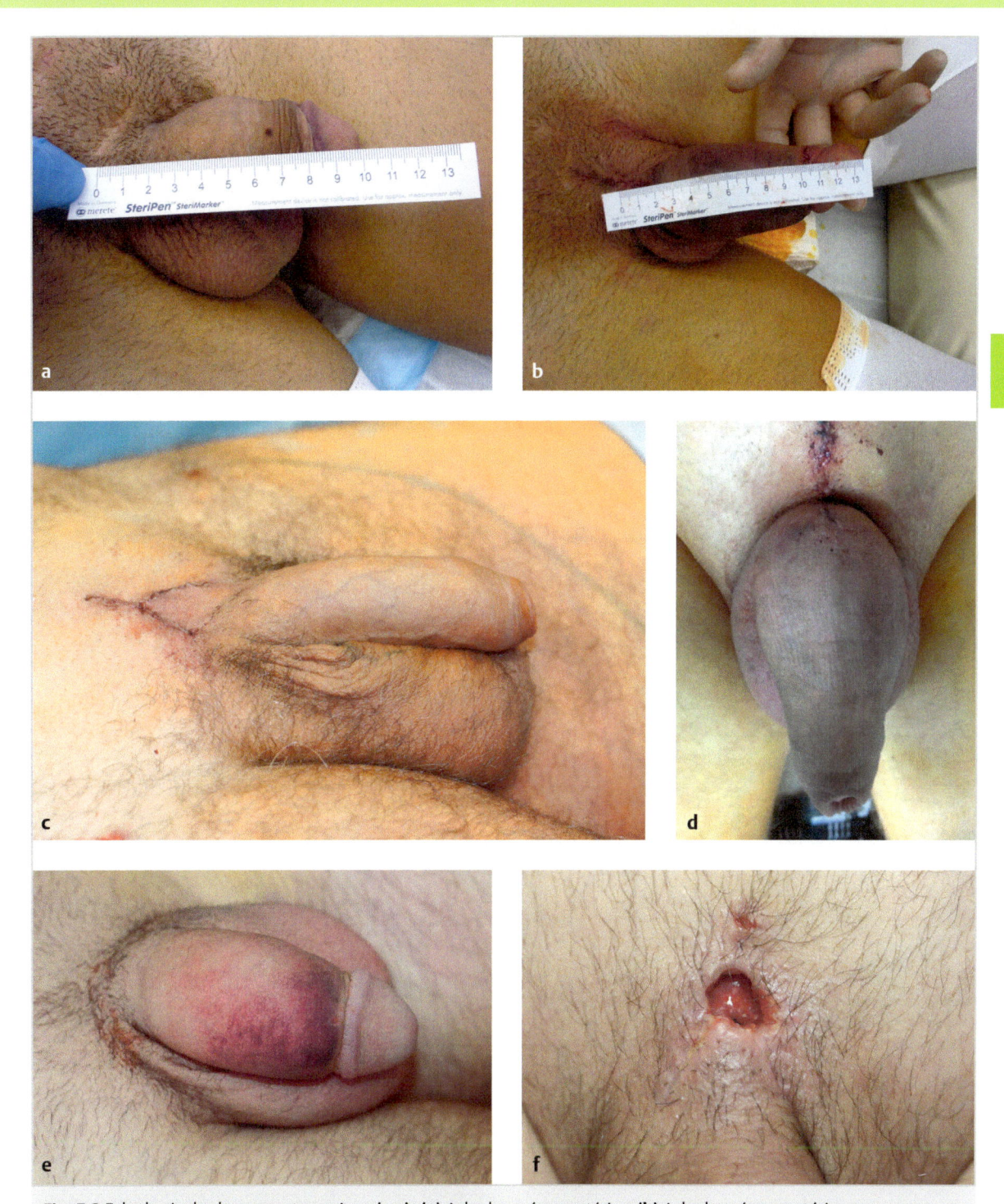

Fig. 5.3 Faloplastia de alongamento peniano **(a-c)**. **(a)** Achados pré-operatórios. **(b)** Achados pós-operatórios com um ganho no comprimento de aproximadamente 4 cm. **(c)** Faloplastia de alongamento peniano: achados pós-operatórios após divisão do ligamento suspensório e o retalho infrapúbico em V-Y. Complicações pós-operatórias **(d-f)**. **(d)** Hematoma pós-operatório. **(f)** Cicatrização de ferida pós-operatória comprometida na região da incisão infrapúbica.

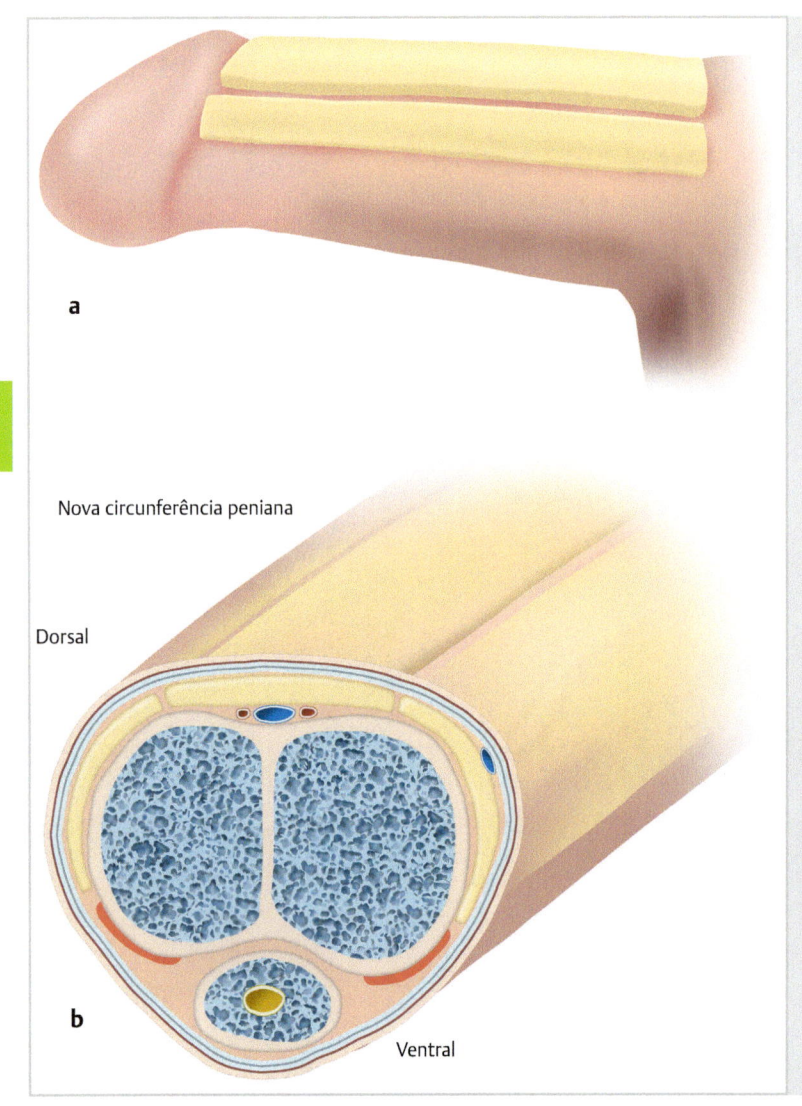

Fig. 5.4 Diagrama esquemático da incisão com a colocação de enxertos adipocutâneos para aumento do pênis. **(a)** Vista lateral. **(b)** Vista transversal.

de Buck e a pele são trazidas para frente, e as bordas da ferida são aproximadas e suturadas em camadas (▶ Fig. 5.4a,b, ▶ Fig. 5.5a,b).

Cuidado Pós-operatório

Quando presente, o prepúcio é fixado ao corpo do pênis com uma faixa de fita hipoalergênica para prevenir o movimento ou estrangulamento em decorrência do edema. O corpo do pênis é então envolvido em compressas e as compressas são fixadas. Em seguida, um curativo mediante tensão em direção à coxa é aplicado com outro pedaço de fita adesiva para prevenir o estrangulamento do pênis. Essa tensão é mantida por 7 a 10 dias, pois, caso contrário, os enxertos adipocutâneos seriam comprimidos, levando a adesões que poderiam mais tarde prejudicar a função erétil.

Complicações

As irregularidades na superfície ou na circunferência do corpo permanecendo após a fase de cicatrização podem ser tratadas pela cirurgia de revisão ou *lipofilling* (ver Seção 2.1.3, Preenchimentos e *Lipofilling* na Cirurgia Genital), dependendo do seu tamanho. A necrose da pele do pênis é rara por causa da boa perfusão do tecido. No entanto, em alguns casos, a necrosectomia é necessária (▶ Fig. 5.5c). Em tais casos, o defeito cutâneo resultante, em geral, pode ser facilmente fechado por causa da boa mobilidade da pele circundante. Isso significa que o uso de enxerto de pele de espessura parcial para cobrir um defeito apenas será raramente necessário.

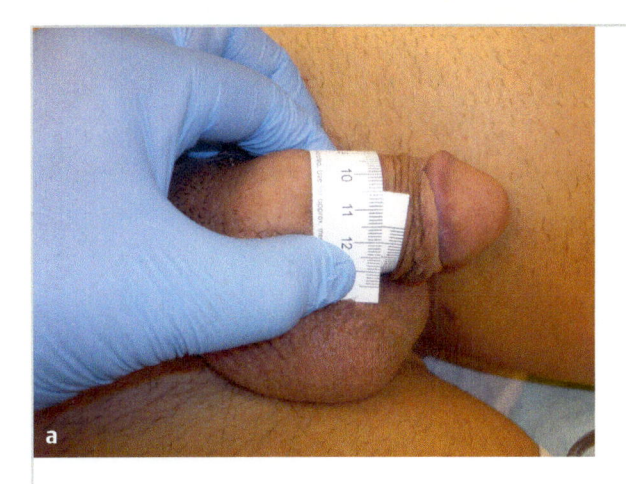

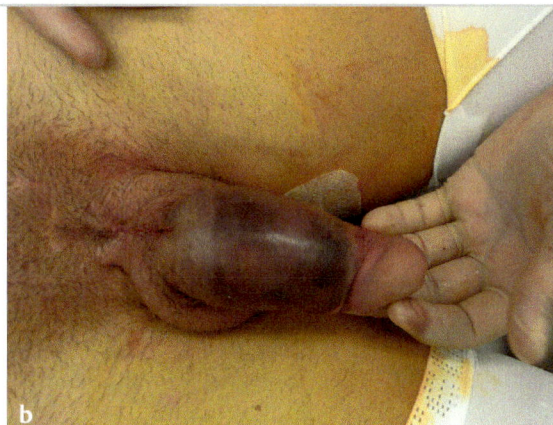

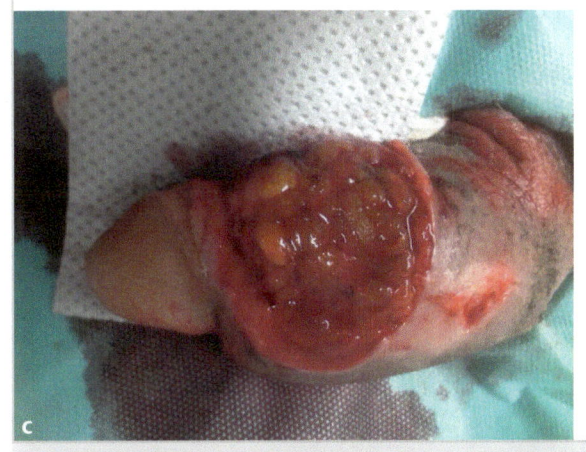

Fig. 5.5 Aumento peniano. **(a)** Achados pré-operatórios. **(b)** Achados pós-operatórios. **(c)** Achados após o desbridamento de necrose cutânea após aumento do pênis.

5.2.3 Aumento da Glande

Procedimento Cirúrgico

O tamanho da glande varia enormemente e pode-se tornar mais evidente após a faloplastia. Aumentos realizados com o ácido hialurônico ou outras preparações são relativamente fáceis de realizar. No entanto, geralmente apresentam apenas um efeito temporário. Por outro lado, os aumentos cirúrgicos produzem um efeito permanente, todavia, por causa do tamanho compacto da glande, eles são relativamente elaborados.

A indicação mais comum do aumento da glande é um paciente que já foi submetido previamente a um aumento do pênis, e, por esse motivo, o aumento da glande deve ser incluído no planejamento de uma faloplastia como rotina.

O princípio do aumento da glande é o mesmo do aumento do pênis. Um enxerto adipocutâneo apropriadamente extenso é extraído da prega glútea e adequadamente processado (▶ Fig. 5.6). Alternativamente, pode

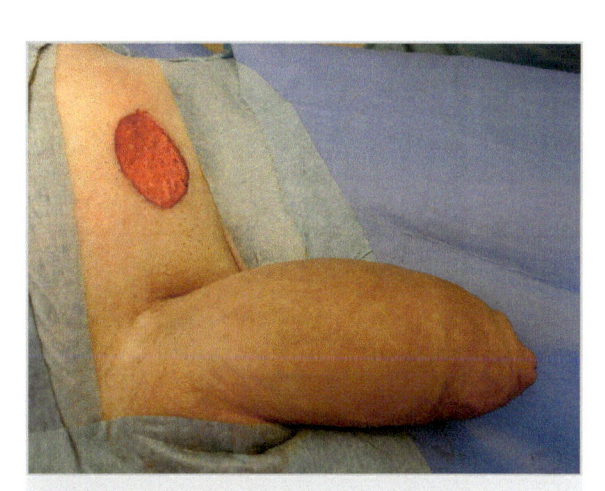

Fig. 5.6 Um enxerto adipocutâneo desepitelizado é extraído da região suprapúbica.

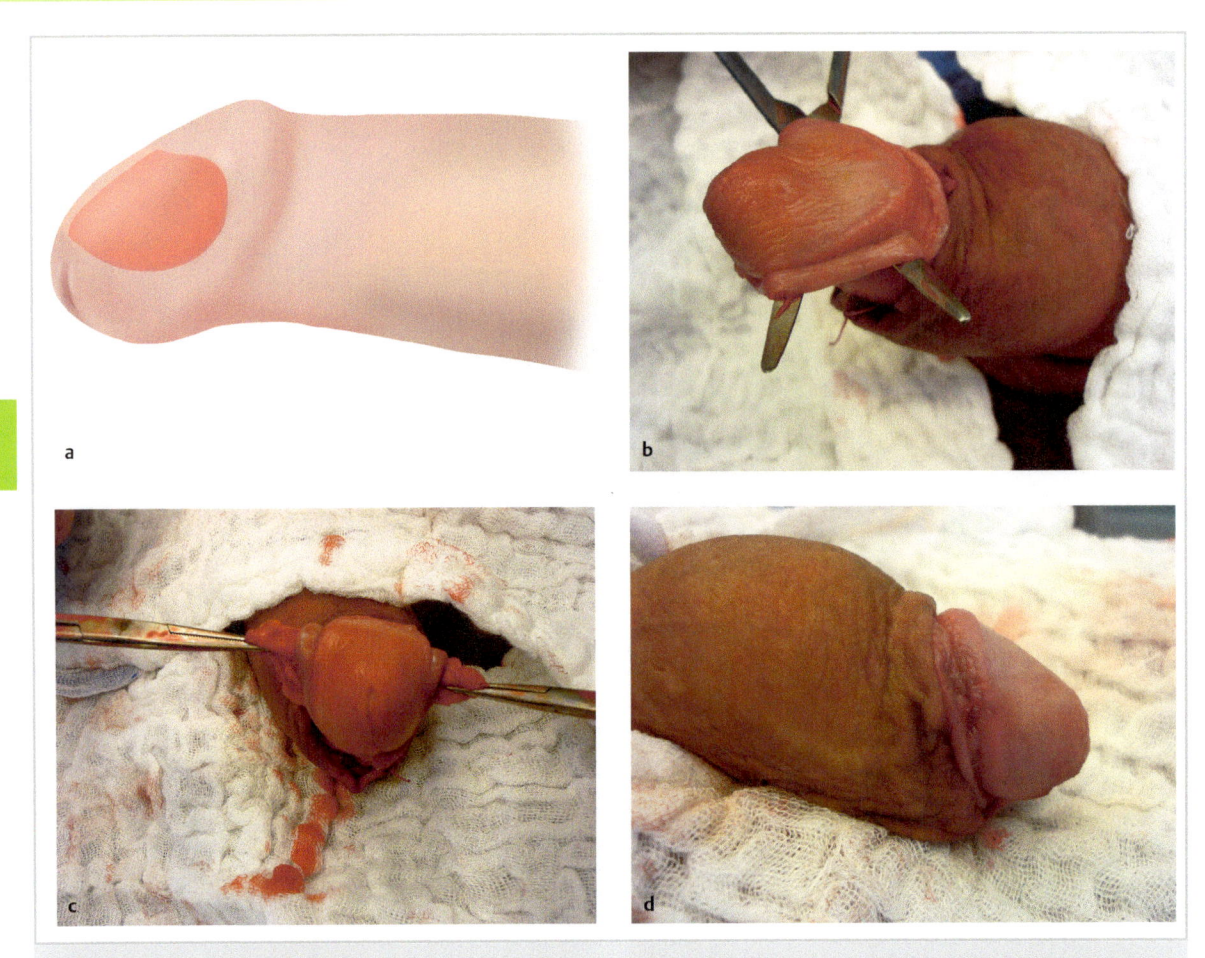

Fig. 5.7 Aumento da glande. **(a)** Diagrama esquemático da posição do enxerto. **(b)** Dissecção da glande. **(c)** Implante do enxerto. **(d)** Achados após fechamento da ferida.

ser retirado da região suprapúbica, se reposicionar o paciente no intraoperatório deve ser evitado.

Novamente, uma incisão circular é realizada aproximadamente 1 cm proximal à coroa da glande. Em seguida, a túnica albugínea é exposta pela dissecção da pele e da fáscia profunda do pênis (fáscia de Buck).

A pele é dissecada com uma tesoura de ponta romba em direção distal até a margem da coroa. O manto dissecado de pele é então dobrado sobre a glande e ligeiramente alongado, enquanto a dissecção é continuada na fenda entre a glande os corpos cavernosos. É importante poupar a fossa navicular da uretra justamente proximal ao meato uretral. Então, um enxerto de tamanho apropriado é colocado na fenda dissecada e suturado (▶ Fig. 5.7 a-d).

A ferida é fechada em camadas, p. ex., pela aproximação das bordas da ferida na fenda entre a glande e os corpos cavernosos, a fáscia de Buck (Vicryl® 4-0) e a pele (Vicryl Rapide® 4-0). As matrizes dérmicas acelulares são cada vez mais discutidas como uma alternativa ao enxerto adipocutâneo e, portanto, essa opção deve ser discutida com pacientes afetados (▶ Fig. 5.8a,b).

Cuidado Pós-Operatório

Quando presente, o prepúcio é fixado ao corpo do pênis com uma faixa de fita hipoalergênica e então o pênis inteiro é envolto em compressas. Essas compressas são frouxamente fixadas no local. Um espaço é deixado no curativo para monitorar a perfusão na glande. A lesão na fossa navicular será manifestada como hemorragia do meato uretral externo. Isso pode ser tratado pela inserção de um cateter por uma semana.

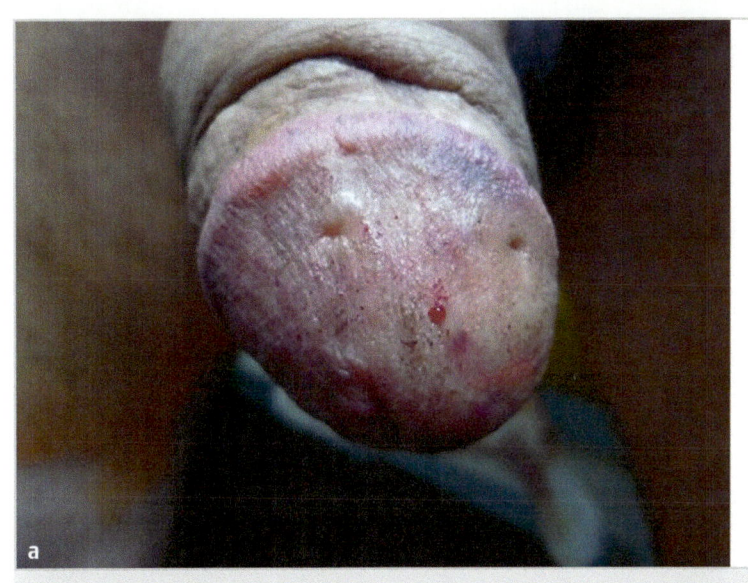

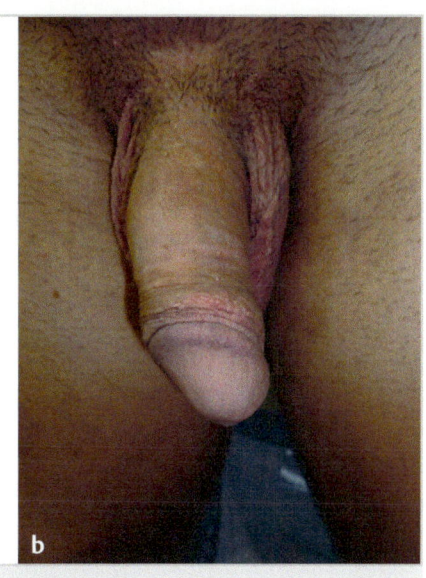

Fig. 5.8 Aumento da glande. **(a)** Achados pré-operatórios. **(b)** Achados pós-operatórios.

Complicações

Raramente, irregularidades na superfície ou na circunferência do corpo podem permanecer após a fase de cicatrização. Podem ser tratadas de forma relativamente fácil pela injeção de um preenchimento. As lesões na fossa navicular da uretra são tratadas pela inserção de um cateter de demora por uma semana.

5.3 Elevação do Escroto

A. El-Seweifi, M. Nuwayhid, P. H. Zeplin

O termo fusão penoscrotal ou membrana penoscrotal descreve a variante anatômica na qual o escroto é estendido através da superfície ventral do pênis, resultando em uma junção indistinta entre o pênis e o escroto. A uretra e os corpos cavernosos geralmente não são afetados. Embora a condição seja invariavelmente assintomática, pacientes acometidos frequentemente se queixam sobre a prega cutânea causando problemas durante a relação sexual e/ou com o uso de camisinhas. A causa de membrana penoscrotal pode ser tanto congênita ou adquirida. A membrana de origem iatrogênica pode resultar da circuncisão com o excesso de ressecção de pele ventral do pênis ou a partir de outra cirurgia do pênis. A classificação é baseada na localização da margem distal da pele do escroto no corpo ventral do pênis (▶ Tabela 5.1).

Um escroto muito pendente pode ser resultante da idade avançada e diminuição do tônus no cremáster ou musculatura lisa da fáscia dartos, secundária à perda maciça de peso ou uma hérnia ou varicocele. Pacientes acometidos muitas vezes queixam-se da fricção desagradável ou dor ocasionada pelo vestuário muito justo. Nesses casos, a redução cirúrgica da pele do escroto é recomendada.

Excisões simples exacerbam os achados, pois mesmo a membrana penoscrotal leve deveria ser tratada com uma Zetaplastia (▶ Fig. 5.9a,b).

5.3.1 Procedimento Cirúrgico

Na membrana penoscrotal, as excisões simples exacerbam os resultados, é por isso que mesmos casos leves devem ser tratados com uma Zetaplastia (▶ Fig. 5.9). Várias Zetaplastias sucessivas são recomendadas para a membrana extensa a uma longa distância. Na margem distal da membrana, uma incisão em V é feita com seu ápice apontando em direção ao escroto. A pele adjacente é dissecada, mobilizada e aproximada na forma de um Y. Para uma correção completa, o procedimento pode ser repetido ao longo da rafe do escroto em intervalos de 1,5 cm tanto quanto for necessário (▶ Fig. 5.10).

Tabela 5.1 Classificação da membrana ou fusão penoscrotal

Grau	Gravidade
I	Extensão ao terço proximal do corpo do pênis
II	Extensão ao terço médio do corpo do pênis
III	Extensão ao terço distal do corpo do pênis

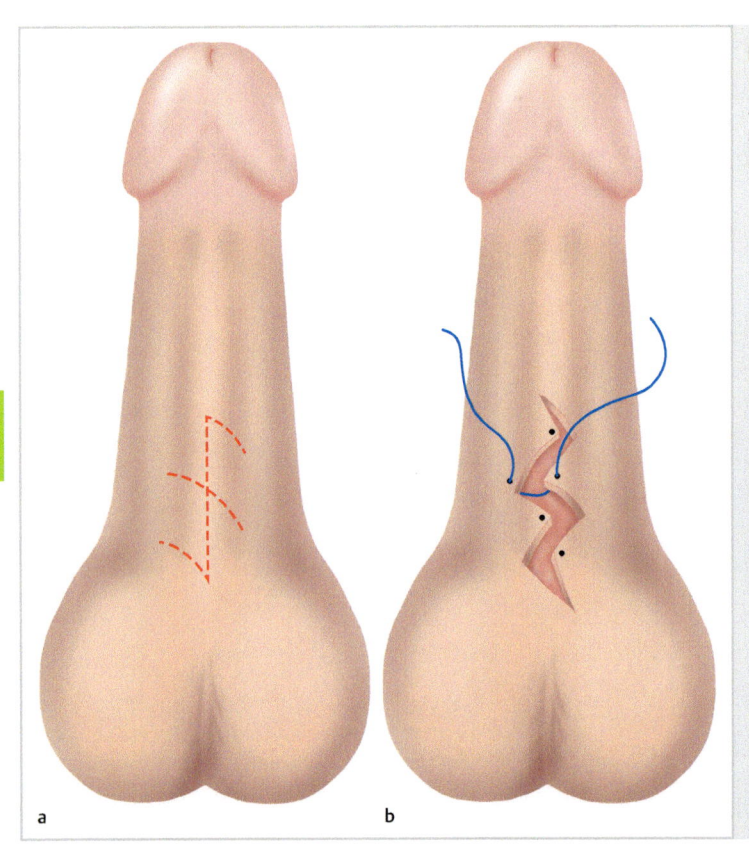

Fig. 5.9 Escrotopexia na membrana penoscrotal. **(a)** Incisão para uma Zetaplastia dupla. **(b)** As bordas da ferida são aproximadas após a transposição dos retalhos.

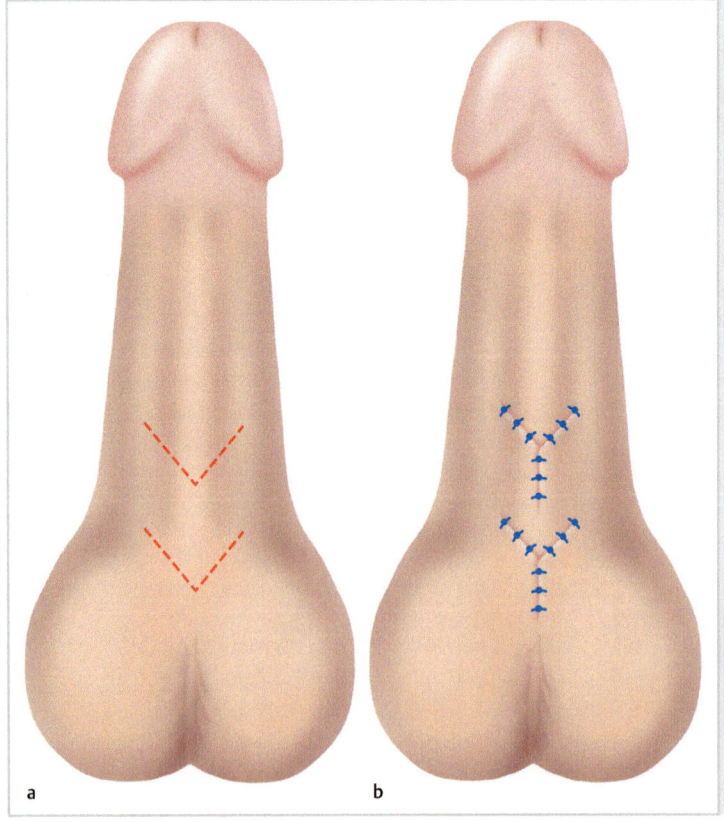

Fig. 5.10 Escrotopexia na membrana penoscrotal. **(a)** Incisão para uma V-Y plastia dupla. **(b)** Aproximação em Y das bordas da ferida.

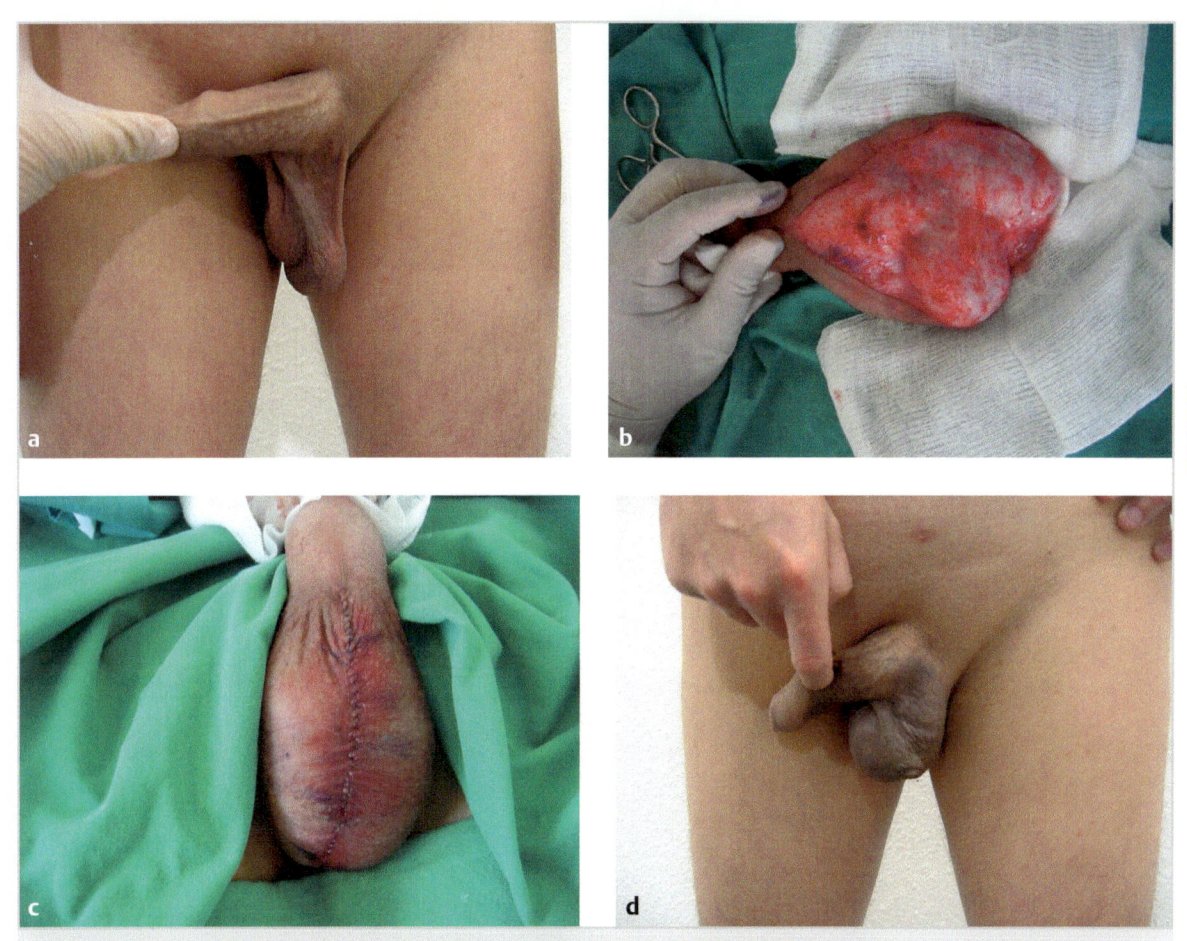

Fig. 5.11 Elevação do escroto. **(a)** Achados pré-operatórios de ptose do escroto. **(b)** Desepitelização da área fusiforme de pele marcada ao longo da rafe do escroto. **(c)** Achados intraoperatórios após aproximação das bordas da ferida. **(d)** Achados após a escrotopexia.

Quando uma redução do escroto for realizada para tratar a ptose do escroto, a primeira etapa é determinar a quantidade de pele excedente que será removida. Para esse procedimento, o examinador coloca seu dedo indicador na rafe escrotal do paciente em pé (▶ Fig. 5.11a) e então puxa a pele com o polegar e o dedo médio em direção à rafe até que seja obtida a elevação desejada do escroto. Após a marcação da margem lateral, o paciente é colocado em posição supina com o pênis apontando superiormente. A base do pênis e o períneo são depois marcados, criando uma área fusiforme de ressecção. Em seguida, essa área é desepitelizada até a fáscia e as bordas da ferida são aproximadas e suturadas em camadas (▶ Fig. 5.11).

5.3.2 Cuidado Pós-Operatório

Curativos adesivos são difíceis de fixar nessa região. Compressas frouxas fixadas no local com fita hipoalergênica geralmente são completamente suficientes. Edemas e hematomas pós-operatórios ocasionalmente ocorrem na região do pênis e também do escroto. Entretanto, geralmente são resolvidos espontaneamente. A cicatrização deficiente de feridas e a deiscência de feridas são raras. São corrigidas cirurgicamente, principalmente quando existe a possibilidade de migração do curso da sutura ao longo da rafe escrotal.

5.3.3 Complicações

O hematoma escrotal pós-operatório pode geralmente ser tratado de forma conservadora e a remoção cirúrgica raramente é indicada.

Nota

Cicatrizes hipertróficas ou queloides secundários à cirurgia ocasionalmente levam ao deslocamento doloroso do escroto. Quando esses sintomas ocorrem, a correção cirúrgica será necessária.

Leitura Complementar

[1] Alter GJ. Augmentation phalloplasty. Urol Clin North Am. 1995;22(4):887-902.
[2] Alter GJ. Reconstruction of deformities resulting from penile enlargement surgery. J Urol. 1997;158(6):2153-2157.
[3] Alter GJ. Correction of penoscrotal web. J Sex Med. 2007;4(4 Pt 1):844-847.
[4] Alter GJ, Salgado CJ, Chim H. Aesthetic surgery of the male genitalia. Semin Plast Surg. 2011;25(3):189-195.
[5] Chang SJ, Liu SP, Hsieh JT. Correcting penoscrotal web with the V-Y advancement technique. J Sex Med. 2008;5(1):249-250.
[6] Coskuner ER, Canter HI. Desire for penile girth enhancement and the effects of the self-injection of hyaluronic Acid gel. J Cutan Aesthet Surg. 2012;5(3):198-200.
[7] Dillon BE, Chama NB, Honig SC. Penile size and penile enlargement surgery: a review. Int J Impot Res. 2008;20(6):519-529.
[8] El-Koutby M, Mohamed Amin G. Webbed penis: a new classification. J Indian Assoc Pediatr Surg. 2010;15(2):50-52.
[9] Kabalin JN, Rosen J, Perkash I. Penile advancement and lengthening in spinal cord injury patients with retracted phallus who have failed penile prosthesis placement alone. J Urol. 1990;144(2 Pt 1):316-318.
[10] Kim JJ, Kwak TI, Jeon BG, Cheon J, Moon DG. Human glans penis augmentation using injectable hyaluronic acid gel. Int J Impot Res. 2003;15(6):439-443.
[11] Li CY, Kayes O, Kell PD, Christopher N, Minhas S, Ralph DJ. Penile suspensory ligament division for penile augmentation: indications and results. Eur Urol. 2006;49(4):729-733.
[12] McLeod DJ, Alpert SA. Double-V scrotoplasty for repair of congenital penoscrotal webbing: a hidden scar technique. J Pediatr Urol. 2014;10(5):810-814.
[13] Mokhless IA, Abdeldaeim HM, Rahman A, Zahran M, Safwat A. Penile advancement and lengthening for the management of post-circumcision traumatic short penis in adolescents. Urology. 2010;76(6):1483-1487.
[14] Perovic S, Radojicic ZI, Djordjevic MLj, Vukadinovic VV. Enlargement and sculpturing of a small and deformed glans. J Urol. 2003;170(4 Pt 2):1686-1690.
[15] Spyropoulos E, Christoforidis C, Borousas D, Mavrikos S, Bourounis M, Athanasiadis S. Augmentation phalloplasty surgery for penile dysmorphophobia in young adults: considerations regarding patient selection, outcome evaluation and techniques applied. Eur Urol. 2005;48(1):121-128.
[16] Vardi Y, Har-Shai Y, Gil T, Gruenwald I. A critical analysis of penile enhancement procedures for patients with normal penile size: surgical techniques, success, and complications. Eur Urol. 2008;54(5):1042-1050.
[17] Wessells H, Lue TF, McAninch JW. Penile length in the flaccid and erect states: guidelines for penile augmentation. J Urol. 1996;156(3):995-997.
[18] Wylie KR, Eardley I. Penile size and the 'small penis syndrome'. BJU Int. 2007;99(6):1449-1455.

5.4 Pênis Oculto (Pênis Enterrado)

D. K. Boliglowa, H. Menke

5.4.1 Introdução

Um pênis enterrado, também denominado pênis "escondido" ou "inconspícuo", é um termo que descreve um falo de tamanho normal envolvido pelos tecidos circundantes principalmente púbicos.

Os três aspectos a seguir caracterizam essa condição:

1. Tecido pubiano ptótico redundante.
2. Ausência de ângulos penopúbicos e penoscrotais corretos com um estreitamento do pênis ocasionado por:
    - Adesões ao longo da fáscia de dartos.
    - Conexões frouxas entre as camadas do pênis.
    - Falta de fixações cutâneas à haste.
3. Déficit relativo de pele com fimose reativa e inflamações.

O grau de gravidade dessa condição varia da ocultação parcial da haste a um confinamento completo do falo nos tecidos suprapúbicos, além da cicatrização hipertrófica e infecções recorrentes (▶ Tabela. 5.2). As queixas do paciente também variam de comprometimento da atividade sexual, aparência inestética e sudorese excessiva, até debilidade completa para micção normal com dor crônica e inflamação.

Tabela 5.2 Graduação do pênis oculto: uma classificação modificada após Mirastschijski *et al.*[9]

Grau I	Ângulos penopúbicos e penoscrotais; pênis escondido atrás da prega do púbis (pênis pseudo-oculto)
Grau II	a) Pênis parcialmente oculto no tecido circundante b) Como descrito acima, mas com infecção em curso, cicatrizes hipertróficas ou pele esclerótica
Grau III	a) Pênis completamente oculto no tecido circundante, manualmente exteriorizado b) Como descrito acima, mas não exteriorizado em decorrência das infecções em curso ou cicatrização hipertrófica

Um "pênis enterrado" pode-se desenvolver como uma anomalia congênita. Entretanto, recentemente tem sido observado com mais frequência em adultos, como uma condição adquirida. O principal motivo para o início na fase adulta do pênis oculto é o aumento de tecidos moles do púbis. O falo, sendo fixado ao osso do púbis, permanece para dentro.

Isso ocorre na presença de linfedema, elefantíase penoscrotal, deslocamento do osso pélvico,[8] obesidade e redundância de pele maciça pós-bariátrica. Além disso, a ptose do tecido após realização inadequada da abdominoplastia pode envolver o pênis. Outra causa iatrogênica é a cicatrização excessiva depois da circuncisão.

O pênis que permanece escondido dentro dos tecidos moles tem mais probabilidade de se tornar infectado, iniciando um círculo vicioso de ocultação adicional e agravamento contínuo da condição geral.

Na literatura, o termo "pênis enterrado" é muitas vezes empregado para descrever qualquer situação em que o falo é envolvido em tecidos circundantes. No entanto, de acordo com a classificação de Maizel (▶ Tabela 5.3), essa condição geral deve ser denominada "pênis oculto", enquanto o termo "pênis enterrado" deve descrever apenas o falo escondido no tecido do púbis. Além disso, ele faz diferença entre "pênis enterrado", "pênis encarcerado" e

Tabela 5.3 Classificação do pênis oculto ou embutido por Maizel et al.[7]: pênis oculto é um falo inconspícuo que pode ser categorizado em três subgrupos

BP	Oculto nos tecidos pré-púbicos por causa da falta de uma fixação cutânea à haste
WP	Ausência de ângulo escrotal; um WP é caracterizado por uma prega ventral de pele que une a haste distal e o escroto, encobrindo o ângulo penoscrotal
TP	Escondido nas cicatrizes; um TP geralmente resulta da circuncisão impensada de um pênis embutido; mais raramente, pode ser o resultado de cirurgia para outros achados patológicos

Abreviaturas: BP, pênis oculto; TP, pênis encarcerado; WP, pênis com membrana.

"pênis com membrana". No entanto, todos esses achados muitas vezes ocorrem simultaneamente.[4] Portanto, este uso intercambiável de termos pênis "enterrado", "oculto", "inconspícuo" e "escondido" é razoável. Apesar da questão relacionada com as definições acima mencionadas, o algoritmo de tratamento e a abordagem cirúrgica apresentada são aplicáveis para todas as formas do pênis oculto.

O pênis enterrado, principalmente em adultos, frequentemente permanece indetectável. Em razão da vergonha do paciente e da quantidade muito pequena de literatura específica no assunto, a incidência real e o problema em si permanecem desconhecidos. O crescimento rápido no número de indivíduos pós-bariátricos aumentou continuamente a quantidade de pacientes que pedem para resolver esse problema.

O pênis enterrado é uma condição altamente debilitante; desse modo, uma vez diagnosticado, informação adequada deve ser fornecida ao paciente, assim como a possibilidade de soluções cirúrgicas. Os cirurgiões plásticos especializados no contorno abdominal e os urologistas devem tomar consciência disso, visto que são os mais prováveis a revelarem o pênis oculto no paciente.

Apesar das possíveis complicações, as melhorias no estilo de vida e no padrão de higiene após a cirurgia são extremamente altas, deixando ambos o paciente e o cirurgião muito satisfeitos.

Abordagem de um Paciente

Com o intuito de planejar uma terapia cirúrgica correta do pênis enterrado, todos os distúrbios subjacentes devem ser inicialmente determinados. O tratamento contém cinco etapas cirúrgicas, sendo algumas obrigatórias e outras opcionais (▶ Fig. 5.12), dependendo da gravidade da condição:

- Paniculectomia (opcional).
- Elevação do monte pubiano (obrigatório) com possível lipoaspiração (opcional).
- Desenluvamento da haste peniana (obrigatório) com possível excisão tecidual (opcional).
- Desmotomia suspensória (opcional).
- Cobertura do pênis (obrigatória).

Uma paniculectomia deve ser planejada na presença de *pannus* pós-bariátrico extenso, porque esse aplica a pressão mecânica sobre o monte pubiano, causando sua ptose.

O tecido suprapúbico redundante é normalmente a causa principal da ocultação do pênis, por isso ele deve ser levantado. Se um paciente é acometido por linfedema ou se o tecido do púbis é simplesmente muito espesso, recomenda-se realizar a lipoaspiração e diretamente retirar uma camada profunda de gordura púbica, a fim de reduzir seu volume antes da elevação do monte pubiano. Em razão de um dano potencial aos vasos linfáticos, a lipoaspiração e a redução de gordura devem ser limitadas apenas a casos graves selecionados. Também requer uma compressão contínua no cuidado pós-operatório.

Se a exteriorização manual do pênis não foi possível no pré-operatório ou na presença de disfunção erétil, de deformações, de cicatrizes, de tecido esclerótico e de infecções em curso, as camadas externas do pênis devem ser removidas. Neste caso, a cobertura de tecido mole deve ser planejada. A disponibilidade do tecido do escroto deve ser avaliada neste ponto com o intuito de selecionar entre o retalho local e o enxerto de pele.

Por causa da elevada taxa de recidiva, um paciente obeso com pênis oculto deve ser operado apenas em casos de emergência, tais como inflamações graves, alteração na micção e líquen escleroso. Além de todas as etapas acima mencionadas, o procedimento requer a liberação dos ligamentos fundiformes e suspensórios, para alongar e exteriorizar o falo para fora do grande *pannus*.

5.4.2 Técnica Cirúrgica (Etapas Cirúrgicas Opcionais e Obrigatórias)

É altamente recomendável realizar essa cirurgia mediante anestesia geral. O paciente é posicionado em litotomia dorsal, com as pernas ligeiramente separadas. Após meticulosa desinfecção, um cateter transuretral é inserido.

Etapa I: Abdominoplastia ou Paniculectomia (Opcional)

São necessárias em pacientes pós-bariátricos e obesos; caso contrário, podem ser omitidas. Durante a abdominoplastia, as zonas de aderência naturais geralmente serão soltas. Portanto, os tecidos moles, se insuficientemente reduzidos, podem pendurar-se ainda mais profundamente sem qualquer suspensão e consecutivamente agravar a ocultação do falo (▶ Fig. 5.13, ▶ Fig. 5.14a). Por essa razão, a excisão deve ser radical e cuidadosamente planejada. Visto que novas zonas de aderência serão potencialmente desenvolvidas ao longo do tecido de cicatrização das feridas pós-operatórias, a incisão inferior deve ser muito baixa, cerca de 3 a 4 cm acima da base do pênis. Desse modo, a nova zona de aderência será desenvolvida imediatamente sobre o falo protegendo-o do aprisionamento secundário.

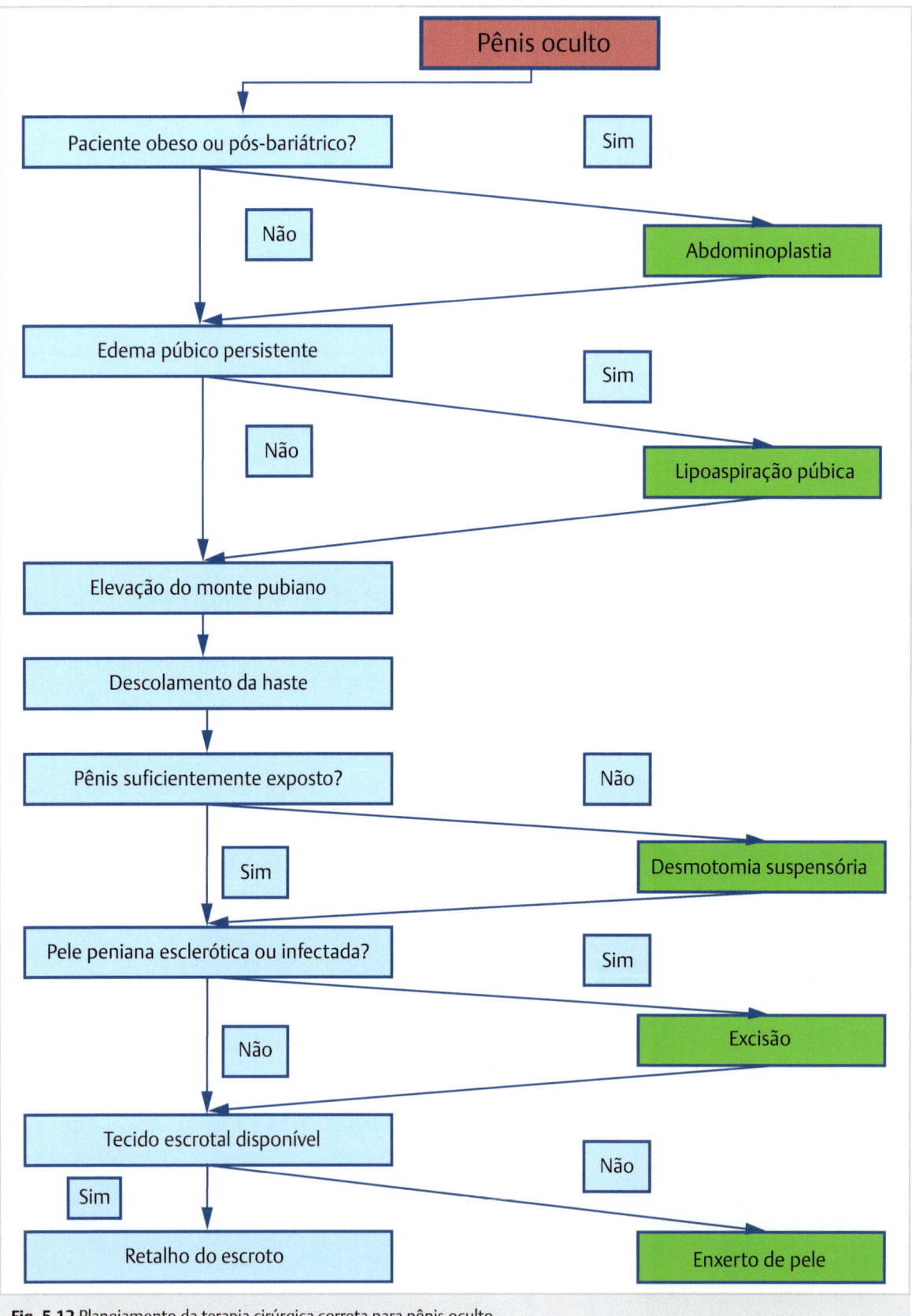

Fig. 5.12 Planejamento da terapia cirúrgica correta para pênis oculto.

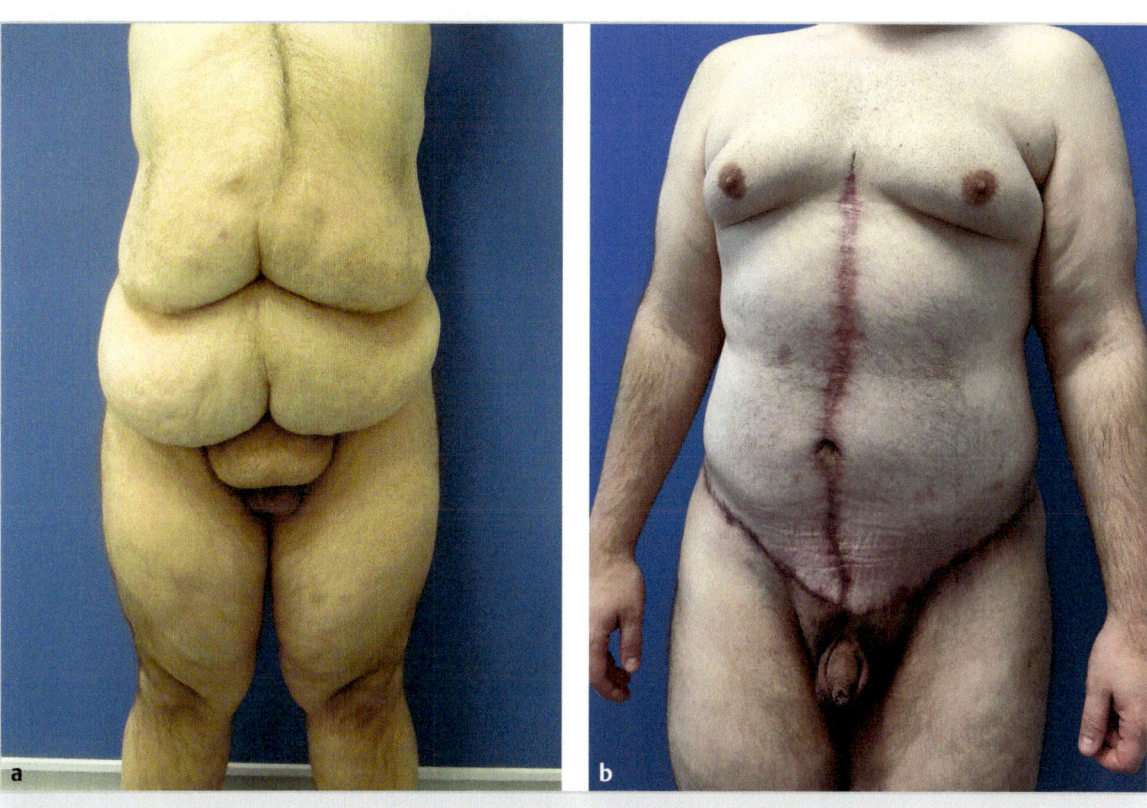

Fig. 5.13 Um pênis oculto de grau I (pênis pseudo-oculto). **(a)** Antes da cirurgia e **(b)** 6 semanas após a paniculectomia de 8,2 kg no padrão *fleur-de-lis* com elevação do monte pubiano (etapas 1 e 2).

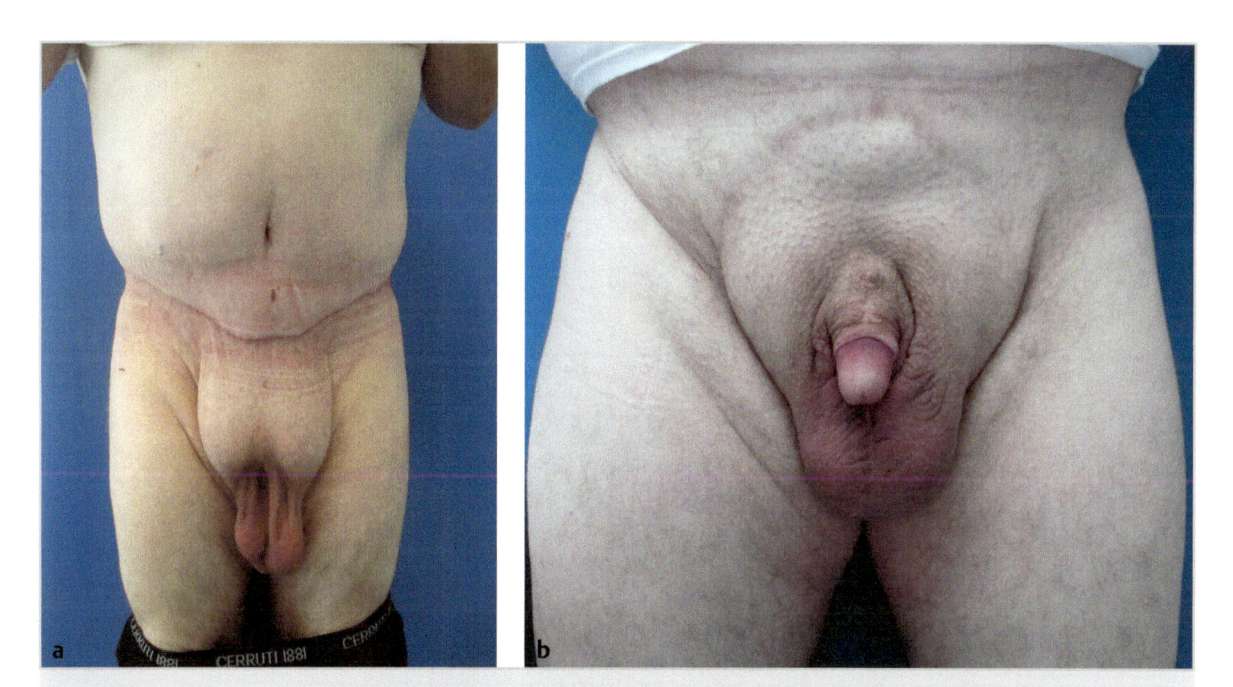

Fig. 5.14 Um pênis oculto de grau IIIb (Boliglowa et al.[3]). **(a)** Antes da cirurgia (a abdominoplastia, realizada 12 meses antes, agravou a condição do pênis oculto) e **(b)** 12 meses após a cirurgia.

Etapa II: Elevação do Monte Pubiano (Obrigatória)

O reposicionamento da base do pênis por meio de uma elevação do monte pubiano é uma parte obrigatória do tratamento. No caso de tecido adiposo muito espesso ou linfedema visível, realiza-se primeiramente uma lipoaspiração tumescente por meio de duas incisões no púbis (▶ Fig. 5.15a). Se a paniculectomia foi realizada, outra incisão cutânea não será necessária. Caso contrário, após a lipoaspiração, o tecido púbico redundante é pinçado, marcado e removido até a fáscia do reto. O tecido adiposo púbico caudalmente remanescente e a pele são também elevados completamente da fáscia e cuidadosamente separados dos aneis inguinais, cordões espermáticos e feixes neurovasculares, sem causar qualquer dano a essas estruturas. A dissecção termina quando a haste peniana proximal é exposta. A gordura remanescente é então ressecada do retalho do púbis, deixando 1 a 2 cm de tecido subcutâneo. Em seguida, o retalho é puxado mediante tensão cranialmente, permitindo que a base peniana seja ligeiramente deslocada sobre a sínfise púbica. O retalho é depois fixado à fáscia do reto no nível dos aneis inguinais externos com poucas suturas não absorvíveis (polietileno 0-0). Para fornecer uma boa estabilidade, essas suturas de aderência devem incluir tanto a fáscia de Scarpa do retalho púbico como a fáscia do reto. Cuidado especial deve ser tomado para não lesionar os cordões espermáticos e os vasos durante a dissecção e fixação do retalho. Após a colocação de pelo menos dois drenos, a pele é fechada em três camadas. É importante não fechar a pele diretamente sobre os cordões espermáticos, pois o tecido de cicatrização poderia causar adesões e consequentemente sua disfunção.

Se os ângulos penopúbicos e penoscrotais foram bem formados no pré-operatório (um pênis pseudo-oculto), nenhuma etapa adicional é necessária após a paniculectomia ou abdominoplastia com elevação do monte pubiano (ver ▶ Fig. 5.13a,b).

Etapa III: Descolamento (Obrigatória)

Uma parte obrigatória adicional da cirurgia consiste em desenluvamento do falo e restauração de suas relações anatômicas com os tecidos circundantes. Com o intuito de facilitar o descolamento e avaliar a deficiência de pele, o pênis é submetido a uma ereção farmacológica pela injeção de prostaglandina E2 a 10 μg (alprostadil) nos corpos cavernosos. Em seguida, uma incisão circular é colocada 2 a 3 mm do sulco coronário. Iniciando dessa incisão, o descolamento é realizado, separando a fáscia

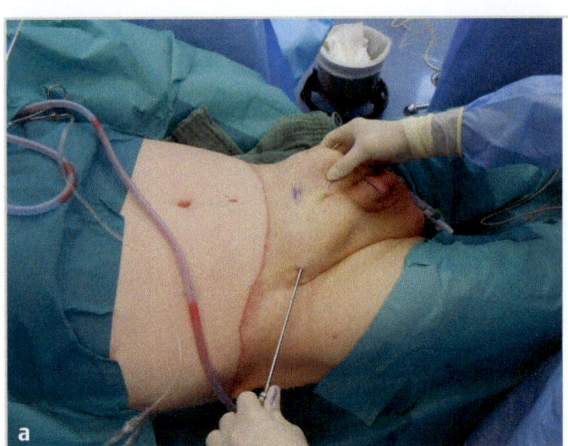

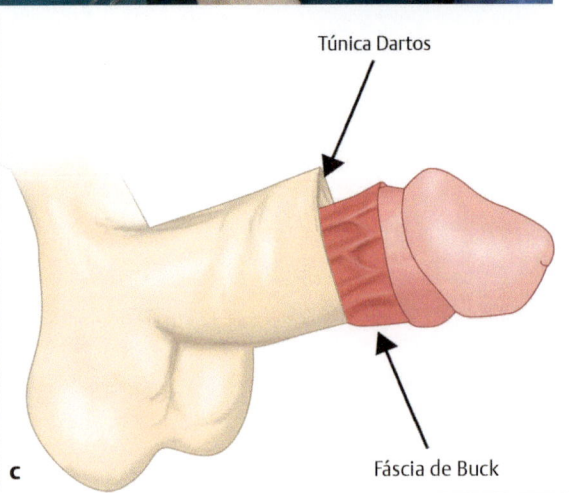

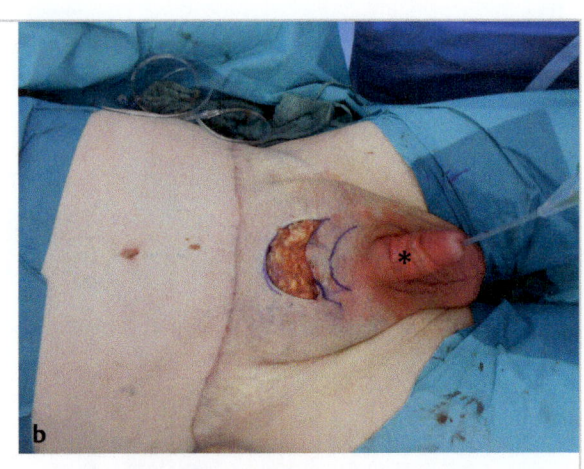

Fig. 5.15 (a) Lipoaspiração do monte pubiano. **(b)** Pênis desenluvado ao longo da fáscia de Buck. (*) Indica a fáscia de Buck; observar o anel cutâneo deixado abaixo do sulco coronário. **(c)** Ilustração esquemática de dissecção entre a túnica dartos e a fáscia de Buck. (Reproduzida com permissão de Boliglowa et al.[3])

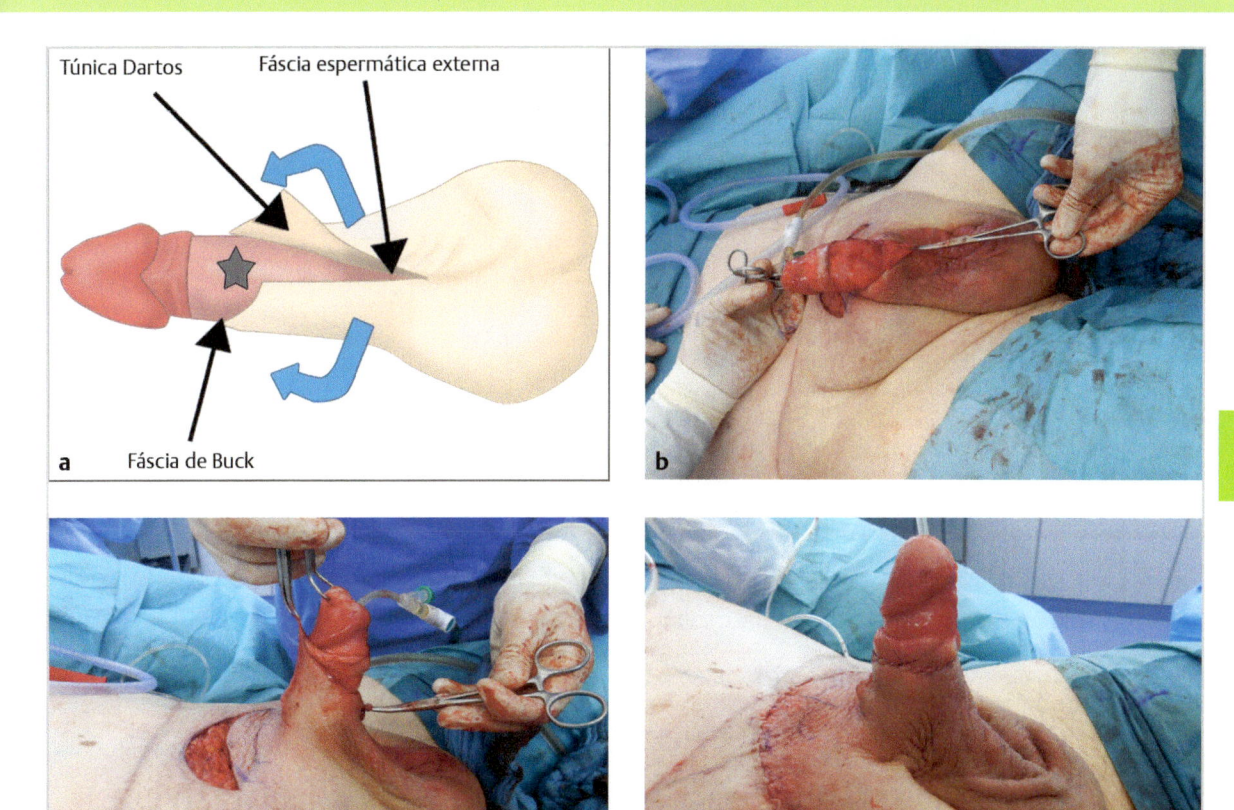

Fig. 5.16 Retalho do escroto para cobertura do pênis. **(a)** Ilustração esquemática do desenho do retalho escrotal. **(b)** Preparação do retalho. **(c)** Avanço do retalho escrotal para cobrir o pênis. **(d)** Achados pós-operatórios.

superficial do pênis (túnica dartos) da fáscia profunda (▶ Fig. 5.15b,c). A última deve permanecer intacta, visto que fornece estabilidade e abriga a veia profunda do pênis, essencial para manter a ereção. Cicatrizes hipertróficas, anel fimótico, pele esclerótica ou infectada e túnica dartos devem ser completamente removidos. Quando a fáscia de Buck é exposta em toda a haste e a cobertura com o retalho escrotal é planejada, a dissecção segue pelo escroto na mesma camada; a túnica dartos do escroto é elevada a partir da fáscia espermática externa.

Para construir o ângulo penoscrotal, duas suturas de aderência permanentes (polietileno 2-0) são colocadas entre a túnica albugínea nas posições de 4 e 8 horas e a extremidade distal da fáscia espermática externa desnuda. Em seguida, uma junção penopúbica é redefinida pela aderência da túnica albugínea nas posições de 2 e 10 horas ao periósteo do osso púbico.

Etapa IV: Desmotomia Suspensória (Opcional)

Neste ponto, os ligamentos fundiformes e suspensórios podem ser divididos, se necessário. O ligamento fundiforme é um alongamento espesso da fáscia de Scarpa e situa-se superficialmente. A fáscia de Buck exposta previamente é contínua com um ligamento suspensório; portanto, o último pode ser facilmente localizado seguindo a fáscia de Buck dorsalmente e, depois, facilmente dissecado em região proximal à sínfise púbica.

Etapa V: Cobertura Peniana (Obrigatória)

A quantidade de pele necessária para cobrir a haste é avaliada com base em seu tamanho durante a ereção. O retalho deve ser grande o suficiente para não causar qualquer tensão.

Defeitos menores podem ser tratados com sucesso pela Zetaplastia[2,10] na junção penoscrotal ou com o avanço cutâneo circunferencial de regiões do púbis e escroto. Em caso puramente de pênis com membrana, onde somente a pele ventral está ausente, um avanço da pele escrotal, p. ex., retalho do escroto dividido ventral,[15] fornece uma cobertura adequada. Zonas maiores podem ser elegantemente fechadas com um retalho da pele do escroto (▶ Fig. 5.16a-c) da seguinte forma: tanto o cilindro cutâneo peniano previamente elevado como a pele do escroto são divididos em duas metades, criando dois retalhos;

os retalhos são então avançados e rotacionados dorsalmente ao longo de ambos os lados da haste; uma vez na posição, são aproximados ao longo da linha média dorsal do falo e da bainha coronal cutânea utilizando suturas absorvíveis (ácido poliglicólico 3-0) em uma camada profunda e suturas não absorvíveis (propileno 4-0) superficialmente.

O curativo do pênis é feito com gazes lubrificadas não aderentes.

Se a pele do escroto não está disponível ou o defeito é muito grande, o enxerto de pele é necessário. Tanto os enxertos de pele de espessura parcial[10,13] como de espessura total[10] podem ser aplicados. Em virtude da sua elasticidade e menor retração, a última opção é preferível. Após a realização do enxerto, o falo deve ser selado sob pressão subatmosférica de 75 mm Hg com um sistema assistido a vácuo continuamente por 5 dias.

5.4.3 Cuidado Pós-Operatório

O cateter transuretral é mantido no local por no mínimo 3 dias ou, no caso de enxerto de pele, por 5 dias. Visto que a cirurgia é realizada em áreas facilmente contamináveis, um período de tratamento com antibióticos de amplo espectro (p. ex., aminopenicilina com inibidores da betalactamase) é prescrito por uma semana. Uma analgesia adequada deve ser administrada, já que a dor pós-operatória é muitas vezes relatada.

Recomenda-se o uso de roupa íntima de compressão com um orifício para o pênis por 8 semanas para reduzir o edema e fornecer estabilidade adicional para as suturas de aderência. A ereção deve ser incentivada imediatamente após a remoção da sutura; contudo, qualquer outro tipo de tensão mecânica, como a atividade sexual, deve ser evitado por 4 semanas. Após esse período, uma bomba peniana é uma ferramenta adcional muito útil para exteriorizar o falo.

5.4.4 Complicações e Tratamento das Complicações

No acompanhamento pós-operatório de longo prazo, os pacientes com todos os graus do pênis oculto estão muito satisfeitos.[1,3,12] Apesar de potenciais complicações, eles enfatizam a melhora significativa da vida sexual, higiene corporal e micção (Hughes DM 2016).[3,4,6] No entanto, a taxa e o tipo de complicação variam consideravelmente de acordo com o grau do pênis oculto.

Os seguintes problemas de menor e maior grau podem ocorrer após a cirurgia:

- Linfedema.
- Insuficiência da sutura de aderência.
- Recidiva parcial ou completa.
- Cicatrização e deiscência tardia das feridas.
- Deiscência.
- Infecções.

Além disso, muitos pacientes manifestam redução da sensibilidade da glande. Esse problema é resolvido espontaneamente em 3 a 6 meses e não requer quaisquer intervenções médicas ou medidas relacionadas com o estilo de vida.

▶ **Linfedema.** Os primeiros 6 meses de pós-operatório geralmente são acompanhados por um linfedema.[2,4,10,12] É difícil prevenir esse problema, pois a cirurgia é realizada na proximidade de linfonodos maiores. Vestuários de compressão com orifício para o pênis auxiliam na redução significativa dos sintomas. Além disso, a aplicação frequente da bomba peniana é recomendada.

▶ **Insuficiência das suturas de aderência.** No seguimento de longo prazo, a insuficiência das suturas de aderência é frequentemente observada.[2,3,13] Apesar da ptose secundária, o resultado final é sempre melhor do que os sintomas pré-operatórios, e os sintomas debilitantes não reaparecem. Se necessário, essa complicação pode ser facilmente tratada por um procedimento ambulatorial com a aplicação de novas suturas de aderência por meio de pequenas incisões no falo ereto.

▶ **Recidiva.** A recidiva da ocultação do pênis é relatada na literatura em taxas de até 20% e afeta quase exclusivamente pacientes obesos.[4,6,14,15] Se isso acontecer, o procedimento operatório total deve ser repetido, desta vez com a liberação do ligamento suspensório. O paciente também deve ser encorajado a realizar a cirurgia bariátrica.

▶ **Deiscência de Feridas.** Pequenas complicações, como a deiscência de feridas ou infecções, são raras.[6,11,12] A simples deiscência de feridas deve possivelmente ser tratada de forma conservadora. Uma deiscência mais extensa da ferida geralmente ocorre secundariamente, como o resultado de pressão mecânica (p. ex., por um hematoma ou *pannus* insuficientemente excisado). Um problema subjacente deve ser avaliado e tratado adequadamente.

▶ **Infecções.** A infecção pode ocorrer apesar da profilaxia com antibióticos. Os microrganismos devem ser detectados por um teste microbiológico e, nesse meio tempo, um antibiótico de amplo espectro fornecido. No regime ambulatorial, a levofloxacina é de modo geral administrada e, em caso de infecção sistêmica, o paciente deve ser internado em hospital e tratado com antibiótico de amplo espectro por via intravenosa (*p. ex.*, piperacilina/tazobactam).

Checklist (Lista de Conferência)

- Presença de pannus → planejar uma paniculectomia / abdominoplastia como primeira etapa.
- Linfedema → planejar a redução do tecido suprapúbico (lipoaspiração ou uma ressecção aberta).
- Presença de cicatrizes (p. ex., após circuncisão), tecido esclerótico, incapacidade de exteriorização manual, disfunção erétil ou deformação → planejar um descolamento (desenluvamento) e excisão do tecido inviável.
- Se a cobertura for necessária → estabelecer a disponibilidade de tecido local para cobertura.
- Obesidade → considerar liberação do ligamento suspensório.

Leitura Complementar

[1] Adham MN, Teimourian B, Mosca P. Buried penis release in adults with suction lipectomy and abdominoplasty. Plast Reconstr Surg. 2000;106(4):840-844.
[2] Alter GJ. Pubic contouring after massive weight loss in men and women: correction of hidden penis, mons ptosis, and labia majora enlargement. Plast Reconstr Surg. 2012;130(4):936-947.
[3] Boliglowa DK, Ryu SM, Ebrahim T, Menke H. Plastic surgical correction of buried penis. Handchir Mikrochir Plast Chir. 2017;49(2):85-90.
[4] Borsellino A, Spagnoli A, Vallasciani S, Martini L, Ferro F. Surgical approach to concealed penis: technical refinements and outcome. Urology 2007;69(6):1195-1198.
[5] Hughes DB, Perez E, Garcia RM, Aragón OR, Erdmann D. Sexual and overall quality of life improvements after surgical correction of "buried penis". Ann Plast Surg. 2016;76(5):532-535.
[6] King ICC, Tahir A, Ramanathan C, Siddiqui H. Buried penis: evaluation of outcomes in children and adults, modification of a unified treatment algorithm, and review of the literature. ISRN Urol. 2013;2013:109349.
[7] Maizels M, Zaontz M, Donovan J, Bushnick PN, Firlit CF. Surgical correction of the buried penis: description of a classification system and a technique to correct the disorder. J Urol. 1986;136(1 Pt 2):268-271.
[8] Masuda H, Azuma H, Segawa N, et al. Surgical correction of buried penis after traffic accident - a case report. BMC Urol. 2004:5.
[9] Mirastschijski U, Schwenke C, Melchior S, Cedidi C. Buried penis: a comprehensive review on aetiology, classification and plasticsurgical reconstruction. Handchir Mikrochir Plast Chir. 2017;49(2):78-84.
[10] Pestana IA, Greenfield JM, Walsh M, Donatucci CF, Erdmann D. Management of "buried" penis in adulthood: an overview. Plast Reconstr Surg. 2009;124(4):1186-1195.
[11] Sattler DRA, Altmann S, Infanger M, et al. Genital reconstruction after weight loss in adipose male patients: a case report. Eplasty. 2014;14:e14.
[12] Shaeer O, Shaeer K. Revealing the buried penis in adults. J Sex Med. 2009;6(3):876-885.
[13] Tang SH, Kamat D, Santucci RA. Modern management of adultacquired buried penis. Urology 2008;72(1):124-127.
[14] Tausch TJ, Tachibana I, Siegel JA, Hoxworth R, Scott JM, Morey AF. Classification system for individualized treatment of adult buried penis syndrome. Plast Reconstr Surg. 2016;138(3):703-711.
[15] Westerman ME, Tausch TJ, Zhao LC, et al. Ventral slit scrotal flap: a new outpatient surgical option for reconstruction of adult buried penis syndrome. Urology. 2015;85(6):1501-1504.

6 Transexualismo

6.1 Fundamentos

U. M. Rieger, G. Djedovic, M. Sohn, S. Morath, J. Schaff

Quando um paciente do gênero masculino ou feminino busca a cirurgia de mudança de sexo, o cirurgião deve avaliar se os requisitos médicos e legais para esse tipo de intervenção foram atendidos. Isso requer uma declaração fundamentada da indicação por escrito por um psiquiatra ou psicoterapeuta médico especializado nessa área. Além disso, essa declaração deve mostrar que o diagnóstico de transexualismo foi confirmado e que os requisitos segundo o padrão atual de tratamento foram atendidos.

Após a obtenção do histórico detalhado e a realização de um exame completo, um plano de tratamento cirúrgico individual é formulado. Pacientes devem ser informados com detalhes e o seu consentimento informado deve ser obtido bem antes da data da cirurgia. Devem apresentar uma compreensão detalhada dos resultados pós-operatórios e possíveis complicações.

Nota

Observar que em casos aplicáveis, o prestador de cuidado de saúde deve consultar a confirmação da cobertura dos custos.

6.2 Transexualismo Masculino para Feminino

S. Morath, J. Schaff

6.2.1 História

Os primeiros relatos de operações de mudança de sexo em travestis na Alemanha foram publicados no início dos anos de 1920. Outros 30 anos se passaram antes do sexologista americano Harry Benjamin introduzir a distinção entre travestismo e transexualismo, uma distinção ainda encontrada hoje na classificação CID-10 (a 10ª revisão da Classificação Estatística Internacional de Doenças e Problemas Relacionados à Saúde) de F64.0 a F64.9.

O ginecologista Georges Burou estabeleceu um marco importante na Casablanca em 1956: ele realizou a primeira cirurgia genital de mudança de sexo em um paciente transexual masculino para feminino. Burou criou uma cavidade vaginal entre a bexiga e a próstata e a revestiu com um retalho invertido da pele peniana. Os pacientes que foram bem-sucedidos na cirurgia por essa modalidade ajudaram esse método cirúrgico a atingir reconhecimento mundial. Os ginecologistas que cuidaram do pós-operatório desses pacientes contactaram Burou para estudar essa técnica. Foi apenas no início dos anos de 1970 que esse método se tornou de amplo uso em vários países. Desde então, vários aspectos do método foram avaliados quanto ao desenvolvimento complementar. Mesmo hoje, a vaginoplastia por inversão do retalho cutâneo do pênis iniciada por Burou ainda continua sendo o método mais comumente utilizado.

6.2.2 Objetivo do Tratamento

O objetivo da cirurgia para mudança de sexo no transexual masculino para feminino é modelar os genitais para que se aproximem o máximo possível dos genitais femininos naturais em sua aparência e função. Isso requer a construção de uma neovagina de profundidade suficiente e largura para permitir a relação sexual. Requisitos adicionais incluem sensibilidade suficiente e a capacidade para lubrificação quando sexualmente excitado. A vulva também deve incluir um clitóris sensível com um prepúcio, assim como os grandes lábios e os pequenos lábios. O orifício externo da uretra deve ser posicionado de forma que o paciente possa facilmente urinar em posição sentada.

6.2.3. Sequência dos Procedimentos Cirúrgicos

Várias **técnicas cirúrgicas** estão disponíveis para alcançar os objetivos descritos anteriormente e existem grandes diferenças entre algumas delas. Entretanto, existe um forte consenso em relação à sequência das etapas cirúrgicas:

1. Orquiectomia bilateral.
2. Amputação do pênis com ressecção dos corpos cavernosos.
3. Dissecção de uma cavidade neovaginal com um revestimento sensível.
4. Criação de um meato uretral feminino.
5. Construção de uma vulva feminina com lábios e clitóris.

Várias técnicas de **orquiectomia** são possíveis. Estas envolvem a exposição dos testículos e cordões espermáticos até o canal inguinal e depois a ligadura e remoção dessas estruturas.

A **amputação do pênis** envolve a dissecção do pênis de sua pele entre a fáscia de Colles e a fáscia de Buck. Em seguida, a glande é exposta e mobilizada, tomando cuidado especial para poupar o feixe neurovascular dorsal. O feixe neurovascular é dissecado mediante ampliação (lupa binocular) ou mesmo uma faixa de tecido erétil é deixada *in situ* para protegê-lo. A uretra é isolada dos corpos cavernosos ao longo da base do pênis, dividida em nível da pele e circularmente suturada na pele peniana invertida. Dependendo da técnica específica, os corpos cavernosos são removidos tanto a uma determinada profundidade ou mesmo completamente.

A dissecção da **cavidade neovaginal** começa acima do tendão central, o ponto médio fibroso do períneo. Essa estrutura forma a junção do bulbocavernoso, esfíncter anal externo, levantador do ânus e músculos transversos do períneo. Após divisão do tendão central, o cirurgião então disseca a cavidade vaginal no espaço retovesical posterior à próstata entre as duas folhas da fáscia de Denonvillier.

As seguintes opções estão disponíveis para o **revestimento da cavidade vaginal**:

- Inversão da pele peniana.
- Inversão da pele peniana em combinação com um enxerto cutâneo livre.
- Inversão da pele peniana em combinação com procedimentos pediculados.
- Outras opções, como segmentos intestinais pediculados e vários retalhos (livres ou pediculados).

Na **técnica de inversão** simples, a pele peniana é invertida e utilizada para formar o revestimento da neovagina. Somente colocar tensão na pele peniana não é suficiente para criar uma vagina de profundidade suficiente; isto também requer a mobilização do monte pubiano e a pele do abdome inferior. Isso cria tensão significativa na região média da vulva sobre a sínfise púbica. As suturas de retenção profunda, que podem ser colocadas por laparoscopia, além da cola de fibrina são recomendadas para minimizar o risco de prolapso pós-operatório. Apesar disso, a migração retrógrada e mesmo o prolapso completo da pele peniana é relativamente comum na fase pós-operatória.

A tensão na pele peniana frequentemente cria uma indentação indesejável na linha média no monte pubiano. A construção de um capuz clitoriano e de pequenos lábios é tecnicamente difícil com esse método e, como resultado, não é muitas vezes realizada no procedimento primário. Quando o processo de cicatrização segue o seu curso por aproximadamente 6 meses no pós-operatório, uma plástica do monte pubiano pode ser realizada para corrigir a reentrância na linha média no monte pubiano e um prepúcio pode ser formado para cobrir o clitóris. Esta segunda etapa também requer muitas vezes o aprofundamento do introito vaginal. Dificuldades serão encontradas utilizando esse método em um paciente circuncidado ou com um pênis pequeno, razão pela qual os enxertos adicionais de pele são recomendados.

Enxertos cutâneos livres da região genital são principalmente enxertos de pele do escroto, que podem ser extraídos sem criar um defeito adicional do sítio doador. Os enxertos de pele de espessura parcial exibem forte tendência para encolher. Por esse motivo, os enxertos de pele com espessura total normalmente devem ser preferíveis. A uretra pode fornecer também o tecido para o retalho local. Em vez de ser encurtada em nível da pele, pode ser aberta por todo seu comprimento longitudinalmente, onde indicado e integrado à pele peniana invertida. Isso torna possível a lubrificação da vagina. Quando não existe pele peniana suficiente disponível, é possível obter profundidade suficiente na vagina pelo uso da pele do escroto para criar um retalho escrotal pediculado posteriormente.

Por causa da sua textura de superfície e comprimento disponível, os retalhos intestinais pediculados são muitas vezes sugeridos como um revestimento para a neovagina. Considerando a característica mais invasiva de uma intervenção intra-abdominal adicional e as possíveis complicações que acarreta, a maioria dos cirurgiões deixou de realizar esse tipo de operação como procedimento primário. Outros procedimentos de retalho pediculado, como o retalho pudendo crural ou o retalho medial da coxa, fracassaram em obter ampla popularidade por causa da morbidade do sítio doador e espessura do retalho.

O clitóris é formado a partir da glande. Isso pode ser feito pela desepitelização parcial da glande e redução do seu tamanho. Em seguida, pode ser fixado como um retalho pediculado acima do meato uretral reconstruído.

Os grandes lábios são criados com a pele lateral residual do escroto. O tecido mole pode ser mobilizado para fornecer substância subcutânea adicional.

Método Combinado de Acordo com Schaff e Morath

Dada a complexidade da cirurgia genital em transexuais masculinos para femininos e a falta de um método cirúrgico uniforme, Schaff e Morath combinaram os componentes cirúrgicos de modo que um resultado funcional e estético otimizado pode ser obtido para o paciente. O procedimento desse método combinado padronizado é descrito a seguir. Nós podemos iniciar observando que o termo "método combinado" foi escolhido, pois o revestimento vaginal é composto de uma combinação de diferentes tipos de pele (▶ Fig. 6.1).

6.2.4 Preparo para Cirurgia

Após consulta com o endocrinologista assistente e depois da avaliação do risco de trombose no caso específico, os estrógenos são reduzidos ou descontinuados adequadamente antes da cirurgia. Na discussão de consentimento pré-operatório conduzido após a consulta inicial, o cirurgião novamente explica a técnica cirúrgica e informa ao paciente os possíveis riscos e complicações. Além dos riscos gerais da cirurgia, como infecção, hemorragia, cicatrização deficiente de feridas e úlceras decúbito, deve ser dada especial ênfase nos **seguintes aspectos**:

- Necrose em decorrência da perfusão reduzida.
- Lesões dos nervos e déficits sensoriais no clitóris resultante da lesão ao feixe neurovascular.
- Lesão nos órgãos internos adjacentes, principalmente o intestino, bexiga e uretra com fístulas resultantes.
- Falha da cicatrização do enxerto cutâneo no local.
- Encolhimento da neovagina.
- Estenose do meato.
- Necessidade de correção cirúrgica.

Os pacientes são admitidos na enfermaria 1 dia antes da cirurgia. Além dos diagnósticos pré-operatórios de rotina, os pacientes recebem uma preparação intestinal completa para minimizar o risco de infecção ou formação secundaria de fístula no evento de uma lesão intestinal que necessita de sutura.

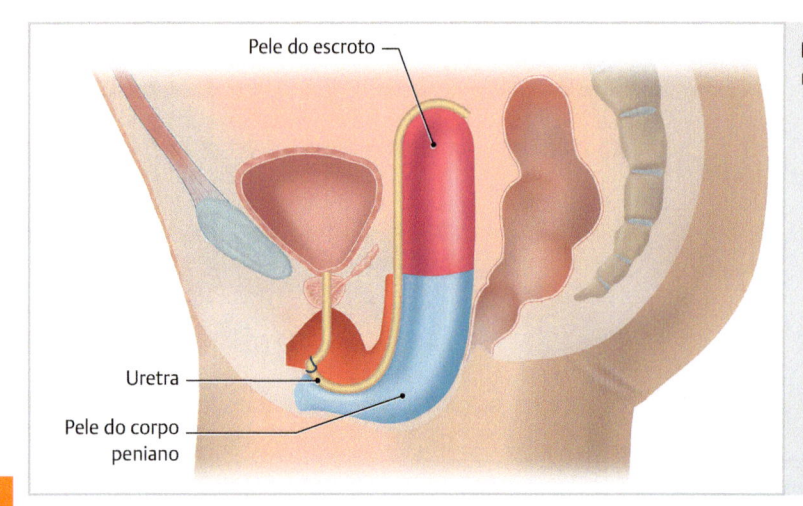

Fig. 6.1 Diagrama esquemático do revestimento da neovagina.

6.2.5 Posicionamento

Os pacientes são posicionados na mesa de operação em posição supina com as pernas abduzidas. Para a dissecção da cavidade vaginal, os pacientes são colocados em uma posição com a cabeça mais baixa. As pernas não são colocadas na posição de litotomia para evitar a síndrome compartimental. Isso é importante em um procedimento que dura, em média, de 3 a 4 horas.

6.2.6 Técnica Cirúrgica

A operação de mudança de sexo tem **dois objetivos**:

- Criação de uma neovagina sensível, lubrificante e suficientemente profunda.
- Construção de uma neovulva.

O melhor resultado funcional e estético é alcançado quando diferentes tipos de pele são utilizados em combinação para o revestimento da cavidade vaginal. A pele peniana invertida é utilizada para o introito vaginal. Como ela é utilizada apenas na região do introito, nem requer o descolamento da pele abdominal, que levaria ao risco de lesões em nervos sensoriais cutâneos, nem cria tensão sobre a sínfise púbica. Isso significa que o monte do púbis permanece completamente natural e não cicatrizado. Isso elimina em grande parte o risco de prolapso vaginal e, com ele, a necessidade de suturas profundas adicionais.

O **método combinado** é feito sem um retalho escrotal posterior, mantendo o introito livre de pelo e evitando um introito em forma de funil esteticamente pouco atraente. Portanto, a pele do escroto é utilizada como um enxerto cutâneo livre na profundidade dentro da cavidade vaginal. A pele é extraída antes da orquiectomia (▶ Fig. 6.2) e afinada antes da colocação, de forma que quase todos os folículos pilosos serão removidos. A pele do escroto pode ser extraída sem criar uma cicatriz ou defeito adicional do sítio doador, tornando-a preferível sobre qualquer outro enxerto de pele livre. Em pacientes com pênis e escrotos pequenos que não fornecem pele

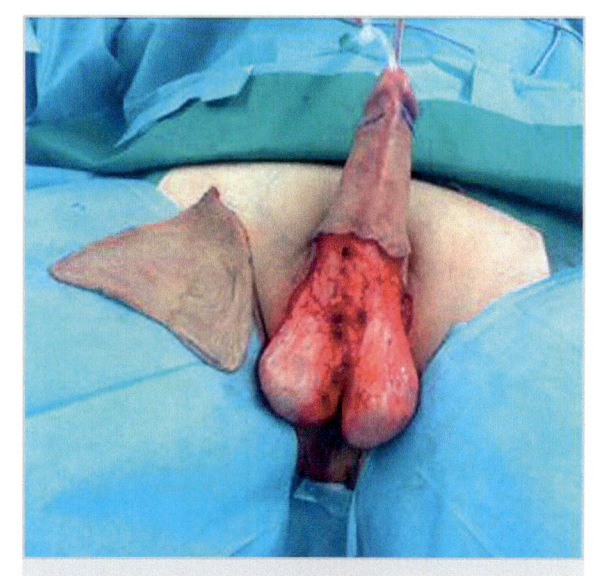

Fig. 6.2 Ressecção da pele do escroto.

suficiente, um enxerto de pele livre adicional pode ser extraído da coxa medial.

Um aspecto importante é a capacidade de a vagina produzir lubrificação. A experiência demonstrou que a pele peniana e do escroto por si só não pode fornecer isso. Como a uretra é praticamente ideal para esse propósito, ela não é ressecada. Para evitar colocar em risco a perfusão deste retalho longo e estreito, o tecido erétil da uretra (corpo esponjoso) é inicialmente deixado completamente intacto. Pode ser reduzido posteriormente, se necessário. Essa técnica obtém um revestimento suficientemente grande para a vagina, independentemente do tamanho do pênis ou se o paciente é circuncidado. A cavidade neovaginal é dissecada até o peritônio, como descrito anteriormente.

A vagina é então construída fora do corpo pela divisão longitudinal da pele peniana, invertendo-a sobre um *stent* de espuma de borracha e suturando-a à uretra dividida. A pele do escroto que foi bastante afinada é suturada na extremidade distal para completar a vagina (▶ Fig. 6.3). Apenas agora a neovagina é invertida na cavidade neovaginal.

O clitóris é formado das porções dorsais da glande e sulco coronário. Aqui, existe aproximadamente o mesmo número de terminações nervosas do que ao redor do meato uretral altamente sensível. A superfície interna do prepúcio é dividida; ambas as partes permanecem altamente sensíveis e com boa perfusão, de forma que podem ser utilizadas para formar os pequenos lábios. Toda a dissecção é realizada mediante ampliação óptica.

Uma vez que a pele peniana foi invertida sem tensão, uma incisão central de pele em forma de Y é realizada em sua base. As estruturas neurovasculares abaixo são dissecadas em duas camadas. A glande, agora reduzida em clitóris, pode ser suturada na camada interna do prepúcio por meio dessa incisão (▶ Fig. 6.4a-c). Deste modo, todo o complexo do prepúcio, do clitóris e dos pequenos lábios é criado no procedimento primário. O resultado é um clitóris com um aspecto natural e capuz protetor tal como seu equivalente biológico.

6.2.7 Curativo Pós-Operatório

Dois ou três cateteres femininos descartáveis são inseridos no *stent* de espuma de borracha situado dentro da neovagina no final da operação. Os cateteres pressionam o *stent* firmemente enrolado separadamente, aumentando a pressão sobre o enxerto de pele de espessura total. No entanto, essa pressão não é suficiente para colocar em risco o epitélio uretral pediculado ou a uretra invertida.

O complexo clitóris-lábios é cuidadosamente mantido em seu formato ideal com o auxílio de pequenas cunhas de espuma de borracha. As cunhas também são fixadas no lugar com suturas temporárias (▶ Fig. 6.5). Uma almofada de espuma é fixada sobre a vulva para prevenir o edema ou deslocamento. Isso também é feito para assegurar que o paciente possa ser mobilizado imediatamente.

6.2.8 Fase Pós-Operatória

A perfusão pós-operatória do clitóris e dos pequenos lábios é monitorada diariamente. Se estase venosa ou perfusão reduzida é detectada, as cunhas de espuma de borracha suturadas serão removidas imediatamente. Entretanto, geralmente podem ser deixadas *in situ*. De modo geral, os pacientes podem ser mobilizados imediatamente no pós-operatório. O curativo suturado e o *stent* são removidos completamente no 5º dia do pós-operatório. Posteriormente, a neovagina é lavada diariamente com solução salina e compressas saturadas com pomada são inseridas. Uma combinação de pomadas enzimáticas e

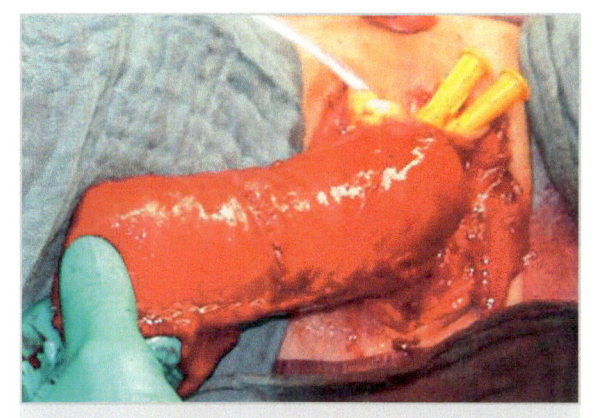

Fig. 6.3 A neovagina é revestida com três diferentes tipos de pele.

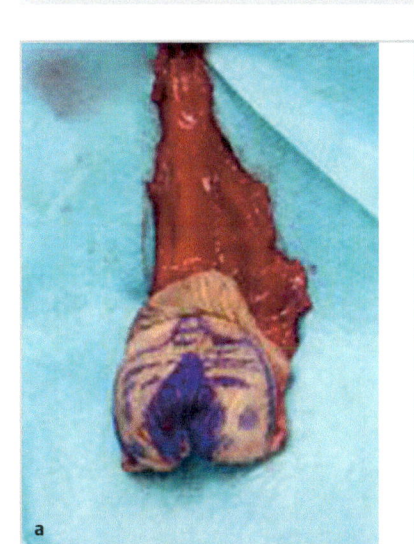

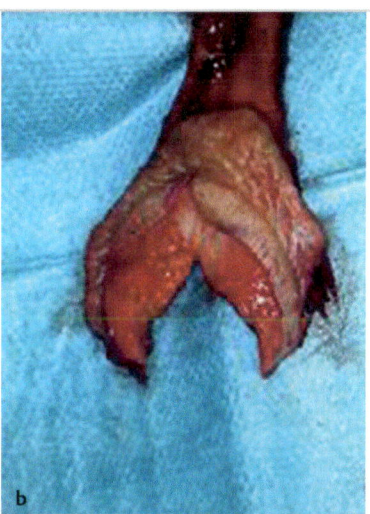

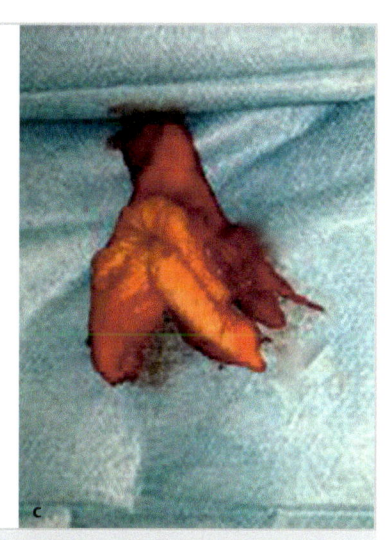

Fig. 6.4 Construindo o neoclitóris a partir da glande do pênis. **(a)** Glande dissecada pediculada sobre o feixe neurovascular e marcada para a construção subsequente do neoclitóris. **(b)** Achados após ressecção parcial e desepitelização de acordo com o planejamento pré-operatório. **(c)** Achados após aproximação e sutura das novas *crura* do clitóris.

antibacterianas é recomendada. O cateter urinário de demora pode ser removido assim que o meato uretral estiver totalmente cicatrizado.

A dilatação é iniciada uma vez que as feridas na neovagina foram estabilizadas. Isso é realizado com vários tamanhos de *stents* de espuma de borracha, que são fornecidos ao paciente para uso domiciliar (▶ Fig. 6.6). Durante sua permanência na enfermaria, os pacientes são gradualmente familiarizados com sua nova anatomia e com o cuidado adequado da ferida. São liberados apenas quando demonstram capacidade para limpar suas feridas, incluindo a lavagem vaginal, dilatação e inserção dos espaçadores. A permanência na enfermaria é em média de aproximadamente 14 dias.

6.2.9 Cuidado Pós-Operatório

O cuidado pós-operatório completo pelos próprios pacientes é crucial para alcançar bons resultados e duradouros. Para prevenir a cicatrização e encolhimento da vagina, os pacientes devem ser instruídos a dilatar a vagina pelo menos três vezes ao dia por um período de 6 meses e depois usar a ducha vaginal ou consistentemente inserir um espaçador. Após a cicatrização completa das feridas, as pomadas utilizadas inicialmente podem ser substituídas por pomadas contendo pantenol e estrógeno (▶ Fig. 6.7, ▶ Fig. 6.8).

6.2.10 Cirurgia Corretiva

Deve-se oferecer aos pacientes a oportunidade de ter o resultado cirúrgico otimizado somente após no mínimo 6 meses de pós-operatório. A otimização concentra-se principalmente nos seguintes aspectos: o tecido erétil da uretra invertida é muitas vezes visivelmente bastante proeminente no introito, principalmente quando o

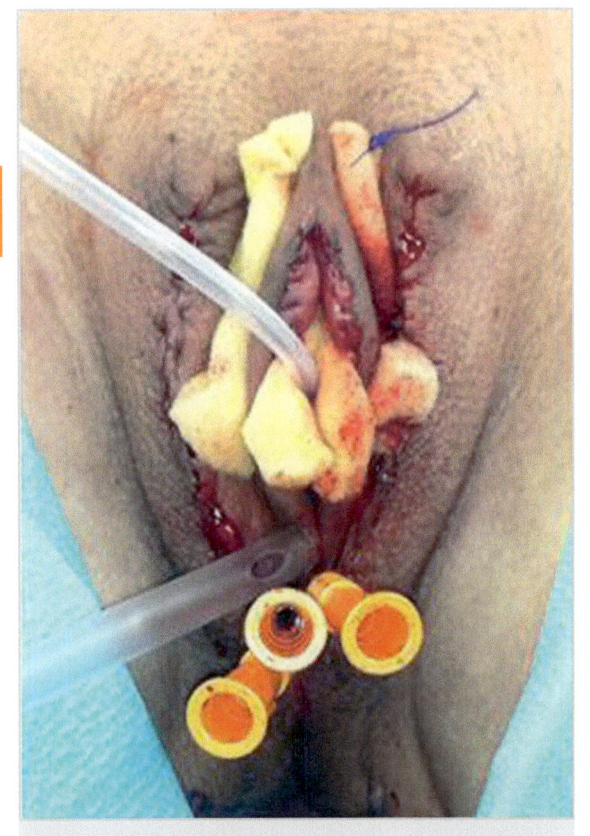

Fig. 6.5 Formação da vulva com inserções de espuma de borracha suturadas na área.

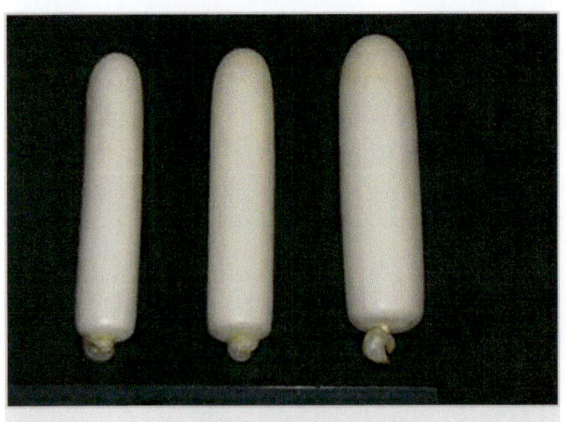

Fig. 6.6 *Stents* para dilatação pós-operatória.

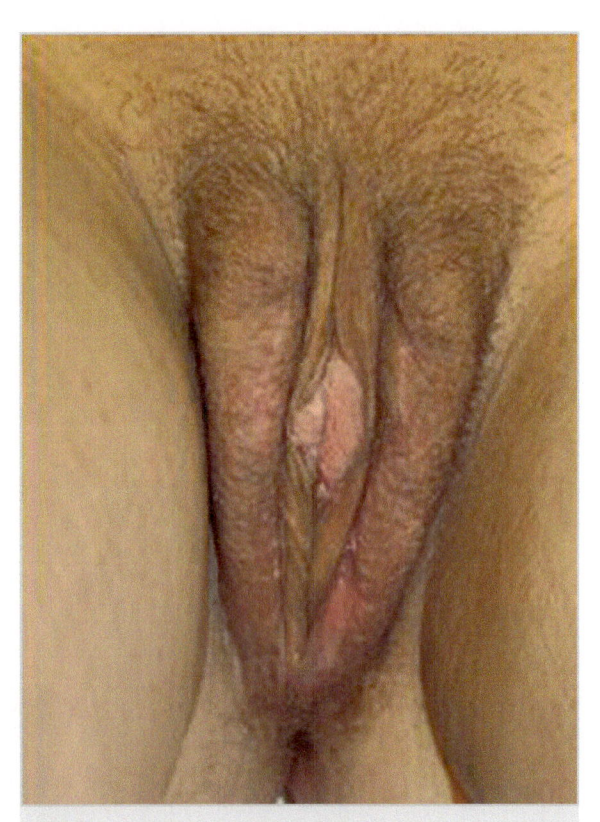

Fig. 6.7 Neovulva após 6 meses de operação.

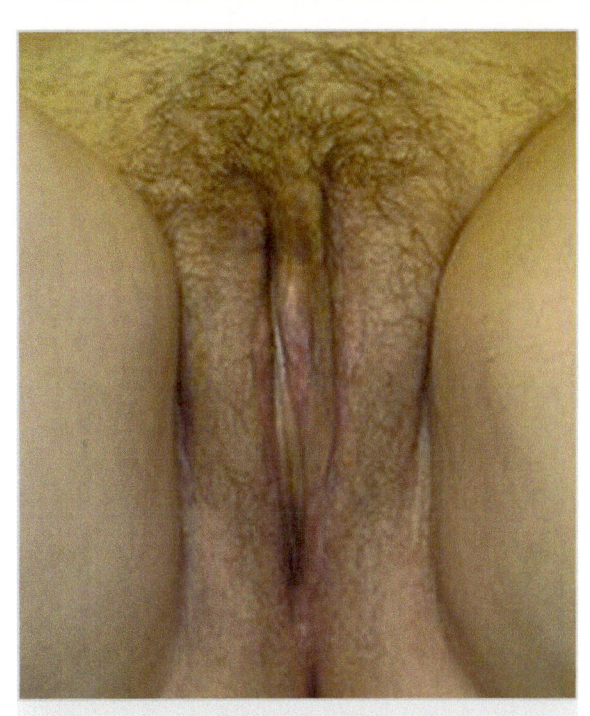

Fig. 6.8 Neovulva após 8 meses da operação.

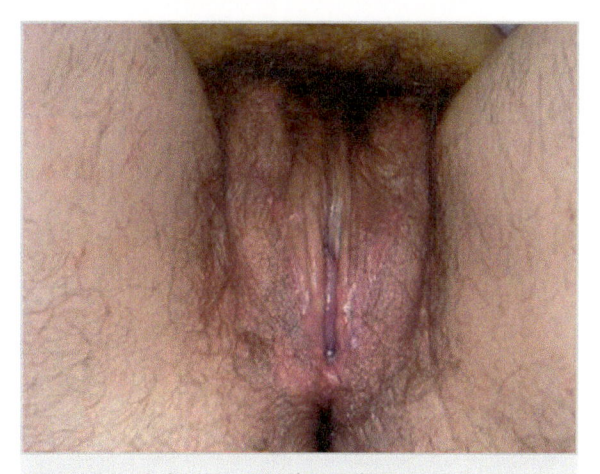

Fig. 6.9 Neovulva 11 meses depois da cirurgia corretiva.

paciente está excitado. A redução do corpo esponjoso é indicada nesses casos. A comissura posterior do introito vaginal é frequentemente muito estreita e pode ser expandida com uma simples V-Y plastia que encurta o períneo. Outras queixas comuns incluem pregas de pele excedente (frequentemente referidas como orelhas de cachorro) nos grandes lábios que podem ser ressecadas. Se necessário, podem ser feitas correções no meato uretral, se o fluxo de urina for desviado ou a assimetria labial puder ser abordada (▶ Fig. 6.9).

6.2.11 Complicações

A hemorragia intraoperatória pode ser significativamente reduzida pela infiltração pré-operatória e intraoperatória com solução salina contendo adrenalina. A secção dos vasos antes da avulsão por dissecção romba e a aplicação de compressão no pós-operatório reduzem ainda mais o risco de sangramento significativo. No entanto, a profilaxia da trombose é invariavelmente indicada.

A perfusão deficiente está entre as complicações perioperatórias mais comuns e pode levar ocasionalmente à cicatrização deficiente de feridas (▶ Fig. 6.10), necrose e cicatrização excessiva. Na região vulvar, isso ocasionalmente produz assimetria dos grandes e pequenos lábios (▶ Fig. 6.11) ou mesmo necrose do neoclitóris. Isso é muitas vezes atribuído ao dobramento do longo pedículo vascular ou compressão dele por um hematoma. A cicatrização comprometida com feridas superficiais geralmente pode ser tratada de modo conservador.

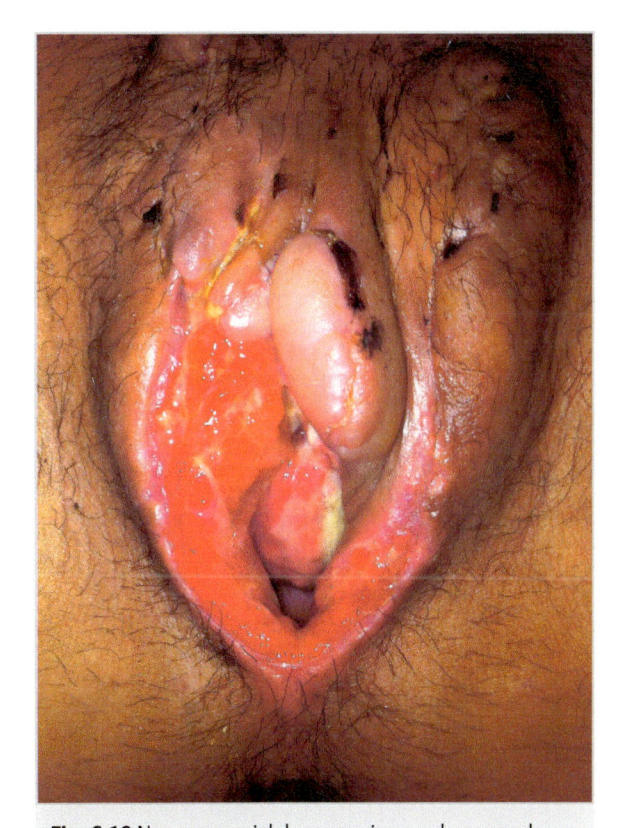

Fig. 6.10 Necrose parcial da neovagina e vulva causada pela perfusão pós-operatória deficiente.

Nota

Os procedimentos cirúrgicos corretivos, como desbridamento, fechamento secundário de feridas ou correções da cicatriz, devem ser considerados na presença de achados extensos para assegurar um resultado pós-operatório ideal.

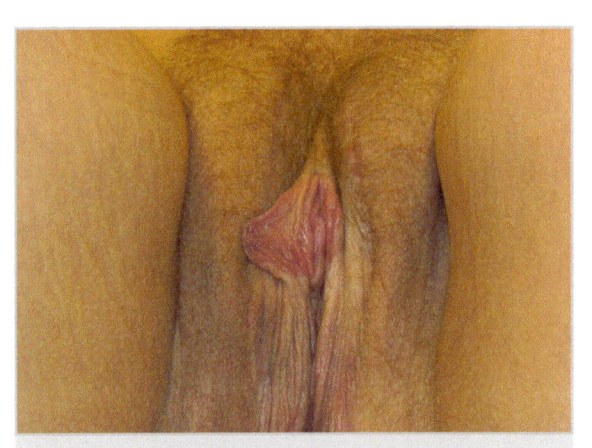

Fig. 6.11 Assimetria labial causada pela necrose pós-operatória unilateral do pequeno lábio esquerdo.

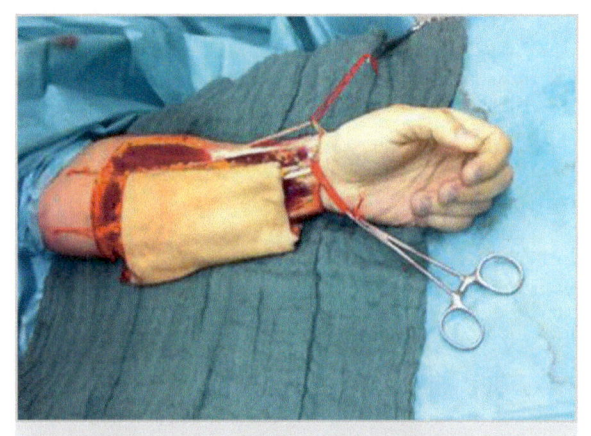

Fig. 6.12 Dissecção do retalho radial do antebraço para construção de um falo.

Entretanto, muito mais graves são aquelas complicações que levam a deficiências funcionais da neovagina e afetam sua profundidade, largura e elasticidade. O prolapso parcial ou total da pele peniana pode ocorrer, principalmente com a **técnica de inversão da pele peniana**. Quando a largura e a profundidade da neovagina não são suficientes, outros enxertos de pele de espessura total podem melhorar a capacidade do paciente de ter relações sexuais e fornecer alívio da dispareunia.

O problema de **estenose meatal** por cicatrização geralmente ocorre com a técnica de inversão peniana, pois essa técnica produz uma cicatriz circular. O problema ocorre significativamente com menos frequência na técnica combinada, pois produz apenas uma cicatriz semicircular.

O risco de lesão às estruturas adjacentes depende essencialmente da experiência do cirurgião. As **infiltrações** regulares de **adrenalina** são úteis para manter boa exposição no plano profundo durante a dissecção cortante e romba combinada. Se uma lesão intestinal ocorrer apesar disso, ela pode ser suturada normalmente e o reparo permanente assegurado quando foi realizado o preparo intestinal pré-operatório adequado.

Para prevenir as **complicações causadas pelo posicionamento do paciente**, deve-se evitar colocar o paciente na posição de litotomia. Normalmente, é completamente suficiente posicionar o paciente com as pernas abduzidas. Porém, mesmo o posicionamento ideal não irá prevenir toda lesão, razão pela qual isto deve ser mencionado durante a discussão de consentimento pré-operatório.

6.3 Transexualismo Feminino para Masculino

6.3.1 Fundamentos

U. M. Rieger, G. Djedovic, M. Sohn, S. Morath, J. Schaff

A cirurgia de mudança de sexo feminino para masculino em paciente transexual envolve uma série de intervenções em várias regiões do corpo. Não existe um único "estado da arte" reconhecido para a sequência dos procedimentos ou mesmo para as técnicas empregadas. Em cada caso, os aspectos funcionais e também estéticos devem ser considerados. Uma estratégia de tratamento cirúrgico adaptada para um paciente específico é estabelecida ao longo das discussões detalhadas com a paciente.

A construção de uma estrutura similar a um pênis em um transexual feminino para masculino invariavelmente requer a enxertia ou transposição extensa de tecido. Só assim é possível formar um produto que se assemelha ao membro masculino. Este falo nunca será um pênis verdadeiro, mas apenas será parecido com um. Funcionalmente, permitirá a micção na posição em pé, fornecerá sensibilidade erótica e tornará a penetração possível.

O retalho radial do antebraço com suas muitas variações distintas é atualmente a técnica mais comum no mundo para esse objetivo. O retalho radial do antebraço pode ser transplantado rapidamente e de forma confiável. Tentativas de extrair um componente ósseo do rádio, assim como enrijecer o constructo fracassaram em alcançar o sucesso desejado, com o resultado de que esta técnica exigirá sempre a colocação adicional de um implante peniano (▶ Fig. 6.12).

O retalho fibular osteofasciocutâneo foi durante muito tempo preferido como alternativa. Esse retalho inclui uma porção da fíbula com até 20 cm de comprimento, assegurando rigidez suficiente para a relação sexual. No entanto, a inervação do retalho é incerta por causa do curso altamente variável do nervo cutâneo sural lateral (▶ Fig. 6.13a,b).

> **Nota**
> Considerando também o curso altamente variável da artéria, o defeito do sítio doador mais significativamente extenso e as possíveis complicações, este retalho deve ser utilizado somente para reconstruir o tecido autólogo em casos selecionados.

Uma alternativa é o retalho anterolateral da coxa (ALT). Este retalho pode ser levantado como um retalho em ilha fasciocutânea pediculada e rodado para a região genital ou utilizado como um retalho livre (▶ Tabela 6.1).

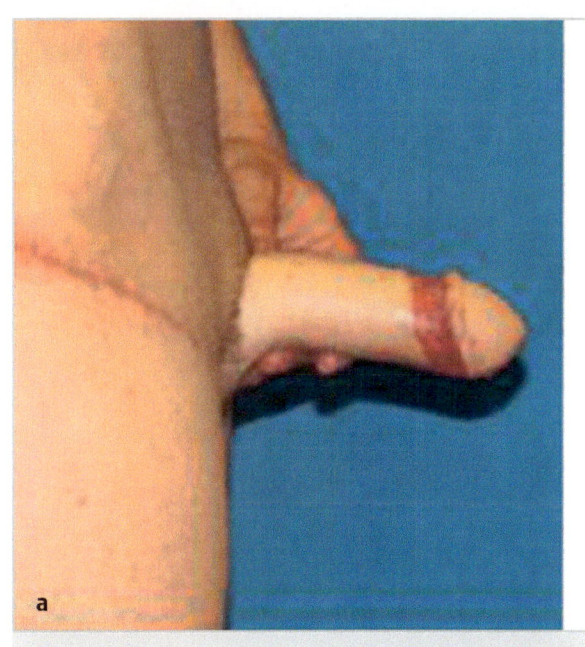

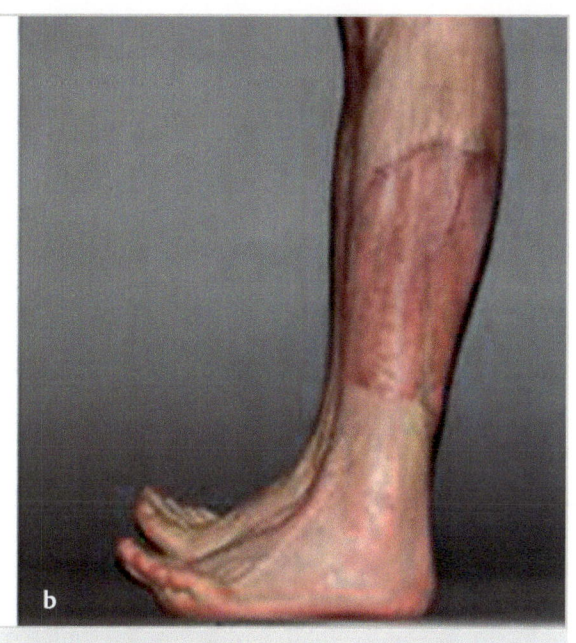

Fig. 6.13 Neofalo formado a partir de um retalho fibular osteofasciocutâneo. **(a)** Falo após 6 meses de pós-operatório. **(b)** Local doador na parte inferior da perna 6 meses após a cirurgia.

Sequência dos Procedimentos Cirúrgicos

A sequência dos procedimentos cirúrgicos na mudança do sexo feminino para masculino inclui essencialmente quatro etapas. Dependendo do retalho selecionado, é melhor obter os estudos de angiografia por tomografia computadorizada (CT) ou de ressonância magnética (MRI) pré-operatórios da anatomia vascular.

1. Mastectomia subcutânea, em casos aplicáveis em combinação com uma colpectomia, histerectomia vaginal, ovariectomia, possível extensão uretral e construção de uma uretra a partir de um enxerto de pele de espessura total.
2. Construção de um neofalo utilizando um retalho microvascular livre (como um retalho radial de antebraço) ou retalho pediculado (como um retalho ALT), em casos aplicáveis em combinação com a reconstrução da glande. O tórax pode ser corrigido nessa sessão ou em uma das intervenções seguintes.
3. Escrotoplastia, implantes testiculares e reconstrução da glande.
4. Colocação de um implante peniano.

Tabela 6.1 Comparação do retalho radial do antebraço e retalho ALT para construção de um falo

	Retalho radial do antebraço	Retalho ALT
Sensibilidade	+++	++
Técnica	Padrão, anatomia constante	Médio, mas a anastomose vascular não é necessária
Tamanho	Frequentemente muito pequeno	Muitas vezes inicialmente espesso
Cicatrizes, defeito do sítio doador	Prontamente visível	Facilmente ocultável
Prótese	Sempre necessária	Geralmente necessária
Duração da cirurgia	6,2 h (5,1-8,2)	4,8 h (4,2-6,3)

Abreviatura: ALT, coxa anterolateral.
++ apenas sensação protetora, +++ sensibilidade protetora e erótica.

Mastectomia

A mastectomia pode ser realizada utilizando diferentes procedimentos cirúrgicos, dependendo da situação anatômica. Para selecionar o método ideal para uma paciente, deve-se considerar tanto o tamanho da glândula mamária como a quantidade de pele excedente que permanecerá após a remoção da mama. A regra geral é que quanto maior a ptose, menos elástica será a pele e menos pode ser esperado que encolha. Consequentemente, quanto maior a ptose, mais invasiva deve ser a técnica e maior quantidade de cicatriz será produzida para alcançar o mesmo efeito.

O aspecto comum de todas as técnicas de mastectomia na mudança de sexo é que, além da remoção da glândula mamária em si com a eliminação de qualquer excesso de pele, o complexo mamilo-areolar e o mamilo em si devem ser reduzidos e o sulco submamário deve ser removido. Em mamas juvenis pequenas, a glândula pode ser removida por uma incisão na margem areolar, que fornece também uma oportunidade para a redução simultânea da aréola. O sulco submamário é eliminado por lipoaspiração.

Em mamas grandes e ptóticas, a mastectomia subcutânea também é realizada por meio de uma incisão areolar, mas esse procedimento é combinado com uma redução periareolar para eliminar o excesso de pele. Aqui, também, o sulco submamário é simultaneamente eliminado por lipoaspiração. Conforme o tamanho e a ptose da mama aumentam, o manto remanescente de pele deve ser reduzido consideravelmente. A redução periareolar sozinha já não é suficiente em tais casos. O complexo mamilo-areolar deve ser convertido em um retalho adipocutâneo pediculado inferiormente e avançado superiormente. Na área em que existe risco de perfusão reduzida no complexo mamilo-areolar, a mastectomia é realizada com a criação de um retalho livre de mamilo.

Em todas as técnicas cirúrgicas descritas, a lipoaspiração é recomendada para remover o excesso de gordura adicional, incluindo a gordura perimamária. Como as intervenções de mudança de sexo são realizadas sequencialmente, as correções da mama, como o contorno de irregularidades ou remoção de excesso de gordura residual, podem ser feitas no âmbito das intervenções subsequentes.

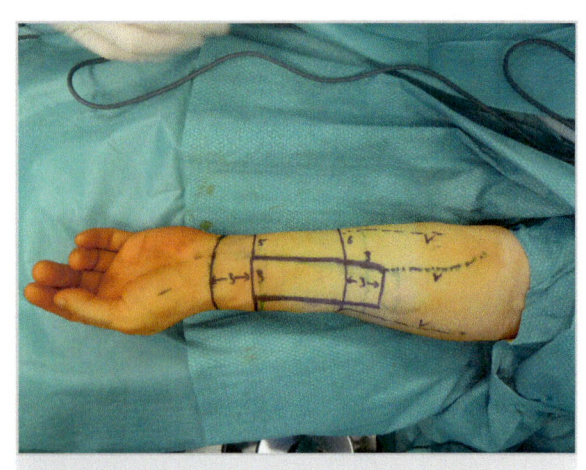

Fig. 6.14 Faloplastia com retalho radial do antebraço (RFFP): modelo de retalho de acordo com Gottlieb e Levine: marcações pré-operatórias.

Histerectomia e Ovariectomia

A histerectomia e a ovariectomia são realizadas de acordo com os métodos ginecológicos padrões, tanto como procedimentos abertos ou laparoscópicos. Aqui, nós recomendamos ao leitor as respectivas obras de referência padrão no campo da ginecologia.

6.3.2 Faloplastia com Retalho Radial do Antebraço

U. M. Rieger, S. Morath, J. Schaff, G. Djedovic, M. Sohn

O conceito cirúrgico descrito aqui para a construção de um neofalo a partir de um retalho radial do antebraço microvascular livre segue o conceito desenvolvido pelo Markus Hospital em Frankfurt am Main, Alemanha (U. M. Rieger, MD, Associate Professor). A operação é realizada como um procedimento interdisciplinar por duas equipes de cirurgia simultaneamente, uma equipe de cirurgia plástica e uma equipe de urologia. A equipe de urologia realiza a vaginectomia ou colpocleise e prepara as estruturas neovasculares receptoras para a coaptação (a artéria e a veia epigástrica inferior, os nervos dorsais do clitóris e a veia safena magna).

A equipe de cirurgia plástica extrai o retalho radial do antebraço a partir do antebraço não dominante. Um **teste de Allen** é absolutamente indicado antes da cirurgia. O retalho pode ser obtido sem estudos diagnósticos adicionais somente na ausência de achados anormais. Caso contrário, exames complementares, como a ultrassonografia duplex colorida ou a angiografia, são indicados para avaliar a situação vascular no antebraço.

Vários métodos de construção do falo a partir do retalho radial do antebraço foram descritos na literatura. As técnicas cirúrgicas mais familiares são aquelas descritas de acordo com Chang e Hwang[10] e de acordo com Gottlieb e Levine[16] (▶ Fig. 6.14).

Os dois modelos de retalho diferem principalmente na posição da neouretra e na oportunidade para realizar uma reconstrução simultânea da neoglande. Por esse motivo, o conceito cirúrgico de Frankfurt favorece a técnica cirúrgica descrita por Gottlieb e Levine[16] para a maioria dos casos.

Isso envolve obter um retalho radial do antebraço de modo característico. O modelo de rolo em um rolo com a neouretra enrolada dentro do retalho requer um retalho extenso.

> **Cuidado**
>
> É importante assegurar que mesmo os menores ramos musculares subfasciais e a fáscia do antebraço estão incluídos no retalho.

Vários ramos do ramo superficial do nervo radial correm ao longo do aspecto radial do antebraço. De modo geral, dois desses ramos podem ser incluídos no retalho e um ramo pode ser quase sempre poupado.

Com uma largura de 3 cm, a neouretra está localizada na porção média, acima do eixo vascular da artéria radial. Em ambos os lados estão situados duas faixas desepitelizadas de derme, cada uma com aproximadamente 0,5 cm de largura. O retalho mede 10 cm de comprimento, com uma largura proximal de 6 cm e uma largura distal de 5 cm. Ambas as bordas laterais do retalho são fechadas ao redor da neouretra para formar um neofalo. O falo concluído exibirá suturas longitudinais dorsais e ventrais (▶ Fig. 6.15a-d, ▶ Fig. 6.16, ▶ Fig. 6.17, ▶ Fig. 6.18).

Construção da Neoglande

Após o neofalo ser concluído, a glande é criada com um diâmetro de 3 cm a partir de um grande retalho local circular. A uretra é então estendida distalmente para a

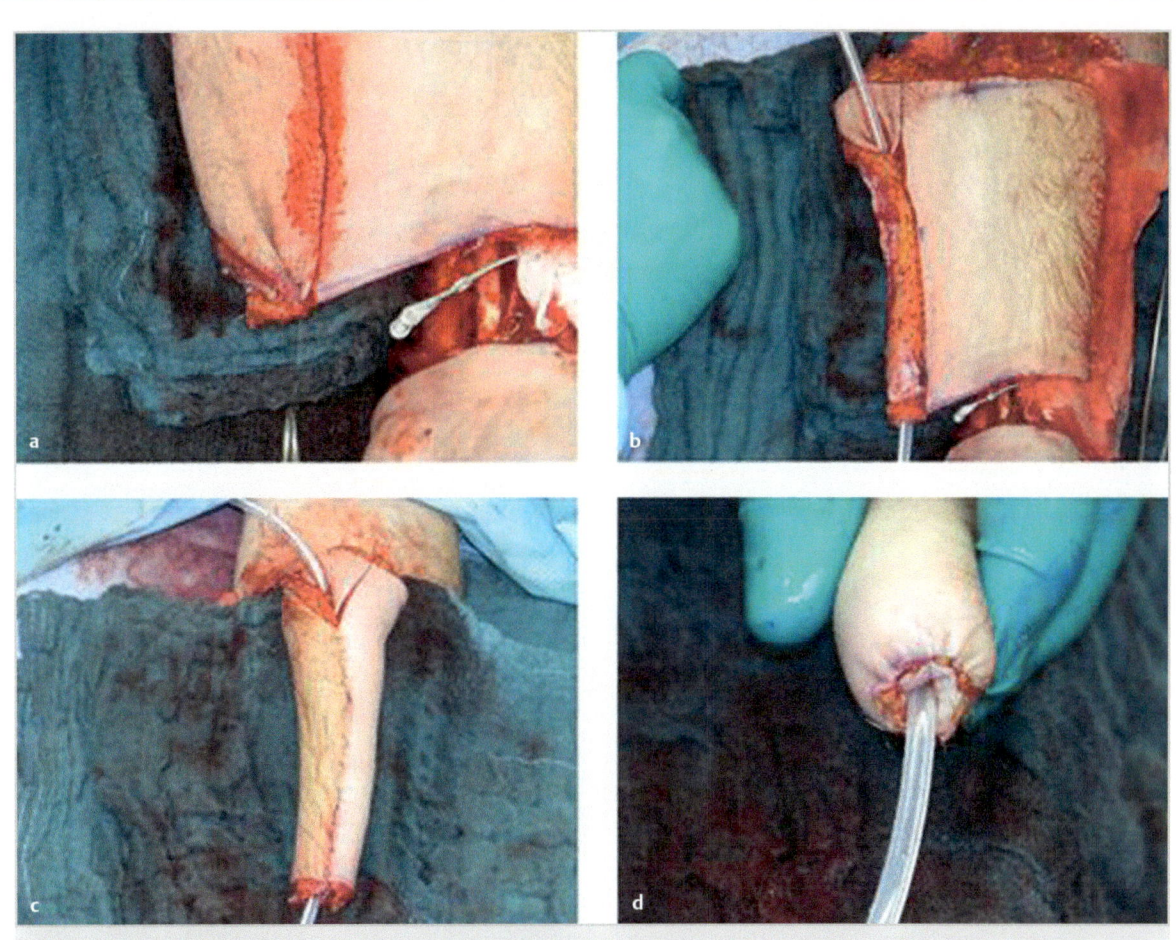

Fig. 6.15 Reconstrução da uretra com um retalho radial do antebraço. **(a)** Retalho radial do antebraço dissecado, cuja margem lateral é utilizada na construção de uma neouretra. **(b)** Achados após incisão longitudinal da pele. Um cateter de silicone é inserido e a borda lateral do retalho é enrolada para criar uma uretra. **(c)** Achados após construção da uretra e rolamento dela para dentro da porção remanescente do retalho radial do antebraço. **(d)** Achados após conclusão do rolamento e coaptação das porções distais do retalho.

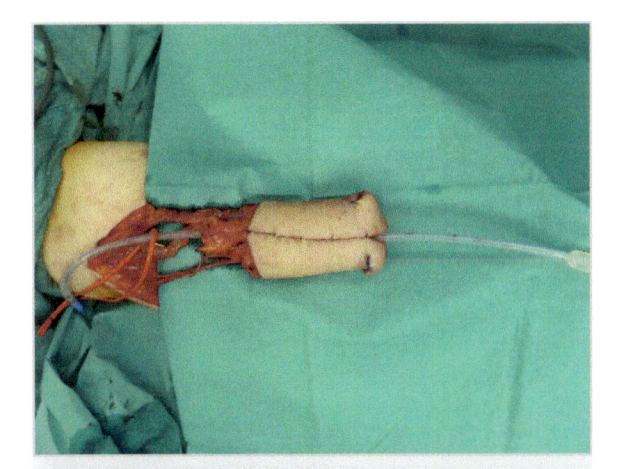

Fig. 6.16 Retalho radial do antebraço enrolado, pouco antes da ligação.

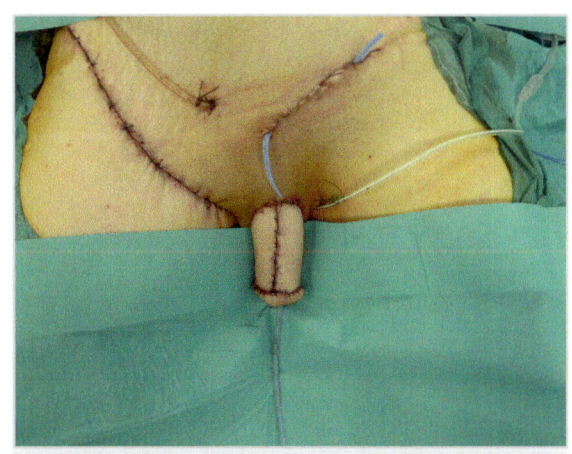

Fig. 6.17 Faloplastia com retalho radial do antebraço com anastomoses microvasculares no final da operação.

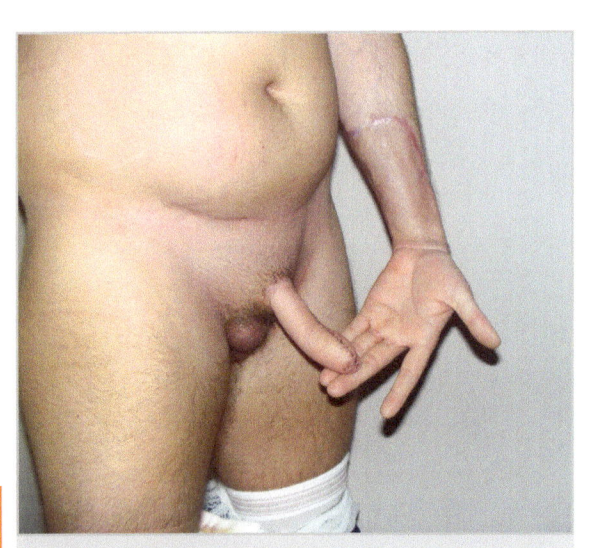

Fig. 6.18 Achados pós-operatórios após faloplastia radial do antebraço.

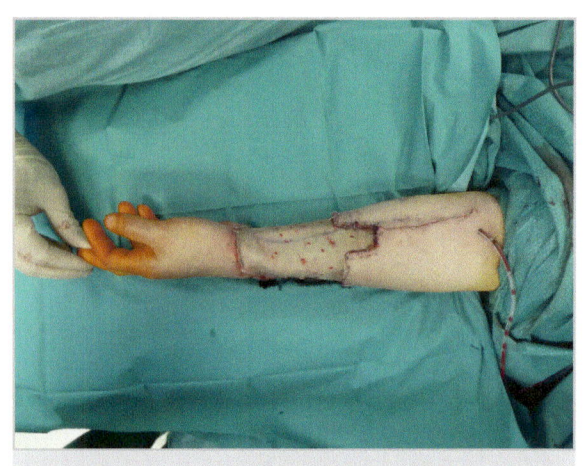

Fig. 6.19 O sítio doador do antebraço é coberto com um enxerto de pele de espessura total a partir da região inguinal.

neoglande cerca de 1 a 1,5 cm por desepitelização. O defeito do sítio doador no antebraço é fechado com um enxerto de pele de espessura total a partir da região inguinal (▶ Fig. 6.19).

O sulco coronário pode ser reconstruído com um enxerto de pele de espessura parcial em um segundo procedimento várias semanas depois (▶ Fig. 6.20). Isso pode ser combinado com outras intervenções.

Vaginectomia ou Colpocleise

Enquanto o retalho está sendo criado e o falo construído, uma cistotomia suprapúbica é realizada e o clitóris e a uretra são dissecados. A uretra é estendida até a glande do clitóris pela formação de um tubo a partir da pele sem pelos e bem vascularizada do vestíbulo vaginal e dos pequenos lábios. A glande do clitóris é desepitelizada, dissecada para fora da sínfise púbica e mobilizada a partir do tecido circundante até o tecido erétil. Os nervos dorsais do clitóris são expostos e identificados com ligaduras. Esses nervos são coaptados depois aos ramos sensoriais dos nervos cutâneos do retalho radial do antebraço por meio de neurorrafias terminolaterais.

A parede vaginal é então infiltrada com uma solução de adrenalina diluída, após a qual a vagina é completamente removida por ressecção circular mediante controle retal digital e com a bexiga completamente vazia. Os pequenos lábios remanescentes também são removidos e o períneo é fechado em camadas. A pele dos grandes lábios é deixada *in situ* para fornecer uma estrutura similar ao escroto para a colocação subsequente de implantes testiculares.

Agora, o falo é transferido para a região perineal. A artéria e a veia radial são anastomosadas para a artéria e veia epigástrica inferior profunda sob a operação de um microscópio. Além disso, uma ou duas veias superficiais a partir do retalho radial do antebraço são anastomosadas à veia safena magna e, em casos aplicáveis, às veias de confluência venosa, com o auxílio de um acoplador venoso. Os nervos cutâneos do retalho radial do antebraço são coaptados aos nervos clitorianos com neurorrafias terminolaterais como descrito anteriormente. Finalmente, a anastomose terminoterminal é realizada entre a neouretra e a uretra feminina estendida.

Escrotoplastia, Implantes Testiculares e Implantes Penianos

Fístulas ou estenoses da neouretra que precisem de correção não são raras. Em tais casos, a cirurgia de revisão é realizada aproximadamente 8 a 12 semanas após a operação inicial. Os implantes testiculares e penianos devem ser colocados, no mínimo, 6 meses após a cicatrização da uretra e somente quando há sensibilidade tátil protetora no falo. Em termos técnicos, o componente erétil do implante peniano é encoberto por um constructo tubular de Dácron® ajustado que é fixado ao periósteo do osso do púbis (▶ Fig. 6.21).

A reconstrução com prótese do escroto envolve a colocação de implantes testiculares osmoticamente ativos nos grandes lábios. Esses implantes aumentam de tamanho até atingir as dimensões de testículos normais ao longo de 3 semanas.

Em outra operação, após cerca de 3 meses, o implante peniano é ativado pela implantação do mecanismo de bomba escrotal e do reservatório paravesical. Um dos implantes testiculares é removido para facilitar esse procedimento. O mecanismo de bomba é implantado na cápsula (▶ Fig. 6.22).

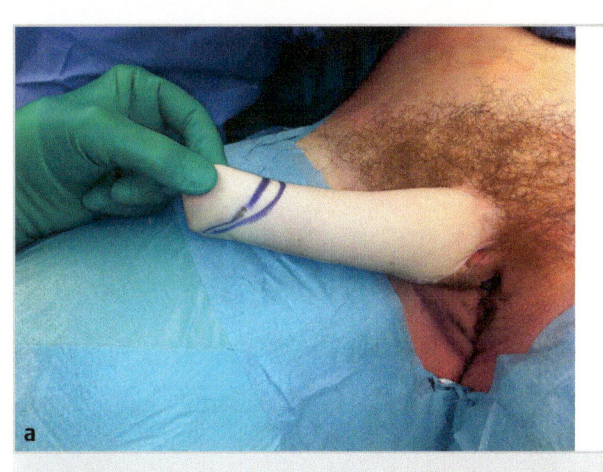

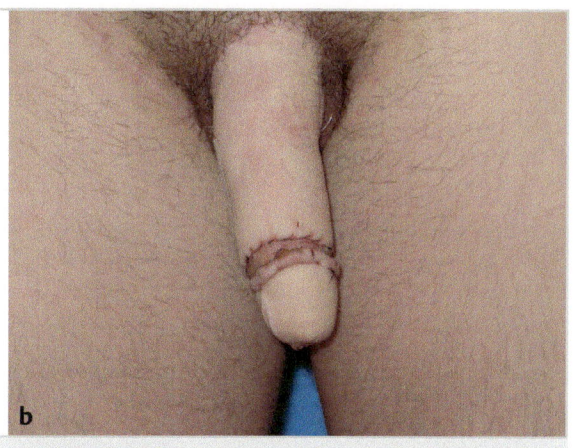

Fig. 6.20 (a) Achados intraoperatórios após faloplastia radial do antebraço com marcações para a construção da neoglande. **(b)** Achados pós-operatórios após construção da neoglande (2 semanas).

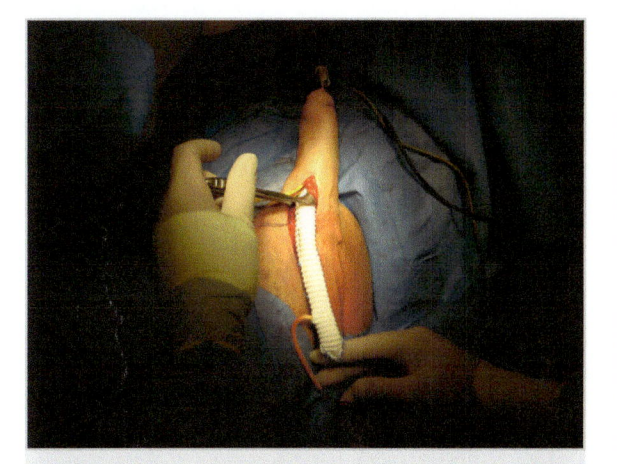

Fig. 6.21 Inserção do componente erétil em um constructo tubular de Dácron® no neofalo.

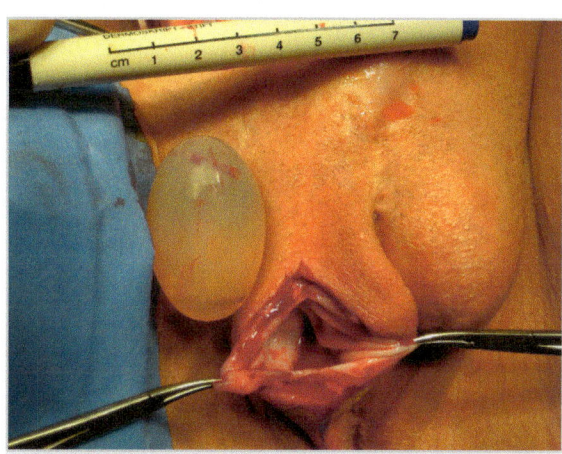

Fig. 6.22 Um implante testicular é removido e um mecanismo de bomba para o implante peniano hidráulico é colocado no neoescroto direito.

6.3.3 Faloplastia com Retalho Pediculado Anterolateral da Coxa

J. Schaff, S. Morath

Com o retalho anterolateral da coxa (ALT), a uretra não pode ser enrolada como no retalho radial do antebraço, pois a pele da coxa é muito rígida. Portanto, ela deve ser sempre criada com um enxerto de pele de espessura total. O enxerto cutâneo necessário pode ser extraído da porção inferior do abdome, região inguinal ou mama durante a mastectomia (▶ Fig. 6.23a-f).

Após o afinamento considerável do enxerto, este é enrolado ao redor de um cateter e implantado subcutaneamente no que mais tarde se tornará o enxerto ALT, geralmente na coxa não dominante (▶ Fig. 6.24a-c). A paciente deve então lavar o tubo assim criado, realizar a dilatação e manter sua permeabilidade com um cateter de silicone de demora por 6 meses.

No início da faloplastia, a uretra pré-formada é inspecionada endoscopicamente para verificar se está intacta e em boa condição. Apenas deste modo é possível obter uma anastomose uretral confiável. A uretra é estendida durante a primeira operação pelo rolamento do sulco uretral sobre um cateter.

O retalho é em seguida levantado como um retalho fasciocutâneo com o ramo descendente da artéria e veia femoral circunflexa lateral e seus perfurantes. Muitas vezes as artérias perfurantes correm pelo vasto lateral,

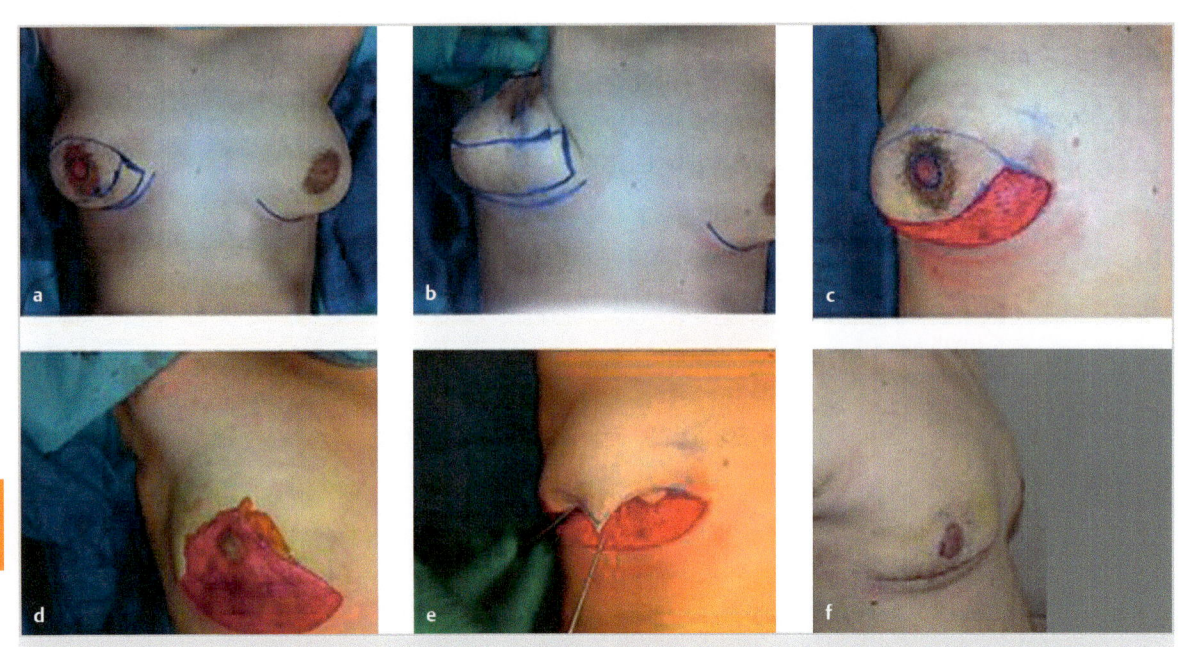

Fig. 6.23 Mastectomia subcutânea com um mamilo inferiormente pediculado. Um enxerto cutâneo de espessura total é simultaneamente extraído para a pré-formação da uretra. **(a)** Marcações pré-operatórias para a mastectomia subcutânea com um mamilo inferiormente pediculado. **(b)** Marcação do sítio doador para o enxerto de pele de espessura total. **(c)** Extração do enxerto de pele de espessura total. **(d)** Desepitelização do pedículo inferior. **(e)** Tunelamento subcutâneo e posicionamento do mamilo. **(f)** Achados pós-operatórios.

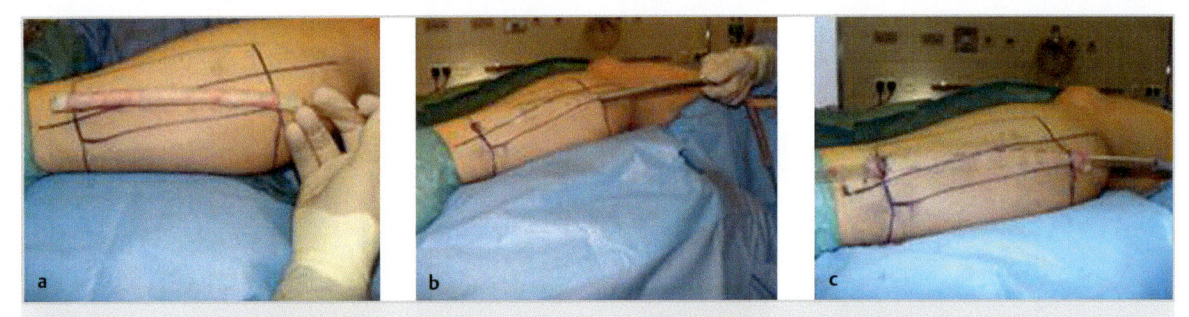

Fig. 6.24 Pré-formação da uretra na parte inferior da perna em um retalho fibular livre. **(a)** Enxerto de pele de espessura total enrolado sobre um cateter. **(b)** Colocação subcutânea do enxerto por meio de um túnel. **(c)** Achados após colocação e sutura do enxerto.

de modo que uma porção desse músculo também deve ser levantada. O constructo é então puxado por baixo do reto femoral e sartório, entregue à região do púbis e suturado no local (▶ Fig. 6.25a-c).

O nervo femoral lateral que também foi extraído é em seguida coaptado aos nervos do clitóris com as suturas terminolaterais e terminoterminais (▶ Fig. 6.26).

A uretra pré-formada pode ser depois anastomosada à uretra estendida. O defeito no sítio doador é coberto com um enxerto de pele de espessura total a partir da coxa medial proximal contralateral. A operação geralmente tem a duração de 4 a 5 horas. O monitoramento clínico contínuo é essencial na fase pós-operatória. As complicações relacionadas com a perfusão são raras. De modo geral, os retalhos são muito volumosos em consequência da camada espessa de tecido adiposo subcutâneo na coxa feminina. O retalho pode ser afinado por lipoaspiração durante a terceira operação em conjunto com a reconstrução da glande e escrotoplastia (▶ Fig. 6.27).

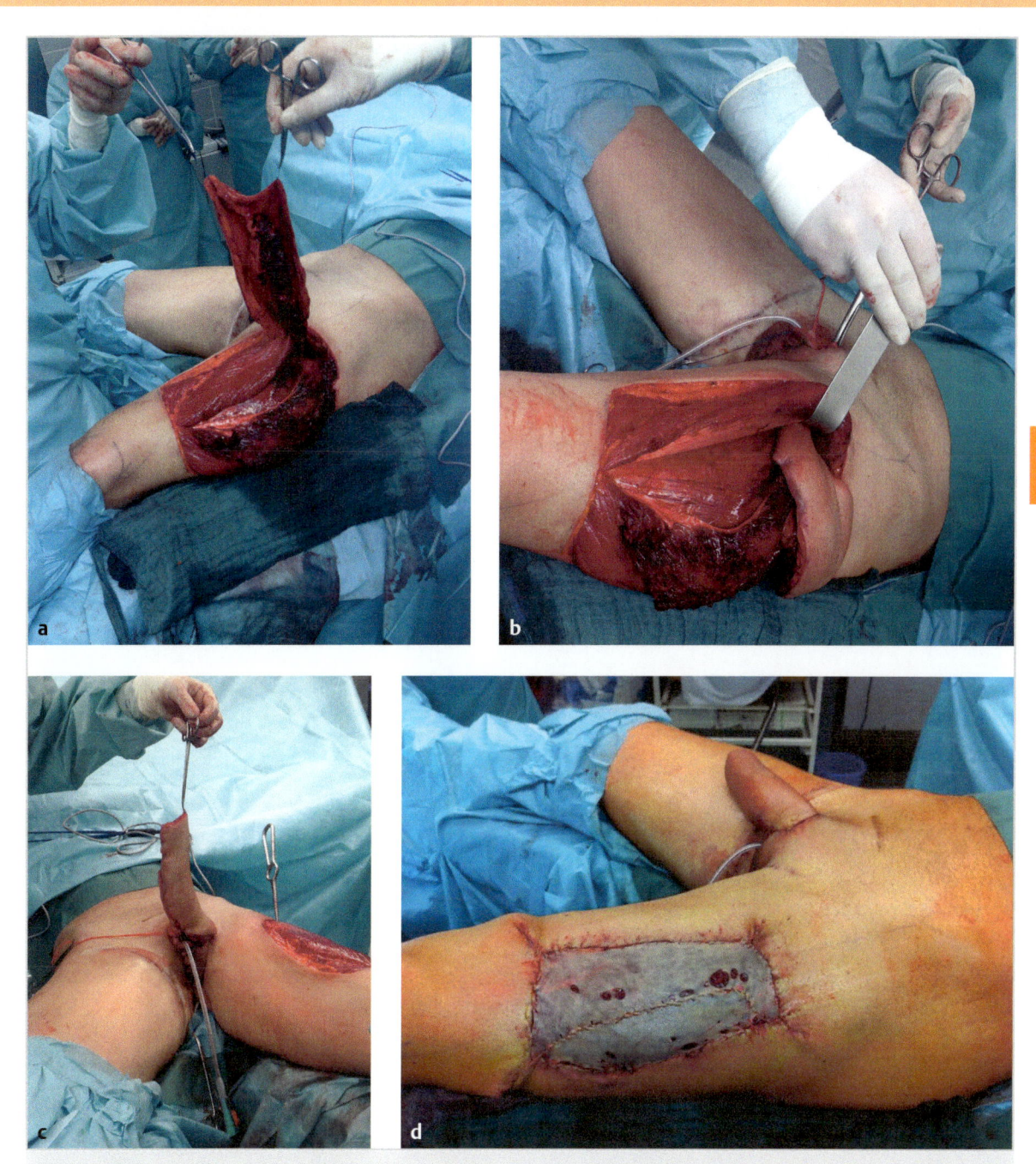

Fig. 6.25 Faloplastia com retalho pediculado anterolateral da coxa (ALT). **(a)** Retalho levantado antes da transposição. **(b)** Transposição do retalho através de um túnel inguinal. **(c)** Construção do neofalo. **(d)** Achados pós operatórios após construção do neofalo e cobertura do sítio doador com um enxerto cutâneo. (6.25a, 6.25c: Fonte: Springer Nature, Transsexualität Frau-zu-Mann, Schaff J., Morath S., 2019)

Cuidado Pós-Operatório

O curativo ao redor do falo recém-formado deve ser sempre aplicado verticalmente para prevenir colocar tensão nas estruturas vasculares e anastomose. O monitoramento contínuo da perfusão é necessário durante os primeiros dias. Nos primeiros 7 a 10 dias, a paciente deve permanecer em repouso na cama. Antibióticos são administrados no mesmo período de tempo. A profilaxia contra trombose inclui heparina de baixo peso molecular. No dia 10 de pós-operatório, a paciente é mobilizada com muletas para o antebraço. A paciente é liberada uma vez que ela consiga se movimentar suficientemente por conta própria, sendo em seguida solicitada a retornar para um exame de seguimento após 4 a 6 semanas.

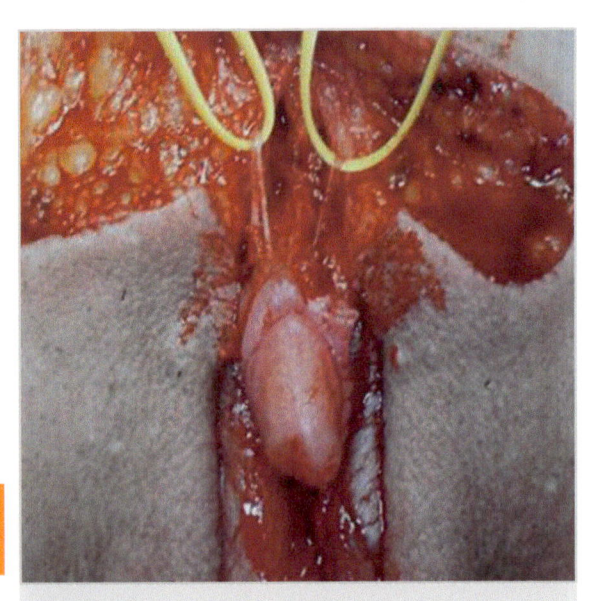

Fig. 6.26 Dissecção dos nervos dorsais do clitóris para coaptação com os nervos do retalho.

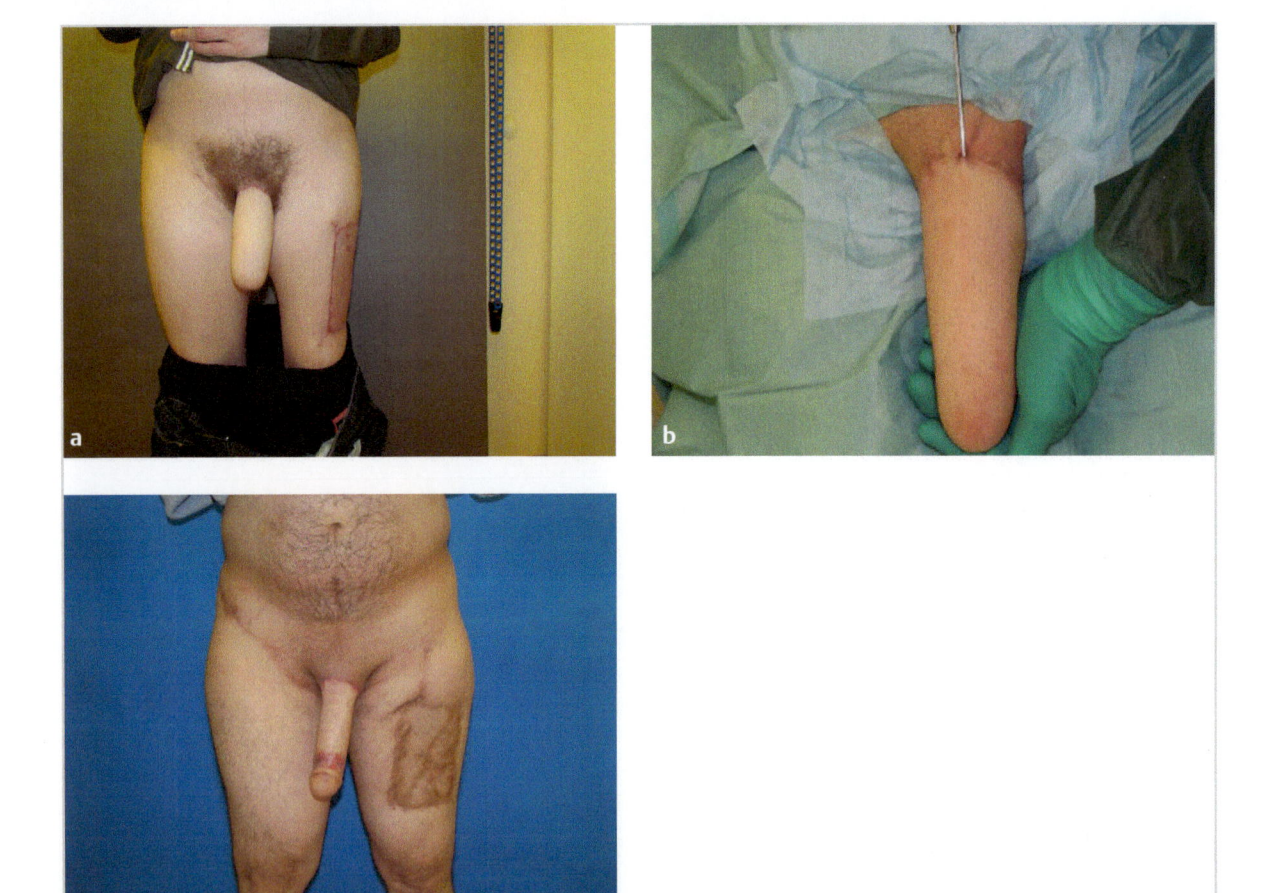

Fig. 6.27 Faloplastia anterolateral da coxa. **(a)** Achados pós-operatórios após 1 mês do procedimento cirúrgico. **(b)** Formação do neofalo por lipoaspiração. **(c)** Neofalo após construção da glande.

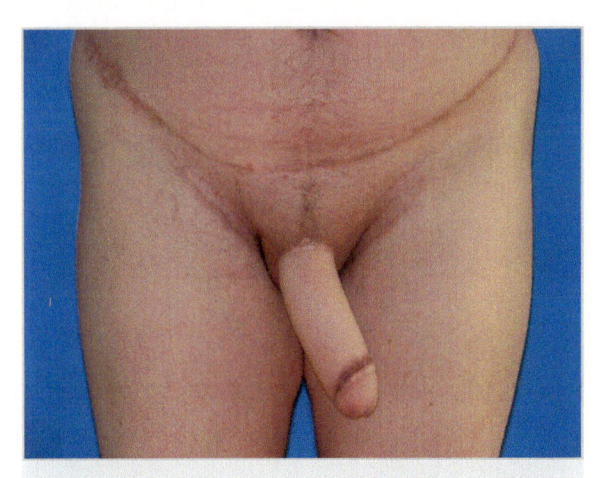

Fig. 6.28 Faloplastia radial do antebraço com a neoglande.

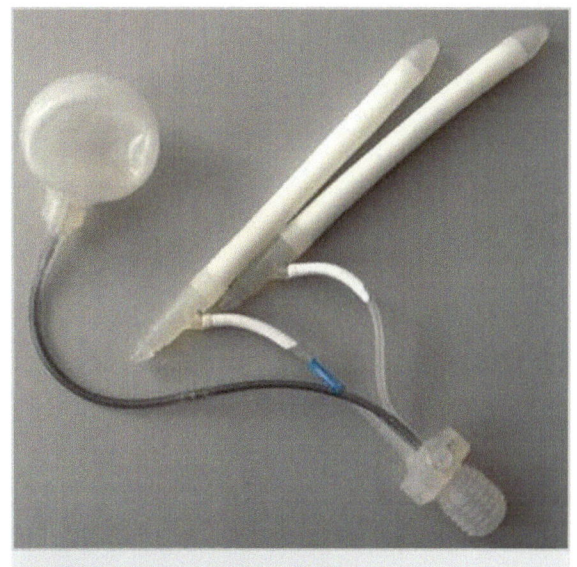

Fig. 6.29 Implante peniano dinâmico.

Complicações

A perfusão deficiente ocorre em menos de 5% de todos os casos. Embora o risco de complicações tromboembólicas seja maior por causa da substituição da testosterona, a perda parcial ou completa do retalho é muito rara. Um neofalo que não é totalmente enrolado inicialmente, em razão do risco de comprometimento circulatório, deve ser considerado também como uma complicação. Com a resolução do edema, o fechamento secundário de feridas com um enxerto de pele é realizado. É essencial monitorar o retalho, pelo menos clinicamente, e garantir que uma possível cirurgia de revisão possa ser realizada dentro de 24 horas, se necessário.

> **Nota**
> O retalho radial do antebraço com anastomose microvascular é uma técnica muito confiável com complicações mínimas.

A complicação mais comum ocorre na anastomose uretral na forma de fístula e/ou estenose. Em 35 a 45%, o número de fístulas e estenoses ainda é muito elevado. Pequenas fístulas podem-se fechar espontaneamente. No entanto, grandes fístulas e estenoses necessitam invariavelmente de revisão cirúrgica. Inicialmente, uma incisão perfurante é realizada para permitir a resolução da região com fístula. Seis meses depois, uma reconstrução uretral secundária é realizada. Com relação aos implantes penianos e testiculares, o paciente deve ser informado sobre a possibilidade de extrusão do implante ou implantes, possíveis defeitos no implante e possível necessidade de procedimentos de revisão.

Escrotoplastia, Implantes Testiculares e Implantes Penianos

Os pequenos lábios são removidos, afinados para formar um enxerto de espessura total e utilizados para a reconstrução da glande somente depois que a função adequada da uretra tenha sido verificada e o processo de cicatrização tenha sido amplamente concluído (▶ Fig. 6.28). Os dois grandes lábios são então unidos, expandidos por uma abordagem distinta e aumentados com implantes testiculares. Um implante peniano dinâmico pode então ser colocado na etapa final. Isso consiste em dois componentes eréteis infláveis, um reservatório de fluidos, uma bomba mecânica e os tubos de conexão (▶ Fig. 6.29).

> **Cuidado**
> A introdução de um corpo estranho grande na região genital representa um elevado risco de infecção.

No entanto, as perfurações e falhas da bomba também podem ocorrer, levando à remoção do implante em um número elevado de casos e frequentemente requer cirurgia de emergência. Apesar de todas as precauções, tais procedimentos de revisão ainda são necessários em aproximadamente 20% de todos os pacientes (▶ Fig. 6.30a,b, ▶ Fig. 6.31a,b).

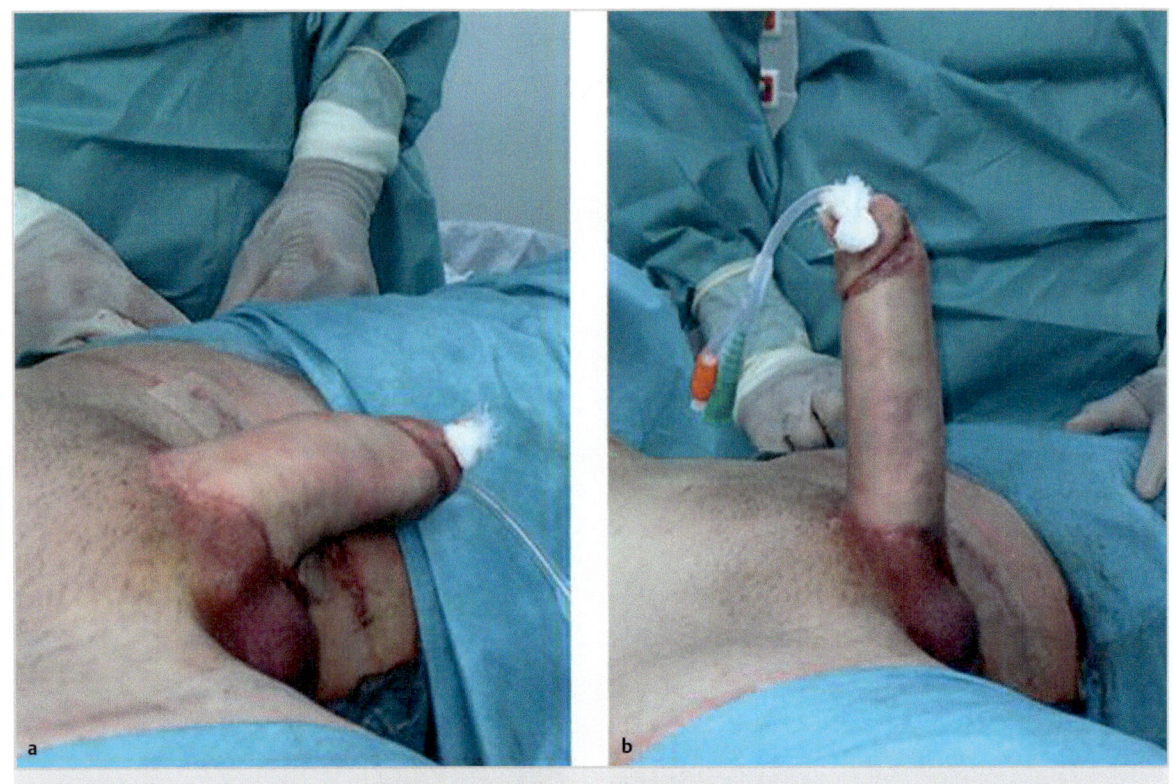

Fig. 6.30 Verificando a função apropriada de um implante dinâmico imediatamente após a implantação em um falo construído a partir de um retalho radial do antebraço. **(a)** Estado vazio. **(b)** Estado cheio.

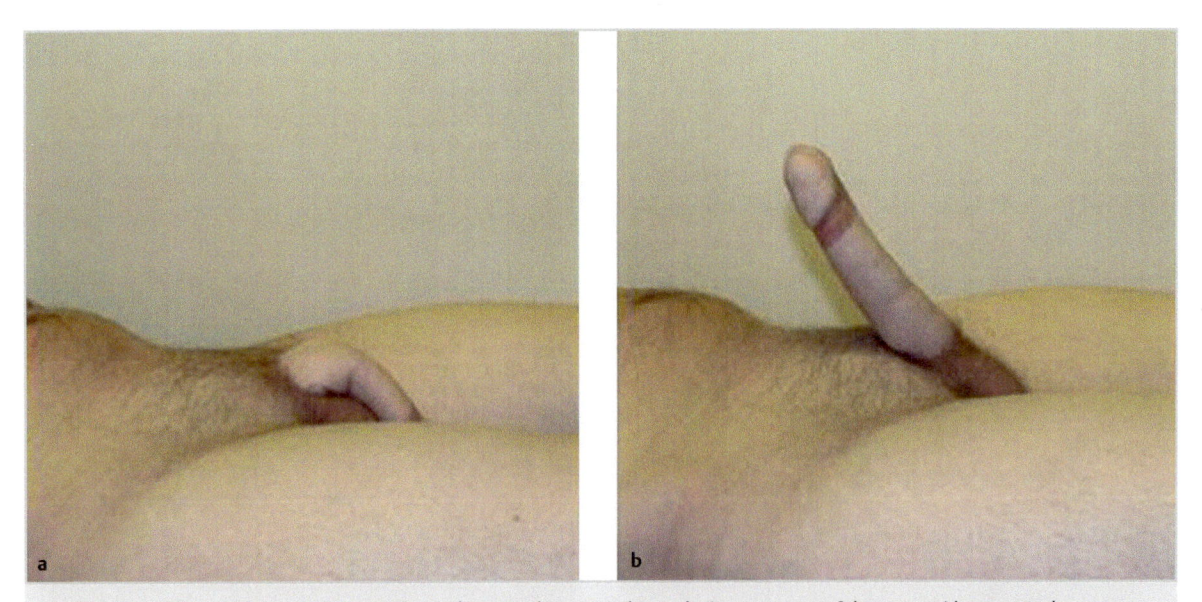

Fig. 6.31 Achados cirúrgicos 6 meses após a colocação de um implante dinâmico em um falo construído a partir de um retalho radial do antebraço. **(a)** Estado vazio. **(b)** Estado cheio.

Leitura Complementar

[1] Abraham F. Genitalumwandlung an zwei männlichen Transvestiten. Z Sexwiss Sexpol. 1931;18:223-226.

[2] Baumeister S, Sohn M, Domke C, Exner K. Phalloplasty in female-tomale transsexuals: experience from 259 cases. Handchir Mikrochir Plast Chir. 2011;43(4):215-221.

[3] Becker S, Bosinski HAG, Clement U, et al. Standards der Behandlung und Begutachtung von Transsexuellen der Deutschen Gesellschaft für Sexualforschung, der Akademie für Sexualmedizin und der Gesellschaft für Sexualwissenschaft. Z Sexualforschung. 1997;10:147-156.

[4] Benjamin H. Transsexualism and transvestism as psychosomatic and somatopsychic syndromes. Am J Psychother. 1954;8(2):219-230.

[5] Benjamin H. Should surgery be performed on transsexuals? Am J Psychother. 1971;25(1):74-82.

[6] Biemer E. Penile construction by the radial arm flap. Clin Plast Surg. 1988;15(3):425-430.

[7] Bizic M, Kojovic V, Duisin D, et al. An overview of neovaginal reconstruction options in male to female transsexuals. Sci World J. 2014;2014:638919.

[8] Bucci S, Mazzon G, Liguori G, et al. Neovaginal prolapse in male-tofemale transsexuals: an 18-year-long experience. BioMed Res Int. 2014;2014:240761.

[9] Cairns TS, de Villiers W. Vaginoplasty. S Afr Med J. 1980;57(2):50-55.

[10] Chang TS, Hwang WY. Forearm flap in one-stage reconstruction of the penis. Plast Reconstr Surg. 1984;74(2):251-258.

[11] Doornaert M, Hoebeke P, Ceulemans P, T'Sjoen G, Heylens G, Monstrey S. Penile reconstruction with the radial forearm flap: an update. Handchir Mikrochir Plast Chir. 2011;43(4):208-214.

[12] Fang RH, Chen TJ, Chen TH. Anatomic study of vaginal width in male-to-female transsexual surgery. Plast Reconstr Surg. 2003;112(2):511-514.

[13] Franco T, Miranda LC, Franco D, Zaidhaft S, Aran M. Male-to-female transsexual surgery: experience at the UFRJ University Hospital. Ver Col Bras Cir. 2010;37(6):426-434.

[14] Giraldo F, Mora MJ, Solano A, González C, Smith-Fernández V. Male perineogenital anatomy and clinical applications in genital reconstructions and male-to-female sex reassignment surgery. Plast Reconstr Surg. 2002;109(4):1301-1310.

[15] Giraldo F, Esteva I, Bergero T, et al. Andalusia Gender Team. Corona glans clitoroplasty and urethropreputial vestibuloplasty in male-to-female transsexuals: the vulval aesthetic refinement by the Andalusia Gender Team. Plast Reconstr Surg. 2004;114(6):1543-1550.

[16] Gottlieb LJ, Levine LA. A new design for the radial forearm free-flap phallic construction. Plast Reconstr Surg. 1993;92(2):276-283, discussion 284.

[17] Hage JJ, Karim RB, Laub DR, Sr. On the origin of pedicled skin inversion vaginoplasty: life and work of Dr Georges Burou of Casablanca. Ann Plast Surg. 2007;59(6):723-729.

[18] Hess J, Rossi Neto R, Panic L, Rübben H, Senf W. Satisfaction with male-to-female gender reassignment surgery. Dtsch Arztebl Int. 2014;111(47):795-801.

[19] Huang TT. Twenty years of experience in managing gender dysphoric patients: I. Surgical management of male transsexuals. Plast Reconstr Surg. 1995;96(4):921-930, discussion 931-934.

[20] Kaiser C, Stoll I, Ataseven B, Morath S, Schaff J, Eiermann W. Vaginal hysterectomy and bilateral adnexectomy for female to male transsexuals in an interdisciplinary concept. Handchir Mikrochir Plast Chir. 2011;43(4):240-245.

[21] Karim RB, Hage JJ, Mulder JW. Neovaginoplasty in male transsexuals: review of surgical techniques and recommendations regarding eligibility. Ann Plast Surg. 1996;37(6):669-675.

[22] Lee GK, Lim AF, Bird ET. A novel single-flap technique for total penile reconstruction: the pedicled anterolateral thigh flap. Plast Reconstr Surg. 2009;124(1):163-166.

[23] Masumori N. Status of sex reassignment surgery for gender identity disorder in Japan. Int J Urol. 2012;19(5):402-414.

[24] Monstrey S, Hoebeke P, Selvaggi G, et al. Penile reconstruction: is the radial forearm flap really the standard technique? Plast Reconstr Surg. 2009;124(2):510-518.

[25] Morath S, Papadopulos N, Schaff J. Operative management and techniques of mastectomy in female-to-male transsexuals. Handchir Mikrochir Plast Chir. 2011;43(4):232-239.

[26] Mühsam R. Chirurgische Eingriffe bei Anomalien des Sexuallebens. Ther Ggw. 1926;67:451-455.

[27] Perovic SV, Stanojevic DS, Djordjevic ML. Vaginoplasty in male transsexuals using penile skin and a urethral flap. BJU Int. 2000;86(7):843-850.

[28] Rossi Neto R, Hintz F, Krege S, Rubben H, Vom Dorp F. Gender reassignment surgery—a 13 year review of surgical outcomes. Int Braz J Urol. 2012;38(1):97-107.

[29] Sadove RC, McRoberts JW. Total phallic reconstruction with the free fibula osteocutaneous flap. Plast Reconstr Surg. 1992;89(5):1001.

[30] Santanelli F, Scuderi N. Neophalloplasty in female-to-male transsexuals with the island tensor fasciae latae flap. Plast Reconstr Surg. 2000;105(6):1990-1996.

[31] Schaff J, Papadopulos NA. A new protocol for complete phalloplasty with free sensate and prelaminated osteofasciocutaneous flaps: experience in 37 patients. Microsurgery. 2009;29(5):413-419.

[32] Scholten MM, Grundentaler R, Bull S, Küntscher MV. Variety of the radial forearm phalloplasty with respect to urethral construction— a review. Handchir Mikrochir Plast Chir. 2013;45(4):211-216.

[33] Selvaggi G, Ceulemans P, De Cuypere G, et al. Gender identity disorder: general overview and surgical treatment for vaginoplasty in male-to-female transsexuals. Plast Reconstr Surg. 2005;116(6):135e-145e.

[34] Selvaggi G, Monstrey S, Hoebeke P, et al. Donor-site morbidity of the radial forearm free flap after 125 phalloplasties in gender identity disorder. Plast Reconstr Surg. 2006;118(5):1171-1177.

[35] Sohn M, Bosinski HA. Gender identity disorders: diagnostic and surgical aspects. J Sex Med. 2007;4(5):1193-1207, quiz 1208.

[36] Sohn MH, Hatzinger M, Wirsam K. Genital reassignment surgery in male-to-female transsexuals: do we have guidelines or standards? Handchir Mikrochir Plast Chir. 2013;45(4):207-210.

[37] Soli M, Brunocilla E, Bertaccini A, Palmieri F, Barbieri B, Martorana G. Male to female gender reassignment: modified surgical technique for creating the neoclitoris and mons veneris. J Sex Med. 2008;5(1):210-216.

[38] Song R. Total reconstruction of the male genitalia. Clin Plast Surg. 1982;9(1):97-104.

[39] Stalla GK, ed. Therapieleitfaden Transsexualität. Bremen: Uni-med Verlag AG; 2006.

[40] van Noort DE, Nicolai JP. Comparison of two methods of vagina construction in transsexuals. Plast Reconstr Surg. 1993;91(7):1308-1315.

[41] Wroblewski P, Gustafsson J, Selvaggi G. Sex reassignment surgery for transsexuals. Curr Opin Endocrinol Diabetes Obes. 2013;20(6):570-574.

[42] Lumen N, Monstrey S, Ceulemans P, van Laecke E, Hoebeke P. Reconstructive surgery for severe penile inadequacy: phalloplasty with a free radial forearm flap or a pedicled anterolateral thigh flap. Adv Urol. 2008:704343.

Índice Remissivo

*Entradas acompanhadas por um **f** ou **t** em itálico indicam figuras e tabelas, respectivamente.*

A

Abdominoplastia
 em flor-de-lis, 21*f*
 pênis oculto e, 141
Ablação
 a *laser*, 14
  água como estrutura-alvo, 14
  coeficientes de absorção, 14
  de CO2, 14
  Er:YAG, 14
Abuso
 sexual, 86, 87*f*
 em crianças, 86
Ácido
 hialurônico, 10*f*
  injeção de, 10*f*
   para atrofia, 10*f*
  reconstrução com, 10*f*
   dos lábios, 10*f*
Aderência
 dos lábios, 85
Água
 como estrutura-alvo, 14
 na ablação, 14
Alongamento
 faloplastia de, 130, 133*f*
  complicações, 131
  cuidado pós-operatório, 131
  peniano, 133*f*
  procedimento cirúrgico, 130
   diagrama da incisão, 130*f*
   marcação pré-operatória, 130*f*
ALT (Anterolateral)
 retalho, 43, 44*f*, 159, 161*f*
  pediculado, 159, 161*f*
   faloplastia, 159, 161*f*
  perfurante, 43, 44*f*
   anatomia, 43
   complicações possíveis, 43
   pediculado, 44*f*
   técnica, 43, 44*t*
Anatomia
 genital, 90, 129
  feminina, 90
  masculina, 129
Anestesia
 local, 99*f*
  na região do prepúcio, 99*f*
 na hipertrofia, 98
 dos pequenos lábios, 98
Anorretoplastia
 sagital, 76, 77*f*
 posterior, 73, 77*f*
  por Pena e deVries, 76, 77*f*
Artéria
 epigástrica, 19
  inferior profunda, 19
   retalho de perfurante da, 19
 obturatória, 30
  retalho(s) do ramo
   anterior, 30
   anatomia, 30
   desenho do, 31*f*
   elevados, 31*f*
   princípio do, 31*f*
   técnica, 30

Assoalho
 pélvico, 80*f*
  reconstrução de, 80*f*
Atresia
 anal, 73*f*
  em menino, 73*f*
   com fístula perianal, 73*f*
Atrofia
 injeção para, 10*f*
  de ácido hialurônico, 10*f*
Aumento
 da glande, 135, 136*f*
  complicações, 137
  cuidado pós-operatório, 136
  procedimento cirúrgico, 135
 do pênis, 131
  complicações, 134
  cuidado pós-operatório, 134
  procedimento cirúrgico, 131
Avanço
 em Y-V, 69
  líquen escleroso e, 69
 peniano, 132*f*
  pela divisão do ligamento, 132*f*
   suspensório, 132*f*
 retalho de, 8
  princípios do, 8*f*
  V-Y, 9
   princípios, 9*f*

B

Bexiga
 extrofia de, 78, 79*f*

C

Canal
 anal, 80*f*
  reconstrução de, 80*f*
Capuz Clitoriano
 cirurgia plástica do, 109
  ressecção com, 109
   em cunha anterior, 109
   linear, 109
 hipertrofia do, 107*f*, 108*f*, 115
  achados na, 107*f*, 108*f*
  bidirecional, 116, 117*f*
  classificação, 116*t*
  esquema terapêutico, 116*t*
  horizontal, 115, 117*f*
  não tratada, 115*f*
  vertical, 115, 117*f*
 redução do, 104, 115
  classificação, 115
  com desepitelização, 104, 105*f*
   complicações, 104
   desvantagens, 104
   indicação, 104
   vantagens, 104
  indicação, 115
  ressecção com, 104
   em cunha, 104
    anterior, 104
    posterior, 104
   linear, 104
  técnicas para, 115
   hipertrofia, 115
    bidirecional, 116

   horizontal, 115
   vertical, 115
   preservar a prega, 115
Carcinoma Vulvar
 da quarta recorrência, 20*f*
  ressecção da, 20*f*
  defeito após, 20*f*
 múltiplas recorrências de, 30*f*
  radioterapia e, 30*f*
   reconstrução com retalho em
    folha de lótus, 30*f*
   deiscência de ferida
    após, 30*f*
 reconstruções anteriores, 40*f*
  com retalho fasciocutâneo, 40*f*
 recorrência local de, 31*f*
  extensa, 31*f*
   após reconstrução
    anterior, 31*f*
  recorrente, 44*f*, 48*f*
   ressecção de, 44*f*, 48*f*
   defeito após, 44*f*, 48*f*
  terceira recorrência de, 40*f*
   defeito extenso após, 40*f*
Carcinoma
 extenso, 2*f*
  de células escamosas, 2*f*
   da vulva, 2*f*
Célula(s)
 escamosas, 2*f*
  carcinoma extenso de, 2*f*
   da vulva, 2*f*
Cicatriz(es)
 complicações possíveis, 72
 de episiotomia, 71*f*
  dolorosa, 71*f*
   lipofilling de, 71*f*
 dolorosa, 4*f*, 27*f*
  após episiotomia, 4*f*
  na região vulvoperineal, 27*f*
  após ressecção de tumor, 27*f*
  fechamento primário da
   ferida, 27*f*
 etiologia, 71
 princípio, 71
 técnica, 71
Cicatrização
 do introito vaginal, 31*f*
  após fechamento de defeito, 31*f*
   por fasciíte necrosante, 31*f*
   com retalho posterior de
    coxa, 31*f*
Circuncisão
 achados clínicos após, 83*f*
  completa, 83*f*
  subtotal, 83*f*
 genital, 38*t*
  formas de, 38*f*
   classificação da OMS, 38*f*
Cirurgia Estética
 funcional, 89-163
  genital feminina, 90-128
   colporrafia, 123
   do monte pubiano, 121
   fundamentos, 90
   labioplastia, 92
   perineoplastia, 120

   reparo do hímen, 119
  genital masculina, 129-147
   elevação do escroto, 137
   faloplastia, 129
   fundamentos, 129
   pênis, 140
    enterrado, 140
    oculto, 140
  transsexualismo, 148-163
   feminino para masculino, 154
   fundamentos, 148
   masculino para feminino, 148
Cirurgia Genital
 em crianças, 73-87
  correção de malformações
   congênitas, 73
   anorretais, 73
   urogenitais, 73
  lesões, 83
   anorretais, 83
   urogenitais, 83
  transtornos, 87
   de diferenciação sexual, 87
Cirurgia Plástica
 do capuz clitoriano, 109
  ressecção com, 109
   em cunha anterior, 109
   linear, 109
 reconstrutora, 1-87
  genital em crianças, 73-87
   correção de malformações
    congênitas, 73
    anorretais, 73
    urogenitais, 73
   lesões, 83
    anorretais, 83
    urogenitais, 83
   transtornos, 87
    de diferenciação sexual, 87
  técnicas, 7-72
   fundamentos, 7
    enxertia de pele, 7
    lipofilling, 10
    preenchimentos, 10
    retalhos, 7
    terapia a *laser*, 13
   tratamento, 49, 38
    de complicações, 49
    de quadros clínicos
     específicos, 38
   reconstrução, 33, 33
    de escroto, 33
    de pênis, 33
    de pequenos lábios, 33
   retalhos, 16, 23, 32, 36
    abdominal inferior, 16
    combinação de, 47
    da coxa, 36
    da região glútea, 32
    inguinal inferior, 16
    vulvoperineal, 23
  fundamentos, 2-3
   etiologia de defeitos, 2, 3
    penoescrotais, 3
    vulvovaginais, 2
   princípios, 2-3
    de reconstrução, 4, 3
    de escroto, 3

Índice Remissivo

de pênis, 3
vulvar, 4
Clitóris
   anatomia do, 39f
   avanço do, 109, 112
      ressecção com, 109
         em cunha, 109, 112
            anterior, 109
            posterior estendida, 112
         linear, 109
   corpo do, 60f
      genu do, 60f
         dissecção do, 60f
Cloaca
   extrofia da, 78
CO2
   laser de, 14
      ablação por, 14
Cobertura
   peniana, 145
      pênis oculto e, 145
Coeficiente(s)
   de absorção, 14
      variáveis, 14
         na ablação, 14
Colostomia
   nas malformações, 76
      anorretais, 76
   ressecção retal e, 33f
      parcial, 33f
Colpocleise, 158
Colporrafia
   bilateral, 124, 126f
   com *laser*, 124
   fundamentos, 123
   posterior, 124, 125f
Correção
   de malformações congênitas, 73
      anorretais, 73
         classificação, 74
         complicações, 77
         cuidados posteriores, 77
         exame minucioso
            diagnóstico, 74
         fundamentos, 73
         malformações associadas, 73
         resultados a longo prazo, 77
         tratamento, 76
      urogenitais, 73
      em meninos, 80
Coxa
   retalhos da, 36
      anterior, 36, 37f
         anatomia, 36
         complicações possíveis, 39
         técnica, 36, 37f
      anteromedial, 36, 38f
         anatomia, 36
         complicações possíveis, 39
         técnica, 36
      do grácil, 39
         anatomia, 39
         complicações possíveis, 40
         técnica, 39
      do musculo, 41, 43
         reto femoral, 41
         TLF, 43
      medial, 36, 37f
         anatomia, 36
         complicações possíveis, 39
         técnica, 36, 37f
      perfurante ATL, 43
      posterior, 36, 38f
         anatomia, 36

bilateral, 38f
complicações possíveis, 39
técnica, 36
pudendo, 48f
para reconstruir a parede
   vaginal, 48f
técnica, 37f
Criança(s)
   cirurgia genital em, 73-87
      correção de malformações
         congênitas, 73
         anorretais, 73
         urogenitais, 73
      lesões, 83
         anorretais, 83
         urogenitais, 83
      transtornos, 87
         de diferenciação sexual, 87

D

Defeito(s)
   após ressecção, 20f, 44f, 48f
      de carcinoma vulvar, 20f, 44f, 48f
         da quarta recorrência, 20f
         recorrente, 44f, 48f
   de partes moles, 4f, 33f
      anogenital, 33f
         após acidente automotivo, 33f
      após laceração perineal, 4f
         de segundo grau, 4f
   etiologia de, 2, 3
      penoescrotais, 3
      vulvovaginais, 2
   extenso, 24f
      após a terceira recorrência, 40f
         de carcinoma vulvar, 40f
      após desbridamento, 24f
   na parede vaginal, 34f
      posterior, 34f
         secundário à exenteração, 34f
      secundário, 3f, 18f, 47f, 49f
         à exenteração posterior, 18f, 47f, 49f
         e vulvectomia, 47f, 49f
         à fasciíte necrosante, 3f
      vulvar extenso, 38f
         após ressecção, 38f
         de hidradenite supurativa, 38f
      vulvoperineal extenso, 29f
         com planejamento para
            retalho, 29f
         bilateral em V-Y, 29f
Deiscência
   de ferida, 30f
      após reconstrução, 30f
         com retalho em folha de
            lótus, 30f
         após múltiplas recorrências
            de carcinoma vulvar, 30f
         após radioterapia, 30f
DEPA (Artéria Pudenda Externa
   Profunda)
   retalho de, 29
      anatomia, 29
      princípio do, 30f
      técnica, 30f
Desbridamento
   defeito extenso após, 24f
      cobertura, 24f
         com retalho inguinal, 24f

Descolamento
   pênis oculto e, 143
Desepitelização
   redução com, 103f, 104, 105f
      do capuz clitoriano, 104, 105f
         complicações, 104
         desvantagens, 104
         indicação, 104
         vantagens, 104
      dos pequenos lábios, 103f
Desmotomia
   suspensória, 145
      pênis oculto e, 145
DIEP (Perfurante Epigástrico
   Inferior Profundo)
   retalho, 19
      perfurantes de, 21f
      técnica do, 20t
      vertical, 20f
      elevado, 20f
Diferenciação
   sexual, 87
      transtornos de, 87
Dispositivo
   de fechamento a vácuo, 30f
      com tratamento, 30f
      após necrosectomia, 30f
Dissecção
   do retalho radial, 154f
      do antebraço, 154f
         para construção do falo, 154f
Doença
   de Peyronie, 62
      achados pré-operatórios, 64f
      correção cirúrgica da, 63f
      técnica de incisão, 62
         com enxerto autólogo, 62
         de mucosa oral, 62
Dufourmentel
   retalho de, 9f
      princípio do, 9f

E

Efeito(s)
   não ablativos, 14
      da terapia a *laser*, 14
         fototermólise, 14, 13
         homogênea, 13
         seletiva, 14
         tempo de TR, 14
Elevação
   do escroto, 137, 139f
      complicações, 139
      cuidado pós-operatório, 139
      fusão penoescrotal, 137t
         classificação da, 137t
      membrana penoescrotal, 137t
         classificação da, 137t
         escrotopexia na, 138f
         procedimento cirúrgico, 137
      do monte pubiano, 144
         pênis oculto e, 144
Empalamento
   lesão por, 86
      em crianças, 86
Enxertia
   de pele, 7
      fundamentos, 7
Epidídimo
   lesões do, 85
      em crianças, 85

Episiotomia
   cicatriz após, 4f, 71f
      dolorosa, 4f, 71f
      lipofilling de, 71f
Er:YAG (Granada de
   Érbio:Ítrio-Alumínio)
   laser, 14
      ablação por, 14
Escaldadura
   lesões por, 85
      em crianças, 85
         anorretais, 85
         urogenitais, 85
Escroto
   elevação do, 137, 139f
      complicações, 139
      cuidado pós-operatório, 139
      fusão penoescrotal, 137t
         classificação da, 137t
      membrana penoescrotal, 137t
         classificação da, 137t
         escrotopexia na, 138f
         procedimento cirúrgico, 137
   pele do, 150f
      ressecção da, 150f
Escrotopexia
   na membrana penoescrotal, 138f
Escrotoplastia, 158, 163
Etiologia
   de defeitos, 2, 3
      penoescrotais, 3
      vulvovaginais, 2
Exenteração
   posterior, 2f, 18f, 34f, 47f
      com vulvectomia, 2f
      defeito secundário à, 18f, 34f
         e vulvectomia, 47f
         na parede vaginal
            posterior, 34f
      total, 30f
         reconstrução após, 50f
            com retalhos miocutâneos
               bilaterais do grácil, 50f
            necrose parcial, 50f
Extrofia
   cloacal, 79f
   de bexiga, 78, 79f
   de cloaca, 78

F

Falo
   após pós-operatório, 155t
      6 meses, 155t
   construção do, 154f, 155t
      comparação do retalho
         para, 155t
         radial do antebraço, 155t
         e ALT, 155t
      dissecção do retalho radial
         para, 154f
         do antebraço, 154f
Faloplastia, 129
   aumento, 131, 135
      da glande, 135
         complicações, 137
         cuidado pós-operatório, 136
         procedimento cirúrgico, 135
      do pênis, 131
         complicações, 134
         cuidado pós-operatório, 134
         procedimento cirúrgico, 131

167

Índice Remissivo

com retalho, 156, 157f, 159, 161f
  pediculado, 159, 161f
    ALT, 159, 161f
    radial do antebraço, 156, 157f
    construção
      da neoglande, 156
de alongamento, 130, 133f
  complicações, 131
  cuidado pós-operatório, 131
  peniano, 133f
  procedimento cirúrgico, 130
    diagrama da incisão, 130f
    marcação
      pré-operatória, 130f
Fasciíte
  necrosante, 3f, 31f, 63
    achados clínicos, 63
    complicações, 66
    defeito por, 31f
      cicatrização após
        fechamento de, 31f
        do introito vaginal, 31f
    defeito secundário à, 3f
    definição, 63
    exame diagnóstico, 66
      minucioso, 66
    histórico, 63
    na coxa, 66f
    prognóstico, 66
    tratamento, 66
Fenton
  procedimento de, 69
  líquen escleroso e, 69
FGM (Mutilação Genital Feminina)
  cirurgia reconstrutora após, 38
    anatomia, 39
      do clitóris, 39f
    complicações, 61
      pós-operatórias, 61
    contraindicações, 60
    cuidados posteriores, 61
    definição, 38
    exame físico, 60
    história, 39
    histórico, 38
    sequelas, 39
    técnica, 60
    tipo III, 60f
      achados pré-operatórios
        em, 60f
Fimose
  complicações, 82
  fisiológica, 82
  formas especiais, 83
    hipospadia, 84
    micropênis, 83
    parafimose, 84
    pênis, 83
      enterrado, 83
      oculto, 83
      torção peniana, 83
    transposição penoescrotal, 84
  fotografia clínica, 82f
  patológica, 82
  tratamento de, 82
Fístula
  malformação sem, 74
    anorretal, 74
  perianal, 73f, 74
    menino com, 73f
      atresia anal em, 73f
  perineal, 74

retouretral, 74
retovesical, 74
vestibular, 74
Fototermólise
  homogênea, 13
  seletiva, 14
FSFI (Índice da Função Sexual Feminina), 91
Fusão
  penoescrotal, 137t
    classificação da, 137t

G

Glande
  aumento da, 135, 136f
    complicações, 137
    cuidado pós-operatório, 136
    procedimento cirúrgico, 135
  do pênis, 151f
    construindo a partir da, 151f
    o neoclitóris, 151f
  reconstruída, 61f
    após fixação, 61f
    coberta com enxerto, 61f
    da mucosa vaginal, 61f
Grande(s) Lábio(s)
  hipertrofia dos, 92
    achados, 92f, 93f
      pós-operatórios, 92f, 93f
      pré-operatórios, 92f, 93f
    etiologia, 92
    marcação pré-operatória, 93f
    técnicas cirúrgicas, 92

H

Hélice
  retalho em, 33
    de perfurante, 33
      para reconstrução de partes moles, 33
Hidradenite
  supurativa, 38f
    ressecção de, 38f
    defeito vulvar extenso após, 38f
Hímen
  reparo do, 119, 120f
    achados, 119f, 120f
      intraoperatórios, 119f, 120f
    indicação, 119
    técnica cirúrgica, 119
Hipertrofia
  do capuz clitoriano, 107f, 108f, 115
    achados na, 107f, 108f
    bidirecional, 116, 117f
    classificação, 116t
    esquema terapêutico, 116t
    horizontal, 115, 117f
    não tratada, 115f
    vertical, 115, 117f
  do tipo 1, 100f
    achados, 100f
      pós-operatórios, 100f
      pré-operatórios, 100f
  dos grandes lábios, 92
    achados, 92f, 93f
      pós-operatórios, 92f, 93f
      pré-operatórios, 92f, 93f
    etiologia, 92
    marcação pré-operatória, 93f
    técnicas cirúrgicas, 92

dos pequenos lábios, 96
  achados na, 106f
  anestesia, 98
  classificações, 96
    por Chang et al., 97t
    por Franco et al., 96t
    por von Lukowicz, 98t
  complicações, 113
    tratamento das, 113
  cuidado pós-operatório, 113
  etiologia, 96
  labioplastia, 98
    princípios da, 98
  marcação pré-operatória, 98
  ressecção em cunha, 102, 104, 112
    dupla, 102
    posterior estendida, 104
      com avanço do clitóris, 112
  ressecção em forma de estrela, 102
  técnica cirúrgica, 96, 98
    escolha da, 96
  tratamento da, 104
    Chang Classe II, 98
    Chang Classe III, 104
    von Lukowicz Tipo 1, 98
    von Lukowicz Tipo 2, 104
    von Lukowicz Tipo 3, 109
Hipospadia, 84
  coronária, 84f
  várias formas de, 85f
Histerectomia, 156
H-plastia
  achados, 118f
    após sutura de pele, 118f
    intraoperatórios, 118f
    após ressecção, 118f

I

IGAP (Perfurante de Artéria Glútea Inferior)
  retalho, 32, 33f
    anatomia, 32, 33f
      da região vascular, 33f
    bilobado, 34f
      planejamento, 34f
    princípio do, 33f
    técnica, 32, 33t
Implante(s)
  penianos, 158, 163
  testiculares, 158, 163
Incisão
  ligeiramente curva, 99f
    ressecção com, 99f
    linear, 99f
Injeção
  de ácido hialurônico, 10f
  para atrofia, 10f
Introito Vaginal
  alargar o, 68f
    incisão longitudinal para, 68f
    e sutura transversa, 68f
  cicatrização do, 31f
    após fechamento de defeito, 31f
    por fasciíte necrosante, 31f
      com retalho posterior de coxa, 31f
  estenose do, 31f
    após reconstrução de defeito, 31f
    por líquen escleroso, 31f
  tratamento do, 127f

IPA (Artéria Pudenda Interna)
  retalhos da, 23
    anatomia, 23
    complicações possíveis, 33
    de dobra glútea, 27
    inferior, 27
      em pétala de lótus, 27
    reconstrução com, 26f
      técnicas, 26f
    técnica, 23, 26t

K

Krickenbeck
  classificação de, 74t
  de malformação anorretal, 74t

L

Lábio(s)
  aderência dos, 85
  reconstrução dos, 10f
    com ácido hialurônico, 10f
Labioplastia
  capuz clitoriano, 115
    redução do, 115
  grandes lábios, 92
    hipertrofia, 92
    pós-bariátrica, 94f
  pequenos lábios, 96
    hipertrofia, 96
    princípios da, 98
Laceração
  perineal, 4f
    de segundo grau, 4f
      defeito de partes moles após, 4f
Laser
  terapia a, 13
    ablação, 14
      água como estrutura-alvo, 14
      coeficientes de absorção, 14
      de CO_2, 14
      Er:YAG, 14
    complicações, 13
    remoção, 13
      de lesões pigmentadas, 13
      de pelos, 13
      de tatuagens na região genital, 13
    efeitos não ablativos, 14
    fototermólise, 14, 13
      homogênea, 13
      seletiva, 14
    tempo de TR, 14
    não invasiva, 13
    tratamento, 13
Lesão(ões)
  de partes moles, 4t
    classificação de, 4t
  em crianças, 85
    anorretais, 85
      abuso sexual, 86
      por empalamento, 86
      queimaduras, 85, 86f
    urogenitais, 85
      abuso sexual, 86
      do epidídimo, 85
      do testículo, 85
      dos genitais femininos, 85
      penianas, 85
      por escaldadura, 85
  pigmentadas, 13
    remoção de, 13
      por terapia a laser, 13

Ligamento
  suspensório, 132*f*
    divisão do, 132*f*
      avanço peniano pela, 132*f*
Limberg
  retalho de, 9*f*
  princípio do, 9*f*
Linfedema
  do púbis, 123*f*
  no pós-operatório, 123*f*
Lipoblastoma
  intraescrotal, 80*f*
    de grandes proporções, 80*f*
Lipofilling, 12*f*
  de cicatriz, 71*f*
    de episiotomia, 71*f*
      dolorosa, 71*f*
  em cirurgia genital, 10
    complicações, 13
    planejamento, 10
    tratamento, 10
Lipoma
  congênito, 80*f*
  de partes moles, 80*f*
    no lábio esquerdo, 80*f*
Líquen Escleroso
  defeito por, 31*f*
    reconstrução de, 31*f*
      estenose do introito após, 31*f*
  definição, 68
  histórico, 68
  tratamento, 68
    avanço em Y-V, 69
    perineotomia, 69
    procedimento de Fenton, 69
    retalhos, 70
      de pele livres, 71
      de transposição, 70
      miocutâneos, 70
      romboides, 70
    zetaplastia, 69

M

Malformação(ões)
  anorretais, 73
    classificação, 74
      de Krickenbeck, 74*t*
    complexas, 78
      outras, 78
    correção cirúrgica de, 78*f*
      cuidados
        pós-operatórios, 78*f*
      resultados funcionais
        após, 78*t*
    em meninos, 73*f*
      várias formas de, 73*f*
    exame diagnóstico, 74
      minucioso, 74
    fundamentos, 73
    malformações associadas, 73
    sem fístula, 74
    tumores de partes moles, 79
    urogenitais, 79
  cloacal, 74
  complicações, 77
  cuidados posteriores, 77
  da vagina, 85
  femininas, 74
    anorretal, 74
      sem fístula, 74
    cloacal, 74
    fístula, 74
      perianal, 74
      vestibular, 74

masculinas, 74
  anorretal, 74
    sem fístula, 74
  fístula, 74
    perineal, 74
    retouretral, 74
    retovesical, 74
  resultados a longo prazo, 77
  tratamento, 76
    anorretoplastia sagital, 76
      posterior, 76
    colostomia, 76
  urogenitais, 73
    em meninas, 83
      aderência dos lábios, 83
      da vagina, 83
    em meninos, 80
      fimose, 82
      testículos não descidos, 80
Marshall
  e Tanner, 90*f*
    fases do desenvolvimento
      por, 90*f*
    da aparência externa da
      região genital, 90*f*
Mastectomia, 155, 160*f*
Mathes-Nahai
  classificação de, 8*t*
  de retalhos musculares, 8*t*
Melanoma
  da vulva, 3*f*
  maligno, 3*f*
Membrana
  penoescrotal, 137*t*
    classificação da, 137*t*
    escrotopexia na, 138*f*
Menina(s)
  malformações em, 83
  urogenitais, 83
    aderência dos lábios, 83
    da vagina, 83
Menino(s)
  malformações em, 80
  urogenitais, 80
    fimose, 82
    testículos não descidos, 80
Micropênis, 83
Mons Pubis
  retalho suprapúbico e, 21
  anatomia, 21
  complicações possíveis, 22
  de transposição, 23*f*
    bilateral, 23*f*
    unilateral, 23*f*
  técnica, 22
Monte Pubiano
  cirurgia plástica do, 121, 122*f*
    achados, 122*f*
      pós-operatórios, 122*f*
      pré-operatórios, 122*f*
    complicações, 123
      linfedema do púbis, 123*f*
      tratamento das, 123
    marcação pré-operatória, 122*f*
    princípio, 121
    técnicas cirúrgicas, 122
  classificação de Pittsburgh, 121*t*
  deformidades do, 122*t*
    tratamento de, 122*t*
  em mulheres, 121*t*
    padrões fisiológicos, 121*t*
  retalho de, 22*f*
    de transposição do, 22*f*
    em V-Y, 22*f*

Músculo
  retalho do, 39*f*, 41
    grácil, 39*f*
      miocutâneo, 40*f*
      técnica, 39*f*, 40*t*
    reto femoral, 41
      anatomia, 41
      planejamento pré-
        operatório, 43*f*
      suprimento vascular
        para, 42*f*
      técnica, 41
    reto abdominal, 48*f*
      retalho vertical pediculado, 48*f*
      para reconstrução da
        parede vaginal, 48*f*
    reto do abdome, 16
      retalhos miocutâneos do, 16
        anatomia, 16
        técnica, 17
        TRAM, 16
        VRAM, 16

N

Necrose
  parcial, 30*f*, 153*f*
    da neovagina, 153*f*
    da neovulva, 153*f*
    de reconstrução com retalhos
      miocutâneos, 30*f*
      bilaterais do grácil, 30*f*
      após exenteração total, 30*f*
Necrosectomia
  tratamento após, 30*f*
    com dispositivo de
      fechamento a vácuo, 30*f*
Neoclitóris
  construindo o, 151*f*
    a partir da glande, 151*f*
Neofalo
  a partir de retalho, 155*f*
    fibular, 155*f*
      osteofasciocutâneo, 55*f*
Neoglande
  construção da, 156, 157*f*
    com retalho radial, 156, 157*f*
    antebraço, 156, 157*f*
Neovagina
  necrose parcial da, 153*f*
  revestida, 151*f*
  revestimento da, 150*f*
  diagrama do, 150*f*
Neovulva
  após operação, 162*f*
    6 meses, 162*f*
    8 meses, 163*f*
    11 meses, 163*f*
  necrose parcial da, 153*f*
Neuroma(s)
  complicações possíveis, 72
  etiologia, 71
  princípio, 71
  técnica, 71

O

Ovariectomia, 156

P

Padrão(ões)
  fisiológicos, 90
    da genital feminina, 90
    da vulva, 91*f*
      na pré-menopausa, 90*f*

Paniculectomia
  pênis oculto e, 141
Parafimose, 84
  achados clínicos em, 84*f*
Parede Vaginal
  posterior, 34*f*, 48*f*
  anterior, 48*f*
    reconstruir a, 48*f*
      retalho pudendo de coxa
        para, 48*f*
    defeito na, 34*f*
      secundário
        à exenteração, 34*f*
    reconstrução da, 48*f*
      retalho vertical pediculado
        para, 48*f*
        do músculo reto
          abdominal, 48*f*
Parte(s) Mole(s)
  defeito de, 4*f*, 33*f*
    anogenital, 33*f*
      após acidente
        automotivo, 33*f*
      após laceração perineal, 4*f*
      de segundo grau, 4*f*
    lesões de, 4*t*
      classificação de, 4*t*
    lipoma de, 80*f*
      congênito, 80*f*
        no lábio esquerdo, 80*f*
    urogenitais, 79
      tumores de, 79
Pele
  do escroto, 150*f*
    ressecção da, 150*f*
  enxertia de, 7
    fundamentos, 7
  ilhas de, 16*f*
    opções de, 16*f*
      transversais, 16*f*
      verticais, 16*f*
  retalhos de, 71
    livres, 71
    líquen escleroso e, 70
Pelo(s)
  remoção de, 13
    por terapia a *laser*, 13
Pênis
  aumento do, 131
  complicações, 134
  cuidado pós-operatório, 134
  procedimento cirúrgico, 131
  embutido, 141*t*
  enterrado, 83, 140
  oculto, 83, 140
    abordagem do paciente, 141
    classificação do, 141*t*
      por Maizel *et al.*, 141*t*
    complicações, 146
      tratamento das, 146
    cuidado pós-operatório, 146
    etapas cirúrgicas, 141, 144,
      145
      obrigatórias, 141, 144, 145
      opcionais, 141, 145
    grau I, 143*f*
    grau IIIb, 143*f*
    técnica cirúrgica, 141
      abdominoplastia, 141
      cobertura peniana, 145
      descolamento, 143
      desmotomia
        suspensória, 145

Índice Remissivo

elevação do monte
  pubiano, 144
paniculectomia, 141
terapia correta, 142f
  planejamento da, 142f
pseudo-oculto, 143f
Pequeno(s) Lábio(s)
  hipertrofia dos, 96
    achados na, 106f
    anestesia, 98
    classificações, 96
      por Chang et al., 97t
      por Franco et al., 96t
      por von Lukowicz, 98t
    complicações, 113
      tratamento das, 113
    cuidado pós-operatório, 113
    etiologia, 96
    labioplastia, 98
      princípios da, 98
    marcação pré-operatória, 98
    ressecção em cunha, 102, 104, 112
      dupla, 102
      posterior estendida, 104
        com avanço do clitóris, 112
    ressecção em forma
      de estrela, 102
    técnica cirúrgica, 96, 98
      escolha da, 96
    tratamento da, 104
      Chang Classe II, 98
      Chang Classe III, 104
      von Lukowicz Tipo 1, 98
      von Lukowicz Tipo 2, 104
      von Lukowicz Tipo 3, 109
Perfurante
  retalho de, 19
    de artéria epigástrica, 19
      inferior profunda, 19
    DIEP, 21f
Perineoplastia, 121f
  indicação, 120
  técnica cirúrgica, 120
Perineotomia
  líquen escleroso e, 69
Peyronie
  doença de, 62
    achados pré-operatórios, 64f
    correção cirúrgica da, 63f
    técnica de incisão, 62
      com enxerto autólogo, 62
      de mucosa oral, 62
Preenchimento(s)
  em cirurgia genital, 10
    complicações, 13
    planejamento, 10
    tratamento, 10
Prepúcio
  região do, 99f
    anestesia na, 99f
      local, 99f
Procedimento
  de Fenton, 69
  líquen escleroso e, 69
Púbis
  linfedema do, 123f
    no pós-operatório, 123f

Q
Quadro(s) Clínico(s)
  específicos, 38
    tratamento de, 38
      cicatrizes, 71
      doença de Peyronie, 62

fasciíte necrosante, 63
FGM, 38
líquen escleroso, 68
neuromas, 71
Queimadura(s)
  em crianças, 85, 86f
    anorretais, 85
    urogenitais, 85

R
Reconstrução
  de escroto, 55, 56f
    complicações, 56
    perda, 56f
      após gangrena
        de Fournier, 56f
  de partes moles, 35
    na região genital, 35
      retalho em hélice de
        perfurante para 35
  de pênis, 55
    perda, 55
      parcial, 55
      total, 55
    retalho livre, 55
      de coxa ATL, 55
      fibular, 55
      radial, 55
    total, 55
      com retalhos, 55
        livre, 55
        locais, 55
  de pequenos lábios, 53
    defeitos, 53
      etiologia de, 53
    princípio de retalho, 53
      labial cruzado, 53
      Y-V, 53
  do assoalho pélvico, 80f
  do canal anal, 80f
  dos lábios, 10f
    com ácido hialurônico, 10f
  genital em crianças, 73-87
    correção de malformações
      congênitas, 73
      anorretais, 73
      urogenitais, 73
    lesões, 83
      anorretais, 83
      urogenitais, 83
    transtornos, 87
      de diferenciação sexual, 87
  necrose parcial de, 50f
    com retalhos miocutâneos
      bilaterais, 50f
      do grácil, 50f
        após exenteração total, 50f
  princípios de, 4, 3
    de escroto, 3
    de pênis, 3
    vulvar, 4
Redução
  do capuz clitoriano, 104, 115
    classificação, 115
    com desepitelização, 104, 105f
      complicações, 104
      desvantagens, 104
      indicação, 104
      vantagens, 104
    indicação, 115
    ressecção com, 104
      em cunha, 104
        anterior, 104
        posterior, 104
        linear, 104

técnicas para, 115
  hipertrofia, 115
    bidirecional, 116
    horizontal, 115
    vertical, 115
    preservar a prega, 115
dos pequenos lábios, 103f
  com desepitelização, 103f
Região Genital
  aparência externa da, 90f
    fases do desenvolvimento
      da, 90f
    de acordo com Marshall e
      Tanner, 90f
  reconstrução na, 35
    de partes moles, 35
      retalho em hélice de
        perfurante, 35
  tatuagens na, 13
    remoção de, 13
      por terapia a *laser*, 13
Região
  abdominal inferior, 16
    retalhos da, 16
      suprimento vascular a, 17f
      TRAM, 16
      VRAM, 16
  da coxa, 36
    medial, 36
      anterior, 36
      anteromedial, 36
      do grácil, 39
      do musculo, 41, 43
        reto femoral, 41
        TLF, 43
      perfurante ALT, 43
      posterior, 36
      retalhos, 36
  glútea, 32
    retalhos da, 32
      em hélice de perfurante, 33
      para reconstrução de
        partes moles, 33
      IGAP, 32
  inguinal inferior, 16
    retalhos da, 16
      suprimento vascular a, 17f
  vulvoperineal, 23
    cicatriz dolorosa na, 27f
      após ressecção de tumor, 27f
    retalhos da, 23
      anatomia, 23
      da IPA, 23
      de DEPA, 29
      do ramo anterior, 30
        da artéria obturatória, 30
Remoção
  por terapia a *laser*, 13
    de lesões pigmentadas, 13
    de pelos, 13
    de tatuagens, 13
    na região genital, 13
Reparo
  do hímen, 119, 120f
    achados, 119f, 120f
      intraoperatórios, 119f, 120f
    indicação, 119
    técnica cirúrgica, 119
Ressecção
  da pele, 150f
  do escroto, 150f
  de carcinoma vulvar, 44f, 48f
    recorrente, 44f, 48f
      defeito após, 44f, 48f

de hidradenite supurativa, 38f
  defeito vulvar após, 38f
  extenso, 38f
de tumor, 27f
  da região vulvoperineal, 27f
  cicatriz dolorosa após, 27f
  fechamento primário da
    ferida, 27f
em cunha, 101, 104, 112
  anterior, 102, 104
    com redução do capuz
      clitoriano, 104
    complicações, 102
    desvantagens, 102
    indicação, 102
    procedimento, 102
    vantagens, 102
  central, 101f
    com zetaplastia
      interposta, 101f
    complicações, 101
    desvantagens, 101
  dupla, 102, 103f
    complicações, 102
    desvantagens, 102
    vantagens, 102
  indicação, 101
  posterior, 101, 102f, 103f,
    104, 112
    estendida, 104, 112
      com avanço do clitóris, 112
      com redução do capuz
        clitoriano, 104
      vantagens, 102
      desvantagens, 102
      complicações, 102
      achados, 103f
        pós ressecção, 103f
        pós-operatórios, 103f
        pré-operatórios, 103f
      marcação pré-operatória, 103f
    princípio, 101
    procedimento, 101
    vantagens, 101
em forma de estrela, 102
  complicações, 102
  desvantagens, 102
  vantagens, 102
labial, 11f
  radical, 11f
linear, 98, 104, 109
  com avanço, 109
    do clitóris, 109
  com cirurgia plástica, 109
    do capuz clitoriano, 109
  com incisão, 99f
    ligeiramente curva, 99f
  com redução, 104
    do capuz clitoriano, 104
  com ressecção em cunha, 104f
    anterior, 104f
    desvantagens, 99
    indicação, 98
    princípio, 99
    procedimento, 99
    vantagens, 99
pós-natal, 80f
  de grande teratoma, 80f
    coccígeo, 80f
retal, 33f
  parcial, 33f
    e colostomia, 33f
Retalho(s)
  combinação de, 47

da região, 16, 23, 32, 36
  abdominal inferior, 16
    suprimento vascular a, 17f
    TRAM, 16
    VRAM, 16
    36
    al, 36
    11, 43
    il, 41
    LT, 43
    e perfurante, 33
    nstrução de
    noles, 33
    rior, 16
    o vascular a, 17f
    il, 23
    9
    nterior, 30
    ia obturatória, 30
    s do, 8f
    pios do, 9f
    e púbico, 22f
    nsposição do, 22f
    -Y, 22f
    rfurante, 19, 36t
    artéria epigástrica, 19
    inferior profunda, 19
    em hélice, 36t
    e rotação, 9
    princípios do, 9f
    e transposição, 9
    princípios do, 9f
    le virilha, 23
      anatomia, 23
      técnica, 23
  DIEP, 19
    perfurantes de, 21f
    técnica, 20t
    vertical, 20f
    elevado, 20f
  faloplastia com, 156, 157f, 159, 161f
    pediculado, 159, 161f
      ALT, 159, 161f
    radial do antebraço, 156, 157f
      construção da neoglande, 156
  fasciocutâneo, 28, 40f
    de dobra glútea, 28
    em V-Y, 28
    reconstruções
      anteriores com, 40f
      defeito extenso após, 40f
  fundamentos, 7
  inguinal, 23f, 24f
    princípio do, 23f
    técnica do, 23t
  locais, 8
    cutâneos, 8
      pediculados, 8
      zetaplastia, 8
    miocutâneos, 16
      do músculo reto, 16
      do abdome, 16
    musculares, 8t

classificação de, 8t
  de Mathes-Nahai, 8t
no tratamento, 70
  de líquen esceroso, 70
  de pele livres, 71
  de transposição, 70
  miocutâneos, 70
  romboides, 70
pudendo, 48f
  de coxa, 48f
    para reconstruir a parede vaginal, 48f
romboide, 9
  princípios do, 9f
  de Dufourmentel, 9f
  de Limberg, 9f
suprapúbico, 21
  anatomia, 21
  complicações possíveis, 22
  de transposição, 23f
    bilateral, 23f
    unilateral, 23f
  mons pubis e, 21
  técnica, 22
vertical pediculado, 48f
  do músculo reto abdominal, 48f
  para reconstrução da parede vaginal, 48f
Rotação
  retalho de, 9
  princípios do, 9f

S

SEPA (Artéria Pudenda Superficial Externa), 21
SIEA (Artéria Epigástrica Inferior Superficial), 19
Stents
  para dilatação, 152f
  pós-operatória, 152f

T

Tatuagem(ns)
  na região genital, 13
  remoção de, 13
    por terapia a *laser*, 13
Técnica(s), 7-72
  fundamentos, 7
  enxertia de pele, 7
  lipofilling, 10
  preenchimentos, 10
  retalhos, 7
  terapia a *laser*, 13
  reconstrução, 33, 33
    de pênis, 33
    de escroto, 33
    de pequenos lábios, 33
  retalhos, 16, 23, 32, 36
    abdominal inferior, 16
    combinação de, 47
    da coxa, 36
    da região glútea, 32
    da região inguinal inferior, 16
    da região vulvoperineal, 23
  tratamento, 49, 38
    de complicações, 49
    de quadros clínicos específicos, 38
Terapia
  a *laser*, 13
    ablação, 14
      água como estrutura-alvo, 14
      coeficientes de absorção, 14
      de CO2, 14
      Er:YAG, 14

complicações, 13
  efeitos não ablativos, 14
    fototermólise, 14, 13
      homogênea, 13
      seletiva, 14
    tempo de TR, 14
  não invasiva, 13
    remoção, 13
      de lesões pigmentadas, 13
      de pelos, 13
      tatuagens na região genital, 13
    tratamento, 13
Teratoma
  coccígeo, 79f, 80f
    de grande porte, 79f
    ressecção de, 80f
    pós-natal, 80f
  sacrococcígeo, 79
Testículo(s)
  lesões do, 85
    em crianças, 85
  não descidos, 80
    exame diagnóstico, 81
      minucioso, 81
    formas, 80
    fundamentos, 80
    termos clínicos, 80
      deslizante, 80
      ectópico, 81
      retido, 81
      retrátil, 80
      secundário, 81
    tratamento, 81
TFL (Músculo Tensor da Fáscia Lata), 43
  retalho do, 43
    anatomia, 43
    princípio do, 47f
    suprimento vascular para, 46f
    técnica, 43
Torção
  peniana, 83
TR (Relaxamento Térmico)
  tempo de, 14
    de estruturas-alvo, 14t
    diferentes, 14t
TRAM (Retalhos Transversos do Músculo Reto do Abdome)
  anatomia, 16
  complicações possíveis, 19
  técnica, 17
Transposição
  do retalho, 22f
    de monte púbico, 22f
  penoescrotal, 84
    incompleta, 84f
  retalho de, 9, 70
    no tratamento, 70
      de líquen escleroso, 70
    princípios do, 9f
    suprapúbico, 23f
      bilateral, 23f
      unilateral, 23f
Transsexualismo, 148-163
  feminino para masculino, 154
    colpocleise, 158
    complicações, 163
    cuidado pós-operatório, 162
    escrotoplastia, 158, 163
    faloplastia, 156
      com retalho
        pediculado ALT, 159, 161f

com retalho radial do antebraço, 156, 157f
  construção da neoglande, 156
histerectomia, 156
implantes, 158, 163
  penianos, 158, 163
  testiculares, 158, 163
mastectomia, 155, 160f
ovariectomia, 156
procedimentos cirúrgicos, 158
  sequência dos, 154
vaginectomia, 158
fundamentos, 148
masculino para feminino, 148
  cirurgia corretiva, 152
  complicações, 153
  cuidado pós-operatório, 152
  curativo pós-operatório, 151
  fase pós-operatória, 151
  história, 148
  objetivo do tratamento, 148
  posicionamento, 150
  preparo para a cirurgia, 149
  procedimentos cirúrgicos, 148
    sequência dos, 148
  técnica cirúrgica, 150
Transtorno(s)
  de diferenciação sexual, 87
Tumor(es)
  de partes moles, 79
  urogenitais, 79

V

Vagina
  malformações da, 85
Vaginectomia, 158
Virilha
  retalho de, 23
    anatomia, 23
    técnica, 23
VRAM (Retalho Vertical do Músculo Reto do Abdome)
  anatomia, 16, 18f
  complicações possíveis, 19
  elevado, 18f
  enviado por rota transpélvica, 18f
  planejamento do, 18f
  resultado, 19f
  técnica, 17
Vulva
  células escamosas da, 2f
    carcinoma extenso de, 2f
  formação da, 152f
  malformação da, 3f
    venosa, 3f
    melanoma da, 3f
      maligno, 3f
Vulvectomia
  cutânea, 3f
  exenteração com, 2f
    posterior, 2f
  exenteração e, 47f, 49f
    posterior, 47f, 49f
      defeito secundário, 47f, 49f

Z

Zetaplastia
  interposta, 101f
    ressecção com, 101f
      em cunha central, 101f
    líquen escleroso e, 69